Hochrisiko ADHS
Plädoyer für eine frühe Therapie

Mit freundlicher Empfehlung

Novartis Pharma GmbH
Neurologie / Psychiatrie-Service

Hochrisiko ADHS
Plädoyer für eine frühe Therapie

Kirsten Stollhoff (Hrsg.)

Wilma Mahler

Karin Duscha

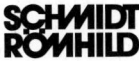

Die Deutsche Bibliothek – CIP-Einheitsaufnahme

Ein Titeldatensatz für diese Publikation
ist bei Der Deutschen Bibliothek erhältlich.

Alle Rechte, insbesondere die der Übersetzung, vorbehalten.
© 2002 by Verlag Schmidt-Römhild, Lübeck
Printed in Germany
Herstellung und Druck: Schmidt-Römhild, Lübeck
ISBN 3-7950-0778-X

Einführung

Das **A**ufmerksamkeits-**D**efizit-**S**yndrom, kurz ADS genannt, ist weltweit verbreitet. Zwischen 5% und 10% aller Kinder leiden daran; das entspricht etwa zwei bis drei Kindern pro Schulklasse.

Dennoch sind nur wenige Menschen über dieses Phänomen informiert, das mit und ohne Hyperaktivität auftreten kann. Das gilt nicht nur für Laien, sondern leider auch für Kindergärtnerinnen, Lehrer, Schulärzte, Kinderpsychologen, viele Kinderpsychiater und sehr viele Sozialarbeiter. Selbst viele Kinderärzte wissen nichts über das AD(H)S oder nehmen das, was sie am Rande mitbekommen, nicht ernst. Dabei handelt es sich bei der Aufmerksamkeitsstörung um ein medizinisches Problem, genauer gesagt, um eine Hirnstoffwechselstörung, die sehr zufriedenstellend behandelt werden kann.

Leider lassen sich viele Angehörige der genannten Berufsgruppen gar nicht erst weit genug auf dieses Thema ein, um sich solide Kenntnisse anzueigen. Sie wissen nicht, daß sie Familien durch ihr Wissensdefizit bis zum Zerbrechen belasten und einer normalen kindlichen Entwicklung im Wege stehen. Nicht jedes Kind mit AD(H)S ist ein kleiner Einstein, aber alle sind mit bestimmten Talenten und Fähigkeiten ausgestattet, die ihnen erlauben würden, ein zufriedenes Leben zu führen, wenn sie ihre Möglichkeiten nur ausschöpfen könnten.

Das Elend, das wir bei unseren Interviews in den betroffenen Familien gesehen haben, die Belastung durch Schulversagen, Unfälle, Drogenprobleme, Selbstmordversuche, Arbeitslosigkeit, Schulden, Gewaltdelikte, kriminelle Karrieren, beruhte immer auf einem unbehandelten AD(H)S. Viele Eltern hatten für ihre verhaltensauffälligen Kinder beim Jugendamt Hilfe zur Erziehung beantragt. Immer wieder hörten wir von Eltern, das Jugendamt habe in seiner Hilflosigkeit eine Heimunterbringung vorgeschlagen.

Da bei den Interviews immer wieder Parallelen in den Verhaltensauffälligkeiten deutlich wurden, haben wir auch die soziologische Literatur zu Straßenkindern und Crash-Kids, Biographien von „Messies", Heroinabhängigen, Gewalttätern und Jugendlichen mit kriminellen Karrieren durchgesehen. Es war unfaßbar, wie häufig darin frühe, typische, ausgeprägte und zeitlich stabile Merkmale eines AD(H)S beschrieben wurden, zum Teil von den Jugendlichen selber, zum Teil von den Eltern. Auch einige dieser Fallgeschichten haben wir aufgenommen und unter dem Aspekt AD(H)S diskutiert.

Um die Problematik zu verdeutlichen, stellen wir das Interview mit der Mutter eines 12jährigen, schwer betroffenen Mädchens an den Anfang dieses Buches, das als Plädoyer für eine frühe und wirksame Therapie gedacht ist und sich besonders an jene Berufsgruppen wendet, die mit der öffentlichen Erziehung betraut sind, also an Kindergärtnerinnen, Lehrer, Schulärzte und Sozialarbeiter, aber natürlich auch an die Eltern betroffener Kinder. Sie finden in diesem Buch keine praktischen Tips zum Umgang mit ADHS-Kindern. Dazu gibt es bereits ausgezeichnete Literatur, die im Anhang aufgeführt wird. Hier schildern wir neben den Lebensläufen rechtzeitig diagnostizierter Kinder vor allem solche, bei denen trotz intensiver Bemühungen der Eltern die Diagnose nicht gestellt wurde. Und diese Lebensläufe waren für die Betroffenen und ihre Familien über die Maßen belastend und zerstörerisch und für die Gesellschaft unglaublich und unnötig teuer.

Dr. med. Kirsten Stollhoff Wilma Mahler MA Karin Duscha
Kinderneurologin Medizinjournalistinnen

Inhalt

„Ich habe gezittert, wenn das Telephon klingelte" 11
Interview mit Lenas Mutter

Die medizinischen Grundlagen der Störung 26
Wie entsteht ein AD(H)S? 26
Zusammenhang zwischen ADHS und Sucht 31
Neurochemische Veränderungen im Gehirn von Süchtigen 32
Das Problem der Selbstbehandlung 35
Wie wirkt sich die Hirnstoffwechselstörung aus? 37
Ausweichendes Verhalten 38

Was ist ein reines ADS und wie äußert es sich? 39
Zum Beispiel Lars
- Sicht der Mutter 40
- Sicht der älteren Schwestern 41
- Sicht eines Klassenkameraden 42
- Sicht des Lehrers 42
- Lars berichtet 43

Was ist ein ADHS und wie äußert es sich? 44
Zum Beispiel Sarah
- Wann beginnen die Symptome? 44
- Sicht der Mutter 45
- Sicht einer Klassenkameradin 46
- Sicht der Lehrerin 46
- Sarah berichtet 47

Typische zusätzliche Auffälligkeiten 49
Welche Störungen kommen oft hinzu? 55
Auswirkungen der Störung auf das Selbstbild, das Selbstvertrauen
und die Zukunftsplanung 58
- Wie sieht die Zukunftsplanung aus? 59

- Wann kann man wie gegenlenken? ... 60
- Zum Beispiel Reinhart ... 61

Entwicklung von überschießendem Trotzverhalten und Störungen des Sozialverhaltens ... 66
- Zeitlich begrenzte aggressive und antisoziale Verhaltensweisen ... 66
- Betragensstörungen ... 67
- Oppositionelles Trotzverhalten ... 67
- Störung des Sozialverhaltens ... 68
- Impulsive Aggression ... 69
- Aggressives, dissoziales und kriminelles Verhalten ... 70
- Ursachen der Betragensstörungen bei Kindern mit ADHS ... 71
- ADHS mit Depression ... 71
- Zum Beispiel Claas ... 72
- ADHS und Aggression ... 78
- Antisoziale Frühstarter ... 79
- Zum Beispiel Jens ... 79
- Antisoziale Spätstarter ... 87
- Zum Beispiel Stefan ... 89

Einfluß instabiler Familienverhältnisse auf den Verlauf des ADHS ... 99
Zum Beispiel Mark ... 101

Nimmt die Störung zu? ... 106
- Risikofaktor sozialer Brennpunkt ... 106
- Risikofaktor gestörte Mutter-Kind-Beziehung ... 106
- Weitere Risikofaktoren ... 107

ADHS und Jugendkriminalität ... 108
Spezielle Probleme durch die Impulsivität, die innere Unruhe und die Langeweile ... 114
Weglaufen aus dem Unterricht und Schule schwänzen aus Angst ... 114
Zum Beispiel Lasse ... 115
Weglaufen aus dem Unterricht und Schule schwänzen wegen „Null Bock" ... 116

Zum Beispiel Sabine 116
Autoaggressive Handlungen 117
Impulsive Selbstmordversuche 119
Zum Beispiel Angelika 119
Aggression und Gewalt 121
Erhöhte Unfallgefahr 122
Kick-Suchen im Hochrisikoverhalten und in kriminellen Handlungen 123
Die Attraktion der Straßenszenen und der Cliquendruck 123
Zum Beispiel Helena 124
Das Zeitfenster der ADHS-Kinder 131
Erschöpfungszustände und sozialer Rückzug 131
Zum Beispiel Boris 132
Zukunftspläne behandelter Jugendlicher mit ADHS 133
Drogenabhängigkeit infolge eines vorzeitigen Therapieabbruchs 133
Zum Beispiel Susanne 135
Besonderheiten in der Entzugsbehandlung Drogenabhängiger mit ADHS . 143
Ungewollte Schwangerschaften 145
Zum Beispiel Ramona 145
Distanzlosigkeit und sexuelle Übergriffe 146
Blinde Sozialarbeiter? 147
Vermüllung und Vernachlässigung 147
Das Urteil 151
ADHS und Vermüllung 153

Zukunft ohne Behandlung: Ergebnisse einer Langzeitstudie 156

Probleme in Ausbildung und Beruf 158
Der zweite Bildungsweg 159
Behandelte Kinder: Plädoyer für eine frühe Therapie 161
Gründe für die Verweigerung einer medikamentösen Behandlung 167
„Alternative" Behandlungsansätze 172
Zwischen Wunsch und Pflicht 175
Die Bedeutung beruflicher Nischen 176
Zum Beispiel Viktor 178
Problem Führerschein 179

Fortgesetzter Drogenmißbrauch 180
Chronisches Schuldenmachen im Erwachsenenalter 183
Sexualität und Beziehungen 184
Problem Elternschaft 188
Schreikinder: Psychiatrische Notfälle 188
Blinde Politiker 192
Appell an die Politik 195

Hilfen für den Umgang mit Ritalin bei Kindern und Jugendlichen 195
Dr. med. K. Stollhoff

Literaturverzeichnis 215

„Ich habe gezittert, wenn das Telephon klingelte."

Interview mit Lenas Mutter

Frage: Lena ist jetzt 12 Jahre alt. Wann wurde sie erstmals auffällig?

Mutter: Dieses Kind war schon im Mutterleib unglaublich lebhaft, ich konnte keinen Menschen in meiner Nähe ertragen, weil dieses Kind sofort anfing zu toben. Ich kann mich noch erinnern, daß die Nähe meines Mannes unerträglich war, weil das Kind sofort in alle Richtungen boxte und trat, so daß ich irgendwann gesagt habe: Bleib mir vom Leib. So massiv habe ich das bei keinem anderen Kind erlebt. Sie war auch ziemlich groß. Unter der Geburt gab es dann Schwierigkeiten, weil sie sich die Nabelschnur mehrmals um den Hals gewickelt hatte. Das zeigt ja auch, daß sie sehr lebhaft war.

Frage: Gibt es ein AD(H)S in Ihrer eigenen Vorgeschichte bzw. bei Ihren Geschwistern oder Eltern?

Mutter: In meiner Familie nicht, aber bei meinem Mann.

Mein Mann hat auch viele Geschwister, und da kann ich schon Ähnlichkeiten sehen, auch bei Nichten und Neffen. Und wenn ich die schulische Laufbahn meines Mannes ansehe, die Schwierigkeiten, die er auch heute noch hat, die Vergeßlichkeit, ich nehme es einfach an. Wir haben deswegen ja auch Schwierigkeiten gehabt, als ich das noch nicht wußte. Jetzt sehe ich die Parallelen und gehe anders damit um. Leider sieht er es für sich nicht als Störung. Wenn er etwas vergißt, dann vergißt er halt, und wenn er dann im Job Schwierigkeiten bekommt, weil sein Chef sagt: Mensch, nun schreib es Dir doch mal auf, macht er es trotzdem nicht.

Das hat auch unsere Beziehung sehr belastet. Aber seit ich Lenas Schwierigkeiten kenne, nehme ich meinen Mann auch anders. Ich lege ihm jetzt überall Blocks hin, auf denen er seine Sachen abhaken kann. Ich lege viel Wert auf einen geregelten Tagesablauf, auch um abends entlastet zu sein, und er steuert immer dagegen an. Er muß aber lernen, unseren Tagesablauf nicht groß zu stören. Es kann nicht sein, daß wir später Mittag essen, weil er nicht pünktlich zu Hause ist. Dann kann man diesen großen Haushalt mit 8 Kindern nicht organisieren.

Frage: In welchem Alter hat Lena laufen und sprechen gelernt?

Mutter: Laufen lernte sie mit 12 oder 13 Monaten, sprechen früh und sehr gut.

Frage: Wann ist sie trocken geworden?

Mutter: Sie ist noch nicht trocken, nur mit Ritalin. Nachts hat sie eine Klingelhose. Sie ist mit einer Harnleiterfehlbildung geboren und hat dadurch auch eine Blasenschwäche und eine mittelschwere Schädigung des Nierengewebes. Ich denke, das ist nicht nur ein ADS-Problem. Aber am Tag ist sie nicht mehr klitschenaß, sondern schafft das mit der Einlage, so daß sie auch nicht unangenehm riecht. Für mich ist das schon relativ trocken.

Frage: Wie hat sie denn mit ihren Geschwistern gespielt?

Mutter: Sie hat nicht gespielt, sie hat nur immer alles in Einzelteile zerlegt, vielleicht hatte sie auch ein großes Wissensbedürfnis, wollte wissen, wie es funktioniert und hat es dann nicht mehr hinbekommen. Wenn sie sauer war, hat sie ihren Geschwistern alles kaputt gemacht und geschrien. Aber daß sie sich wirklich für eine Sache interessiert hätte oder sich eine Zeit lang konzentriert beschäftigt hätte, das war nie. Das gibt es erst jetzt. Früher war sie durchaus in der Lage, alles so aufzumischen, daß es nur noch Chaos gab.

Lenas Mutter wurde bereits vom Kindergarten informiert, daß ihre Tochter sich nicht richtig in die Gruppe integrierte. In der Vorschule wurden die Probleme massiver. Sie war immer sehr langsam, was ihre Vorschullehrerin dazu veranlaßte, sie ständig anzutreiben. Wenn Lena darauf bockig reagierte und anfing zu weinen, wurde sie in die Ecke gestellt.

Es ist also nicht verwunderlich, daß Lena nicht in die Schule wollte. Sie warf ihre Schultüte weg und versteckte sich im Garten.

Schließlich ließ sie sich doch von der Mutter in der Schule abliefern.

Frage: Wie ging es dann weiter?

Mutter: Nach 4 Wochen kam der erste Anruf des Lehrers, dieses Kind sei ein Chaos an sich. Der Schulranzen hatte alles an Inhalt, nur nicht das, was sie für die Schule brauchte. Sie schaffte es nie, in der vorgegebenen Zeit auch nur ihre Sachen auf den Tisch zu legen. Sie sah aus dem Fenster und zuckte zusammen, wenn man sie ansprach, und sie schrieb nicht. Sie schrieb nichts, nicht einen Buchstaben. Die gelegentlichen mündlichen Beiträge waren aber gut. Der Lehrer meinte, ich sollte mir keine Gedanken machen, es würde bestimmt bald klick machen bei ihr.

Es machte aber nicht klick. In der 2. Klasse riet der Lehrer uns, familientherapeutische Hilfe zu suchen, weil Lena immer nur störte, sie kramte immer irgendwo rum. Sie hatte Steine und Blätter im Schulranzen, alles, was sie auf der Straße fand. Dazwischen suchte sie ihre Unterlagen, fand sie aber nicht. Sie wurde unentwegt ermahnt, ein Unterricht war zeitweise gar nicht mehr möglich.

Schließlich ging Lena nicht mehr in die Schule. Sie ging zum Schulbus, stieg aber nicht ein, sondern stromerte durch die Gegend und kam dann mit den anderen Kindern wieder vom Schulbus zurück.

Mutter: Irgendwann hat eine ihrer Schwestern sie gesehen und gesagt: Mama, Lena hat da gestanden, die war nicht im Bus. Dann habe ich in der Schule angerufen und gefragt, ob mein Kind da war und hörte dann: Nein, sie war nicht da. Das war aber nicht jeden Tag, sondern immer nur ein- oder zweimal die Woche. Und man vermutet bei so einem kleinen Kind doch auch kein Schwänzen. Im Extremfall ist sie auch aus dem Unterricht weggelaufen. Einfach aufgestanden, raus, keiner konnte sie mehr erreichen. Und dann rief natürlich der Lehrer an und ich hatte keine Ahnung, wo ich dieses Kind suchen sollte und wie ich dahin kommen sollte. Ich habe keinen Führerschein und die Schule war im nächsten Ort. Ich habe mich gesorgt: Was ist da vorgefallen? Sie hat dann auch massive Repressalien in der Schule aushalten müssen. Sie wurde immer ausgegrenzt, nie eingeladen. Sie ist bis heute nur ein einziges Mal zu einem Kindergeburtstag eingeladen worden. Sie hatte kaum Verabredungen, kaum Freunde, lebte so für sich, kriegte auch einfache Dinge nicht geregelt. Ihre Handlungen sind so extrem geworden.

Frage: Gab es noch andere Besonderheiten in ihrer frühen Entwicklung?

Mutter: Sie hatte sehr ausgeprägte Stimmungsschwankungen. Wenn sie gerade gelacht hatte, weinte sie im nächsten Moment. Oder sie schrie. Man hatte immer das Gefühl, daß sie dann in ihre eigene Welt schlüpft. Außerdem wirkte sie früh depressiv. Das haben wir auch dem Kinderarzt gesagt und auch, daß sie immer so verträumt und abwesend war. Und dann hatte sie einfach überhaupt kein Gefahrenbewußtsein. Keines meiner Kinder ist so oft die Treppe runtergefallen, und sie hatte dauernd Verletzungen. Sie konnte ihre Kraft und ihre Fähigkeiten nie richtig einschätzen. Sie hat einfach losgelegt, ohne zu überlegen. Und ihre Wutanfälle waren legendär. Das war besonders ein Problem, als sie mit Denise, dieser lieben, ruhigen Schwester, ein Zimmer geteilt hat. Denise hat sehr darunter gelitten, aber jetzt geht es. Mit den Kleineren ist es auch besser geworden. Ich bewundere die Kinder wirklich, weil die ihre Schwester nie ausgegrenzt haben. Das haben die anderen Kinder in der Schule oder der Nachbarschaft sehr schnell getan.

Die Mutter ging immer wieder mit Lena zum Kinderarzt, der sie schließlich in eine psychiatrische Klinik einwies, in der sie 8 Monate verbrachte; damals war sie 8 Jahre alt. Die Mutter ist überzeugt, daß dieser Aufenthalt ihrer Tochter nur geschadet hat.

Mutter: Was wir danach zurück bekamen, das war noch viel schlimmer. Ich denke eigentlich heute, daß sie ihr da eine Störung zugefügt haben, die mindestens genauso dringend behandelt werden muß wie das ADS. Sie kam dann Hals über Kopf aus der Klinik, weil sie schwer krank wurde. Und sie hatte auch angefangen zu randalieren. Aus dieser Klinikzeit erzählt sie sehr wenig, sie macht uns oft Vorwürfe, daß wir sie ja nicht haben wollten.

Wieder wird mit einer Familientherapie begonnen, die schon deswegen belastend war, weil die 7 Geschwister keine Lust hatten, deswegen auf ihren Sport und ihre Freizeit zu verzichten. Es gab reichlich Szenen und Streitereien, durch die Lena noch mehr ins Schußfeld geriet. Dabei fiel der Mutter allerdings auf, daß mehrere ihrer Kinder ein ungewöhnliches Temperament hatten.

Mutter: Das war schon auffällig, daß alle schwierig waren, aber ich kann auch nicht sagen, daß wir in dieser Familie immer nur Konflikte hatten. Natürlich gab es mit Denise, diesem stillen Kind, massive Konflikte, aber das war immer noch irgendwie familiär tragbar. Für mich war das, was von draußen kam, nicht mehr tragbar, vor allem durch die massive Schuldzuweisung von den Lehrern, der Familie, meiner Mutter vor allem.

Nach dem Aufenthalt in der psychiatrischen Klinik entschied die Familientherapeutin, daß Lena umgeschult werden sollte, um ihr einen Neuanfang zu ermöglichen. Sie besuchte nun die Schule im Nachbardorf, hatte innerhalb eines halben Jahres drei Lehrerwechsel und dekompensierte völlig. Sie schloß sich nahezu täglich in der Toilette ein, aus der nur die Mutter sie wieder herauslocken konnte.

Mutter: In dem Moment war ich auch die einzige, die noch zu ihr durchgedrungen ist, sie holen und mit ihr reden konnte.

Die Eltern beantragten beim Jugendamt Hilfe auf Erziehung. Lena wurde an einen Psychologen verwiesen, der aber auch mit Druck arbeitete.

Mutter: Er hat dieses Kind einen Vertrag unterschreiben lassen, in dem sie sich verpflichtete, sich bis dann und dann einzukriegen, sonst müßte sie aus dem Elternhaus raus. Lena konnte das natürlich absolut nicht mit ihrem ADS, aber zu dieser Zeit wußten wir ja noch nicht einmal, daß es so etwas wie ADS überhaupt gibt.

Schließlich beschloß das Jugendamt Erziehungskonferenzen, die aber auch nicht weiter führten als zu dem Vorschlag, Lena eine Hausaufgabenhilfe zur Seite zu stellen. Der Erfolg blieb aus. Lena wurde immer schwieriger, versteckte sich oft, weinte viel, zerstörte in heftigen Wutanfällen alles, was ihr in die Finger kam, sprach nicht mehr und litt an schweren Alpträumen, aus denen die Mutter sie kaum wecken konnte. Schließlich schlug die Sozialarbeiterin vor, sie in einem Heim für schwer erziehbare Kinder unterzubringen. Die Mutter verweigerte diese Maßnahme.

Mutter: Ich konnte mir einfach nicht vorstellen, daß das bei dem Krankheitsverlauf, ich habe das damals schon als Krankheit gesehen, daß das irgendwas nützen würde. Und der Druck von außen hat ja immer massivere Störungen hervorgerufen. Man räumte uns bis zum 6. November Zeit ein. Wenn Lena sich bis dahin nicht gebessert hätte, müßte sie eben wieder in die Psychiatrie. Das war ein Konferenzbeschluß von Jugendamt und Psychologin. Ich habe alles versucht, was man uns vorgeschlagen hat, Tagespläne, Listen, Belohnungssysteme, 3-Minuten-Strafen, Schlichtung bei Streitigkeiten, alles. Das ging dann mal einen Schritt vorwärts für kurze Zeit, und dann ging es wieder 10 Schritte zurück.

Es wurde mit Lena immer schlimmer, sie ist nachts aufgestanden, hat alles aufgegessen, was sie in die Finger bekam, von Tabletten bis zu Reinigungsmitteln, sie hat ja vor nichts halt gemacht. Früher hat sie sehr schlecht gegessen, aber dann fing sie regelrecht an zu fressen und nahm stark an Gewicht zu. Da riefen sie ihr dann in der Schule „fette Sau" nach.

Da war sie acht Jahre alt.

Sie ist nachts auch nach draußen gegangen; ich stand jede Nacht unter dem Alarm: Steht sie auf oder nicht? Was macht sie? Sie war richtig wach. Sie wußte in dem Moment auch, was sie getan hatte. Sie konnte nur nicht sagen, warum. Ich habe dann angefangen, Schränke abzuschließen, den Medikamentenschrank, den Naschschrank. Und sie hat dauernd irgendwas versteckt, ein halbes Butterbrot, Spielsachen, hat Tiere mit nach Hause gebracht und sie im Schrank versteckt. Lauter Sachen, die man nicht nachvollziehen kann, wo man sagt: Sie ist verrückt. Sie hat Tag und Nacht eingenäßt, sich nicht von allein gewaschen, Zähneputzen war ein Staatsakt. Alle banalen kleinen Dinge funktionierten bei ihr überhaupt nicht. Drei Kinder sind älter als sie, und die haben ihr das nicht vorgelebt. Lena hat eine Tirade daraus gemacht. Wenn ich ihr um 7 Uhr abends gesagt habe, sie solle ins Bett gehen, dann waren wir vielleicht um 10 Uhr damit fertig. Sie saß da, sie spielte, sie hat ganz viele andere Dinge gemacht, nur nicht das, was man von ihr wollte, sie hat zwischendurch immer wieder vergessen, daß sie ins Bett gehen sollte. Sie saß da, puhlte an den Fußnägeln, holte sich ein Blatt und fing an zu malen, dann zog sie sich eine Socke an und vergaß völlig, daß sie die andere auch noch anziehen mußte. Dann ließ sie das Wasser laufen und vergaß, es wieder abzudrehen.

Ich konnte nicht immer so auf sie aufpassen, daß ihr nichts passierte, denn wenn sie von hier weg war, war das nicht möglich. Sie ist aus dem Unterricht rausgerannt, hat nicht geguckt, ob ein Auto kommt, wenn sie über die Straße geht, sie läuft dann einfach los und ist weg. Und dann kam der unheimliche Konsum dazu, der schon in Freßsucht überging, da habe ich gedacht: Wenn die an das passende Medikament kommt, das abhängig macht, dann ist es passiert. Das hat mich auch bewegt, immer weiter zu machen.

Frage: Wie haben sich denn die Lehrer zu Lena geäußert?

Mutter: Das war ja das Phänomenale, ob das der Sonderpädagoge war, der mit ihr den Sonderschultest gemacht hat, oder der Klassenlehrer, keiner konnte eine fundierte Aussage über das Kind machen. Wenn ich nach speziellen Schwächen gefragt habe, gab es keine Antwort. Keiner wußte, was das Kind konnte und was nicht. Die haben immer nur in unserer Familie und der Erziehung und diesen vielen Kindern gesucht nach der Ursache. Das werfe ich auch dem Jugendamt vor. Die hatten einen Hilfeplan erstellt, der voraussetzte, daß ich mich psychiatrisch behandeln lasse. Ich habe gesagt, gut, aber ich gebe dafür keine Schweigepflichtsentbindung. Und da haben sie gesagt: Gut, dann kommt auch keine Hilfe mehr. Ich möchte mal wissen, ob die sich darüber klar sind, daß sie zu allererst was über ADHS und die Behandlung wissen sollten und was sie durch dieses Wissensdefizit anrichten, und ganz bestimmt nicht nur bei meinem Kind. Ich finde es traurig, daß es immer eine Vorabverurteilung der Eltern gibt. Und wenn man überlegt, wie oft dieses Kind im Krankenhaus war, dann in der Psychiatrie, dann in der Familientherapie, in Erziehungskonferenzen, beim Psychologen, bei lauter Fachleuten, da frage ich mich, wieso mußten wir alle, vor allen Dingen natürlich Lena, so lange auf die Diagnose warten?

Frage: Welche Auffälligkeiten haben Sie bei Lena noch beobachtet?

Mutter: Ihr Schmerzempfinden war ganz komisch. Sie hat sich einmal so schrecklich den Finger geklemmt, der ganze Nagel war blau, das muß furchtbar weh getan haben, und da sagt sie: Mama, das war gar nicht so schlimm, mach Dir mal keinen Kopf. Und dann hat sie einen kleinen Mückenstich und schreit sich weg, als wäre das sonst was. Das war ganz unverhältnismäßig. Ich denke auch, daß sich das durch diese falsche Behandlung noch verstärkt hat. Denn sie hat ja diese 8 Monate fast ohne Familie gelebt, sie war nur am Wochenende hier. Und es hat an ihren Verhaltensweisen überhaupt nichts verändert.

Frage: Was hat das Jugendamt dazu gesagt?

Mutter: Das Jugendamt meinte, sie müßte wieder in psychiatrische Behandlung. Aber wenn wir diese Rabeneltern sind, die Kinder mißhandeln oder irgendwas machen, dann hätte es ihr in der Psychiatrie in irgendeiner Form ja besser gehen müssen. Wir wollten ihr ja helfen, aber wir wußten nicht wie.

Ich finde es auch schlimm, wie Psychologen damit umgehen. Wir haben den Psychologen, der Lena zuletzt betreut hat, darauf angesprochen, ob sie ADS haben könnte, und der sagte: Nein, sie ist einfach nur stur und bockig. Er verordnete Ergotherapie, aber ansonsten müßten wir daran arbeiten, daß Lena sich besser anpaßt, das wäre unser Ding. Er hat natürlich auch in unserer Familie Parallelen gesucht.

Frage: Wie hat Lena die familientherapeutischen Sitzungen angenommen?

Mutter: Sie war danach immer vollkommen durcheinander und noch schwieriger als sonst. Mein Mann hat schlimme Kindheitserfahrungen, und das hat man in diesen Gesprächen ja auch erzählt und Lena damit noch mehr belastet. Aber wenn wir nicht bereit waren, alles zu erzählen, bis in die quälenden Einzelheiten, dann gab es sofort eine Meldung zum Amt.

Lena hat sich dann ja auch total verweigert und gesagt: „Ich sag hier nichts mehr. Wenn ich sage, es geht mir schlecht und nicht sagen kann warum, dann heißt es immer: Dann ist es wohl nicht so schlimm. Ich rede nicht mehr mit Ihnen." Und dann saß sie da in 2 Therapiesitzungen und hat kein Wort gesagt. Und dann hat der Psychologe gesagt: Unter diesen Bedingungen kann er nicht mehr arbeiten. Das war ja wohl ein deutliches Signal. Lena war ja auch am Ende ihrer Kräfte. Sie wollte doch was erzählen oder antworten, aber sie konnte sich nicht erinnern, was ja auch wirklich stimmte, aber das hat ihr keiner geglaubt.

Frage: Konnten Sie denn noch zu Lena durchdringen?

Mutter: Es wurde immer schwerer. Sie war von Anfang an ein ausgeprägtes Papa-Kind. Sie hat sich möglichst nur von ihrem Vater wickeln lassen. Sie war ein Baby, das nur geschrien hat in meiner Gegenwart. Der einzige, der sie beruhigen konnte, war mein Mann. Sie hat morgens geweint, wenn Papa wegging, und hörte erst auf, wenn er wiederkam. Sie hat sich von mir versorgen lassen und das war's. Ich war wirklich froh, wenn mein Mann abends nach Hause kam. Da habe ich gesagt: Nimm sie!!! Ich muß einen Augenblick raus hier. Er hat die ganze Nacht mit dem Kind auf dem Bauch geschlafen, und dann war sie ruhig. War seine Nähe weg, fing dieses Kind sofort wieder an zu schreien.

Als es dann immer schwieriger wurde für sie, hat sie sich aber auch an mich geklammert, weil ich immer da war. Ihr Vater war ja tagsüber arbeiten und nicht erreichbar.

Frage: Wie war Lenas Beziehung zu anderen Menschen?

Mutter: Sie hat sich bis zum 7. Lebensjahr ganz intensiv bestimmte Bezugspersonen gesucht. Und dann kehrte sich das plötzlich um. Dann konnte jeder sie anfassen und streicheln und trösten, völlig distanzlos. Eine Mutter-Kind-Beziehung habe ich von ihrer Seite nie bekommen. Ihre Mutter hätte jeder sein können. Das war ein bißchen traurig, aber ernsthafte Sorgen machte ich mir, als sie begann, auf der Straße wildfremde Leute anzusprechen. Die hat sie umarmt, ist mit jedem mitgegangen, ist zu fremden Leuten ins Auto gestiegen, hat alle Informationen weitergegeben, Telephonnummern, Adressen, alles. Einmal rief mich ein Mann an und sagte, er habe meine Tochter mitgenommen, ob er das dürfe, er wollte sich da vergewissern. Ich sagte: Natürlich dürfen Sie das nicht, grundsätzlich dürfen meine Kinder mit niemandem Fremden mitfahren. Ja, sagte er, sie stand da so an der Straße, und sie tat mir so leid und sagte, sie müßte zur Schule.

Ich war vor 3 Jahren wirklich am Ende. Es ist ganz schlimm, wenn man zusehen muß, daß man seinem Kind nicht helfen kann. Ich hatte schreckliche Angst, daß sie irgendwann mißbraucht wird, weil sie ja mit jedem mitging, und ich konnte sie doch nicht den ganzen Tag unter Kontrolle behalten. Und so was hätte sie niemals verkraftet. Bei dem ausgeprägten Störungsbild und dann so ein Trauma – man hätte das Kind nie wieder zurückholen können. Und mit dem Gefühl zu leben, das war die schlimmste Erfahrung, die ich je gemacht habe. Ich habe gezittert, wenn das Telephon klingelte. Und es war ja auch immer was passiert. Aber ich mußte ja auch lernen, dieses Kind ein bißchen los zu lassen. Wenn man so an die Grenzen kommt, denkt man irgendwann: Schlimmer kann es nicht mehr werden. Und ein bißchen haben die vom Jugendamt schon geholfen. Die haben mich so mit Schuld beworfen, mir erzählt, was ich alles falsch mache, daß ich gar nichts mehr falsch machen konnte. Es war ja egal. Ich war doch sowieso Schuld.

Frage: Auf welche Schule ging Lena zu der Zeit?

Mutter: Das war auch wieder so eine Geschichte. Das Jugendamt hatte einen Schulwechsel vorgeschlagen nach dem Aufenthalt in der psychiatrischen Klinik, um ihr einen Neuanfang zu ermöglichen. Wir haben sie umgeschult und erfahren, daß sie da auch nicht regelmäßig auftaucht. Und das ist in dem jungen Alter von acht oder neun Jahren immer sehr bedenklich. Es zeigt ja auch, daß sie Angst vor der Schule hatte. Und das ist auch ganz verständlich, denn die Lehrer hatten alle die Nase voll von ihr.

Einmal ist sie gewürgt worden von einem Klassenkameraden, und der Lehrer hat gesagt: Setz Dich mal auf den Flur, ich rufe Deine Mutter an. Und dann hat sie da mit ihrer Angst auf dem Flur gesessen. Seitdem mag der Lehrer mich auch nicht mehr, weil ich da schon massiv aufgetreten bin und auch eine Dienstaufsichtsbeschwerde gemacht habe. So was darf einfach nicht passieren. Sie war das Opfer und wurde durch die Behandlung des Lehrers zum Täter gestempelt. Daran hat man natürlich auch gemerkt, daß es zwischen den beiden überhaupt nicht funktionierte. Es gehört schon was dazu, wenn man jemanden so beiseite schiebt.

Dieser Lehrer hat auch darauf beharrt, daß sie auf die Sonderschule gehört. Wir hatten diesen Antrag ja auch gestellt, aber das dauert eben seine Zeit. Wir konnten nichts machen. Dann kam er auf die Internatsunterbringung, aber das war erstens ein finanzielles Problem, und zweitens war ich der Meinung, daß das für Lena überhaupt nicht gut wäre, das wäre wieder eine Trennung gewesen. Heute bin ich froh, daß mein Mann aufgestanden ist und gesagt hat: Das kommt nicht in Frage. Unser Kind hat ein Zuhause, und da bleibt es auch.

Frage: Wie sind Sie auf den Verdacht gekommen, Lena könne an einem ADHS leiden?

Mutter: Die Ergotherapeutin hat mich darauf hingewiesen, daß es sich um ein ADS handeln könnte. Sie bekam dann aber Ärger mit dem Jugendamt, weil sie mir die Informationen gegeben hat. Andererseits lief die Ergotherapie über die Erziehungshilfe. Es war alles sehr kompliziert.

Und es ist einfach traurig, daß die Sozialarbeiter sich erdreisten, Kinder aus ihren Familien zu nehmen, wenn sie keine Ahnung haben, um welche Störung es sich eigentlich handelt. Einerseits erfüllen sie ihre Pflicht, sind hier reingekommen, haben sich die Zimmer angesehen, haben geguckt, ob Spielzeug da ist, das ist in Ordnung. Aber danach hätten sie ja anders verfahren können. Aber das ist das Manko in Großfamilien, man wird automatisch als Familie klassifiziert, die ihre Kinder vernachlässigt oder schlägt. Das gibt es natürlich auch, aber hier eben nicht.

Frage: Wurde die Diagnose ADHS von einem Fachmann gesichert?

Mutter: Ja, denn nachdem ich was von ADHS gehört hatte, suchte ich intensiv nach Informationen und fand immer mehr Ähnlichkeiten mit Lena. Nach einigem Suchen bekam ich dann auch die Adresse einer Kinderneurologin, die sich damit auskennt. Ich bin hingegangen und habe das Problem ganz grob angerissen und gesagt: Ich bin am Ende, ich weiß nicht mehr, ob dieses Kind bei uns zu Hause richtig aufgehoben ist.

Die Ärztin schlug vor, Lenas Intelligenz und Aufmerksamkeit zu testen. Die Untersuchung ergab, daß Lena lediglich 13% von dem erfaßt, was andere mitkriegen. Und auch alle anderen Tests ergaben eindeutig ein ADHS.

Frage: Wie haben Sie sich gefühlt, als sie hörten, daß Lena an einer Hirnstoffwechselstörung leidet?

Mutter: Ich war unglaublich erleichtert. Wir saßen in der Praxis, die Ärztin hatte auch schon die Ergebnisse, daß Lena z.B. 20 Fehler gemacht hatte, und dann diese 13%, die sie nur mitkriegt von dem, was um sie herum vor sich geht. Und sie hatte in Mathe eine 6, in Deutsch eine 5, der Rest waren Vieren, es gab kein Fach, wo sie eine tolle Leistung gebracht hätte. Und dann fragte die Ärztin, ob ich mit dem Ritalin einverstanden bin, und ich sagte ja, denn wir mußten ja vor allem an Lena denken. So hätte sie sich nur weiter geschadet.

Frage: Wie lange hat es gedauert, bis sie Veränderungen durch das Medikament feststellen konnten?

Mutter: Das war schon am ersten Tag ein Fest. Plötzlich konnte man mit dem Kind reden, Lena konnte Gefühle formulieren, richtig sagen: Mir geht es schlecht. Sie beschrieb den Unterschied mit und ohne Ritalin. Sie konnte sich erinnern, wenn man 3 Teile aufzählte. Lena fängt jetzt an zu sprechen, mit Ritalin kann sie sich ja äußern und formulieren und ist ein ganz anderer Mensch. Und sie erzählt jetzt brockenweise, was in der Psychiatrie gelaufen ist. Und das ist schlimm gewesen.

Frage: Warum wurde außerdem Ergotherapie verordnet?

Mutter: Sie hatte ausgeprägte motorische Störungen. Sie konnte nicht gut reiten, nicht gut Fahrrad fahren, das merkte man auch beim Schreiben. Das Schriftbild ist ohne Ritalin verkrampft und nicht lesbar, dicke Kleckse. Unter Ritalin schreibt sie schön gleichmäßig und flüssig. Ohne Ritalin fällt sie vom Pferd oder vom Fahrrad. Sie ist ja auch ein Typ, der sich um jede Bewegung drückt. Jetzt suchen wir nach einem geeigneten Sport für sie, damit sie ein besseres Körpergefühl kriegt.

Die Schwierigkeiten mit dem Schreiben und dem Vergessen hat mein Mann auch. Aber im Prinzip hat er ja ganz großes Glück. Wenn ich nicht so viel Wert auf Ordnung gelegt hätte, dann wäre hier das Chaos ausgebrochen. Jetzt schafft er es, seine Sachen wegzulegen und in Ordnung zu halten. Das waren Dinge, die er früher absolut nicht konnte. Der hat im Wohnzimmer sein Fahrrad repariert. Und dann fing er noch an, sich mit mir darüber zu streiten, warum man nicht auf dem Teppich eine Kette reparieren soll. Ohne Zeitungspapier drunter. Jetzt fängt er an, seinen eigenen Tagesplan zu erstellen, die Kinder schreiben ihm Zettel, wann er ihr Fahrrad reparieren muß, die bauen ihm da ganz viele Brücken.

Frage: Läuft es bei Lena auch in der Schule besser?

Mutter: Es kommt kein negativer Anruf aus der Schule mehr, nur noch positive Rückmeldungen. Sie hat immer noch Schwierigkeiten mit Gleichaltrigen. Richtige Freundschaften schließen, das wird noch eine Weile dauern. Die Leute müssen erst begreifen, daß sie jetzt anders ist.

Und witzig ist auch, wie die Lehrer reagiert haben. Da sind wir auf die nächste Barriere gestoßen. Die waren nicht bereit, das Medikament zu geben oder Lena daran zu erinnern. Und sie vergißt es manchmal. Ich hatte den Lehrern alles Material über ADS gegeben und genug darüber mit den Lehrern geredet, sie weigerten sich trotzdem, Lena an die Ritalin-Einnahme zu erinnern. Und dann habe ich gesagt: Wissen Sie was, Sie haben die Informationen zu ADS, ich weiß nicht, was ich noch tun soll. Wenn dieses Kind wegläuft, übernehmen Sie die Verantwortung. Sie können die Klasse nicht unbeaufsichtigt lassen, um ihr hinterherzulaufen und umgekehrt. Und ich komme nicht, wenn sie wegläuft.

Das ist dann auch zwei mal so passiert, das macht sie dann nicht mit Absicht. Und dann rufen sie an: Ihre Tochter ist weggelaufen und läßt nicht mit sich reden, sie kriegt sich nicht mehr ein. Ich frage dann nach dem Ritalin, und das hat sie dann nicht. Dann sage ich: Sie wissen ja, was Sie zu tun haben. Ich komme jetzt nicht. Das müssen Sie regeln. Seitdem kümmern sie sich darum.

Und jetzt geht es so, daß Lena einen Tablettenplan in der Klasse hängen hat. Sie soll natürlich lernen, selbst darauf zu achten, aber es soll zumindest nachgefragt werden, ob sie es eingenommen hat. Wir haben einen Plan auf dem Schultisch, wo auch ein paar Verhaltensregeln draufstehen. Und jetzt geht es.

Frage: Wie hat sich die Behandlung auf Lenas Leistungen ausgewirkt?

Mutter: Ritalin war das Zaubermittel schlechthin. In einem halben Jahr hat dieses Kind es geschafft, in Englisch eine 2 zu bekommen, in Deutsch eine 3, in Mathe eine 3, das war einfach ein Traum.

Frage: Welche Dosis braucht Lena?

Mutter: Zu Anfang nahm sie morgens 2 Tabletten und mittags noch mal 2. Das hat aber nicht funktioniert; sie wurde depressiv. Und jetzt haben wir die Menge reduziert. Wenn sie jeweils 1 Tablette im 3-Stunden-Rhythmus nimmt, kommt sie mit 3 Tabletten hin ohne Nebenwirkungen. Es gibt Tage, an denen sie nachmittags noch $^1/_2$ Tablette nimmt. Es kommt darauf an, was sie dann noch machen muß. Wenn sie zur Ergotherapie geht, wo sie hochkonzentriert sein muß, gebe ich ihr noch $^1/_2$, das reicht dann aber auch, und sie fällt nicht mehr in dieses Loch. Sie hat in der Ergotherapie zum Beispiel diesen Korb geflochten. Das wäre früher unmöglich gewesen.

Frage: Sind denn jetzt alle Probleme gelöst?

Mutter: Nein, sie hat natürlich trotz der Therapie noch Schwierigkeiten, aber das ist mit früher gar nicht mehr zu vergleichen. Sie hat ihr eigenes Zimmer, sie ist in der Lage, Ordnung zu halten, wir haben diese Regeln, die stehen auf einem Zettel an der Zimmertür, an den ich sie immer wieder erinnere. Sie hat sich sehr verändert, und sie ist glücklich über ihre Fortschritte.

Sie fängt Gott sei dank auch an, zwischen fremden und vertrauten Menschen zu unterscheiden. Das merkt man, wenn sie sagt: Wenn Du mit mir schimpfst, das ist okay, aber bei Fremden möchte ich das nicht.

Sie erlebt sich auch anders. Aber sie ist kindlicher als andere Zwölfjährige. 1 $^1/_2$ Jahre braucht sie sicher noch, um aufzuholen. Die Leistungen haben sich aber von heute auf morgen verändert. Sie hat ein tolles Schriftbild, aber sie wird nie schnell sein. Sie sagte neulich selber: Ich werde immer langsam sein, aber ich schaffe das schon.

Wir haben jetzt für sie die Hauptschule gewählt, weil sie da die Chance der kleinen Klasse hat, 12 Kinder. Eine Realschule könnte sie bestimmt schaffen, aber ich denke, sie muß sich erst mal erholen. Und sie kann ja alles nachholen, was sie machen möchte. Wichtig ist, daß sie Selbstvertrauen entwickelt und nicht ständig an ihre Grenzen stößt. Wenn man weiß, was ADS ist, dann kann man ja Situationen vermeiden, die zu Minderwertigkeitsgefühlen führen. Das Selbstvertrauen haben die falschen Therapien bei Lena vollkommen zerstört. Das muß erst ganz langsam wieder aufgebaut werden.

Frage: Kommt Lena jetzt besser mit ihren Geschwistern zurecht?

Mutter: Das hat sich sehr gebessert. Die Geschwister waren die ganze Zeit bewundernswert. Sie haben Lena nie ausgegrenzt. Nur wenn wir Besuch haben und sie merken, daß ein ADS-Kind dabei ist, dann ziehen meine Kinder sich zurück. Sie merken das sofort. Sie tragen nicht noch ein solches Kind. Sie haben ein unheimliches Gespür dafür. Das ist ein Erfahrungswert.

Früher gab es erhebliche Schwierigkeiten. Eine Tochter ist mit 17 ausgezogen. Und der große Bruder wird sehr schnell aggressiv. Seine Frustrationstoleranz ist nicht sehr hoch. Er setzt sich aber auch nicht mit ADS auseinander.

Unser Familienleben hat schon gelitten. Die älteste Tochter ist mit 17 Jahren ausgezogen, weil wir ständig auf Lena fixiert waren. Das war in der Phase der Diagnostik ganz ausgeprägt, da mußte ich die Großen ja auch ziemlich mit einspannen. In dieser Phase habe ich die beiden sicher überfordert, aber das würde ich jederzeit wieder tun, weil ich gar nicht anders hätte handeln können. Wenn man ein Kind hat, das einen so massiv braucht, dann stellt man die anderen zur Seite. Das macht man auch nicht, weil man diese Kinder nicht liebt, sondern weil es die Situation erfordert. Die anderen Kinder waren natürlich auch eifersüchtig, weil sich die ganze Aufmerksamkeit auf Lena fixierte, da hat meine Denise z.B. mal gesagt: Mama, weißt Du eigentlich, daß ich auch da bin? Das war auch ein Punkt, wo ich wieder nachdenken mußte.

Frage: Wie sind Sie denn aus diesem Kampf hervorgegangen?

Mutter: Mein Mann und ich standen davor, uns zu trennen. Ich hatte keine Kraft mehr, mich auch noch mit ihm auseinanderzusetzen. Da war er sehr brüskiert und ist auch ausgezogen. Er hat dann eine ganze Zeit nicht hier gelebt. Es war nicht so, daß wir uns nicht mehr mochten, aber die Belastung war einfach zu groß. Ich bin zu einem chronisch meckernden Individuum geworden und fühlte mich auch in meiner Haut nicht mehr wohl. Ich wollte einen Partner und nicht ein neuntes Kind. Das ist jetzt schon anders. Er ist in der Lage, Verantwortung zu übernehmen. Er scheut sich noch, sich mit ADS auseinanderzusetzen, aber er fängt an, das zu begleiten, was ich mache. Und er muß ja auch mit Lena zurechtkommen.

Ich mußte aber auch lernen, zu sagen: Jetzt ist er mal dran.

Jetzt habe ich meinen Kampfgeist wieder, weil wir endlich die richtige Therapie befunden haben. Ich habe intensiv Öffentlichkeitsarbeit betrieben und weiß inzwischen von ganz vielen Eltern, mit denen ich jahrelang bekannt war, daß sie auch solche Kinder haben, und die haben das immer versteckt. Ich kenne eine Pflegefamilie, da hat das Kind einen Tic. Der Junge macht immer Geräusche, ganz unverständliche, auch in der Schule. Aber er hat mit Sicherheit auch ein ADS. Die Pflegeeltern sagen trotzdem: Er ist nur stur und bockig. Ich kann aber auch nicht mehr tun als das immer wieder ansprechen. Und bei der Kontaktsuche mit anderen betroffenen Eltern war es wichtig, zu erfahren, daß man damit nicht allein steht. Die Hilfen mit Tagesplan und und und, daß man sowas dann bekommt und sich austauschen kann, das ist wichtig und hat mir sehr geholfen.

Frage: Haben Sie Angst, Ihr Kind könnte von Ritalin süchtig werden oder wurden solche Bedenken in Ihrem Freundes- und Bekanntenkreis geäußert?

Mutter: Ja, ich höre dauernd: Weg von den Drogen, wie kannst Du Deinem Kind das antun. Die wissen einfach nicht, worüber sie reden. Eine Mutter hat mich ganz massiv angegriffen und gesagt, das könnte man mit der richtigen Ernährung in den Griff bekommen. Das ist mir aber egal. Mir tun nur die betroffenen Kinder leid.

Wenn ich allein an die 8 Monate Klinikaufenthalt denke, die Lena nur geschadet und eine Unmenge Geld gekostet haben, dann werde ich immer noch maßlos wütend und verstehe nicht, wieso man in Gottes Namen nicht das viele Geld an der richtigen Stelle einsetzt.

Wir wollen, daß unser Kind ein möglichst normales Leben führt, und wenn dazu Ritalin erforderlich ist, dann bekommt sie das. Sie hat manchmal noch Einschlafstörungen, weil sie abends im Bett grübelt. Eine Hilfe ist das viele Malen. Es sind auch sehr traurige Bilder dabei. Das erste, was sie macht, wenn sie aus der Schule kommt, ist malen. Das kann sie aber erst seit Ritalin. Und sie schreibt gern: Sie hat verschiedene Hefte, manchmal schreibt sie Geschichten ab, manchmal schreibt sie eigene Geschichten, die sind wirklich toll. Und ich töpfere, da macht sie jetzt auch begeistert mit. Wenn sie früher einen Klumpen Ton gehabt hat, dann blieb er das auch, heute entsteht etwas, und sie ist wirklich geschickt. Wir fördern das auch. Das ist ein tolles Erfolgserlebnis für sie, und sie gibt auch nicht mehr gleich auf.

Frage: Wo sehen sie die größten Probleme in der Versorgung von ADS-Kindern?

Mutter: Die Kindergärtnerinnen und die Lehrerinnen und Lehrer müßten diese Störung kennen, damit sie die Eltern schon früh beraten können. Ein ADHS sollte so früh wie möglich festgestellt werden. Eigentlich sollte spätestens bei der Einschulungsuntersuchung die Diagnose gestellt werden, aber dafür müßte man Schulärzte haben, die wissen, was ADS ist. Und da muß man ansetzen. Man muß viel mehr Eltern mobilisieren, denn wenn wir für unsere Kinder nichts tun, tut es keiner. Das versuche ich auch zu vermitteln.

Dann ist es ein Problem, einen Arzt zu finden, der das diagnostiziert. Bei den wenigen Ärzten, die sich mit der Störung auskennen, gibt es sehr lange Wartelisten.

Dann haben die paar völlig überlaufenen Ärzte keine Zeit für eine gründliche Beratung. Ich kann das auch verstehen. Es müßte Beratungszentren für sowas geben. Ich hatte als Hilfe die Ergotherapeutin und ein Buch. Das hat sehr geholfen, läßt aber immer noch viele Fragen offen.

Frage: Was wäre Ihrer Meinung nach aus Lena geworden, wenn sie keine Behandlung erhalten hätte?

Mutter: Bei ADHS-Kindern, die ja zwangsläufig immer verrückter werden, wenn die Eltern nicht rechtzeitig die richtige Information bekommen, ist die Karriere eigentlich schon vorgezeichnet. Ich glaube, bei Lena kam die Hilfe gerade noch rechtzeitig. Ich hatte immer Angst, daß sie sich was antut, weil sie zwischendurch so stark depressive Phasen hatte. Ich hatte Angst, daß sie irgendwann wegläuft. Ich hatte Angst, sie könnte an Drogen geraten. Ich hatte Angst, sie könnte mal mit dem Falschen mitgehen und mißbraucht werden. Ich hatte vor allem Angst, was man sich vorstellen kann. Und alle Ängste hatten ihre handfeste Berechtigung. Ich bin unendlich dankbar, daß das jetzt vorbei ist. Und ich freue mich so sehr für Lena, daß sie jetzt glücklich und unbeschwert sein kann und den Erfolg hat, den sie verdient."

ADHS-typische Entwicklung im Überblick

Vor der Geburt: Extreme Unruhe

Unmittelbar nach der Geburt und bis in das 2. Lebensjahr hinein: ausgeprägtes Schreikind, sehr geringes Schlafbedürfnis

Ab dem 3. Lebensjahr: Ausgesprochen destruktives Spiel, keine soziale Integration in die Kindergartengruppe, stark verlangsamt, niedrige Frustrationstoleranz, schnell bockig, wütend, weint schnell, steht oft in der Ecke, kein Gefahrenbewußtsein, häufige Unfälle, sehr geringes Schmerzempfinden, heftige Wutanfälle

Ab dem 6. Lebensjahr: Klagen der Lehrer über Langsamkeit, Chaos im Schulranzen, Verträumtheit, totale Schreibverweigerung, findet Sachen nicht, auch wenn sie vorhanden sind, stört so sehr, daß Unterricht teilweise nicht mehr möglich ist, schließlich Schuleschwänzen, zunächst einzelne Tage, dann ganz. Völlige Distanzlosigkeit gegenüber Fremden.

Ab dem 7. Lebensjahr: Sozial völlig isoliert, starke Stimmungsschwankungen, aggressive Ausbrüche, Zerstörungswut bei Frustrationen, Sprachverweigerung, schwere Albträume, zunehmende Isolation der Familie

Ab dem 8. Lebensjahr: Beginnt, Dinge zu horten und zu verstecken, das Verhalten wird zunehmend bizarr, Vergeßlichkeit nimmt extrem zu, Zeitgefühl wird schlechter, Unfälle im Haushalt mehren sich, z.B. Wasserschäden (Badewasser an-, aber nicht abgestellt); totale Therapieverweigerung.

Sekundäre Störungen

Ab dem 7. Lebensjahr: oppositionelles Trotzverhalten, starke Depressionen, aggressive Störung

Ab dem 8. Lebensjahr: fast jede Nacht Schlafwandeln, Eßstörung mit erheblicher Gewichtszunahme, Sammelzwang

Medizinische Grundlagen der Störung

Wie entsteht ein AD(H)S?

Bei einem ADS oder AD(H)S (mit Hyperaktivität) handelt es sich um eine anhaltende Störung mit Beginn in der frühen Kindheit. Diese beiden Charakteristika werden von diagnostischen Kriterienkatalogen kategorisch eingefordert.

Der Aufmerksamkeitsstörung liegt eine sogenannte striatofrontale Dysfunktion zugrunde. Das Striatum ist ein Teil des Zwischenhirns, von dem Nervenbahnen zum Stirnhirn ziehen, die den Botenstoff Dopamin zur Weiterleitung von Informationen nutzen (s. Abb. 1).

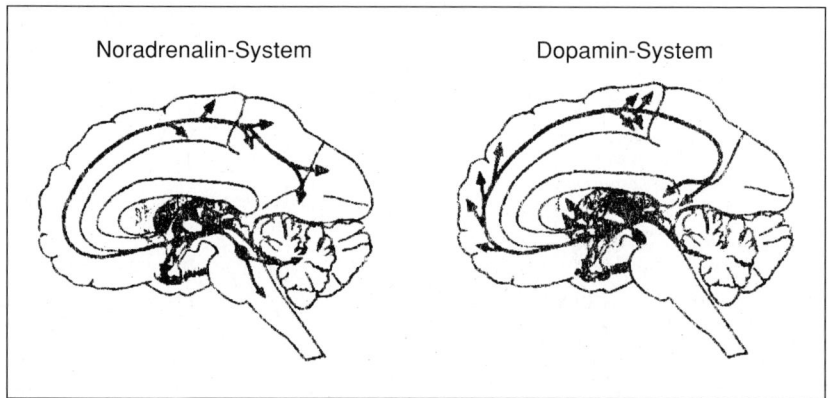

Abb. 1

Bei Menschen mit AD(H)S ist die Aktivität der Nervenzellen in diesem Bereich deutlich herabgesetzt, wahrscheinlich infolge eines Ungleichgewichts der Botenstoffe. Zu den wichtigsten dieser Botenstoffe, den sog. Neurotransmittern, gehören im Zusammenhang mit dem AD(H)S das Dopamin und das daraus gebildete Noradrenalin. Die Aufgabe der Neurotransmitter besteht darin, Informationen in Form von Nervenimpulsen von einer Nervenzelle zu nächsten fortzuleiten oder zu hemmen. Sie überbrücken den kleinen Spalt zwischen den einzelnen Nervenzellen, der auch synaptischer Spalt genannt wird.

Gesichert ist, daß bei Menschen mit ADHS zu viele Transporterproteine im synaptischen Spalt vorliegen. Darunter versteht man spezielle Eiweißkörper, die das Dopamin wie kleine Staubsauger viel zu schnell wieder in die Nervenzelle zurückholen. Die Menge dieser Transportereiweiße normalisiert sich unter der Therapie mit Methylphenidat, wie Prof. Klaus-Henning Krause aus München nachweisen konnte. Daher verbleibt für die Wirkdauer des Medikaments mehr Dopamin im synaptischen Spalt, so daß der Mangel ausgeglichen ist.

Welche Abweichung der Botenstoffe im einzelnen zu den Besonderheiten des Aufmerksamkeitsdefizits führen und welche für eine zusätzliche hyperkinetische Störung (HKS) verantwortlich sind, ist im Detail noch unbekannt. Man geht zur Zeit davon aus, daß das Wechselspiel von Dopamin und Noradrenalin im Stirnhirn und in bestimmten Bereichen des Zwischenhirns gestört ist, auch im sog. limbischen System, also dem Hirnbereich, in dem unsere Gefühle „gemacht" werden. Das Zusammenspiel der Botenstoffe im Gehirn kann man sich am besten anhand eines Mobiles klarmachen. Ist bei einem Mobile ein einziges Teil schwerer als die anderen, dann geraten auch alle anderen Teile aus dem Gleichgewicht. Eine Störung des Noradrenalin- und Dopaminstoffwechsels liegt mit Sicherheit vor, auch wenn man nicht weiß, was für diese Störung verantwortlich ist. R. Kotulak konstatiert in seinem Buch „Inside the Brain" (Im Inneren des Gehirns), daß die Abweichung eines einzelnen Botenstoffs von 5% bis 10% ausreicht, um eine Kettenreaktion chemischer Fehlverarbeitungen im Gehirn auszulösen, die zu einem breiten Spektrum geistiger, seelischer und körperlicher Probleme führen kann.

Gesichert ist hingegen, daß bei Menschen mit AD(H)S die Durchblutungssituation einzelner Hirnregionen von derjenigen bei Menschen ohne AD(H)S abweicht. Medikamente wie das Methylphenidat (Ritalin, Medikinet) oder Amphetamine führen bei Menschen mit AD(H)S zu einer Durchblutungsverbesserung in anderen Hirnregionen als bei Menschen ohne AD(H)S. Daraus erklärt sich auch die unterschiedliche Wirkung des Medikaments bei Gesunden und bei AD(H)S-Patienten. Die Arbeitsgruppe um Lou konnte schon 1984 durch Untersuchungen des regionalen Hirnblutflusses (regionaler cerebraler Blutfluß=rCBF) nachweisen, daß das Stirnhirn bei hyperkinetischen Kindern schlechter durchblutet ist als bei ihren unauffälligen Geschwistern.

Ferner ist der Hirnstoffwechsel bei Menschen mit AD(H)S in Bereichen des Zwischenhirns herabgesetzt, insbesondere in den sog. Basalganglien, die für die Steuerung der bewußten und unbewußten Bewegungen sehr wichtig sind. Diese Erkenntnisse wurden durch den Einsatz moderner Darstellungsverfahren wie der Positronen-Emissions-Tomographie (PET) oder der funktionellen Magnet-Resonanz-Tomographie (fMRT) gewonnen. Sie erlauben einen Einblick in die Stoffwechselaktivität bzw. die Durchblutungssituation des Gehirns. Aufgrund der hohen Kosten und der Strahlenbelastung werden diese Untersuchungen jedoch nur im Rahmen von Forschungsstudien durchgeführt. Für die Diagnosesicherung in der Praxis sind sie nicht erforderlich und ethisch nicht vertretbar.

Einen Meilenstein in der Erforschung des ADHS stellt die PET-Studie der Arbeitsgruppe um Zametkin aus dem Jahr 1990 dar. Mit der PET läßt sich feststellen, wie schnell markierter Zucker (Glukose) im Gehirn verstoffwechselt wird. Die Hirnaktivität korreliert mit dem Glukoseabbau. Bei allen Studienteilnehmern hatte in der Kindheit ein hyperkinetisches Syndrom vorgelegen, und sie hatten sämtlich mindestens einen hyperaktiven Elternteil.

Die Meßergebnisse wurden mit den Untersuchungen von „normalen" Erwachsenen verglichen. Dabei zeigte sich, daß im Stirnhirn der Probanden mit Hyperaktivität in der Vorgeschichte Zucker langsamer abgebaut wurde als in der Vergleichsgruppe. Diese Beobachtung entspricht einer geringeren Aktivität dieses Hirnbereichs, in dem Aufmerksamkeit, Konzentration, Beurteilungsfähigkeit, Informationsweiterleitung und Vorausschau reguliert werden. Er steht auch im Zusammenhang mit Hirnstrukturen, die die Hirnaktivität regulieren. Weniger Aktivität bedeutet auch weniger Regulation.

Ob die abweichende Zusammenarbeit der Botenstoffe im Gehirn genetisch bedingt ist, konnte ebenfalls noch nicht umfassend geklärt werden. Zwar hat man zwei Gene gefunden, deren Veränderungen für die Entstehung eines AD(H)S sehr wahrscheinlich verantwortlich sind, das Dopamin-Transportergen und das Dopamin-D4-Rezeptorgen. Man vermutet aber, daß noch weitere Gene eine Rolle spielen. Bei manchen Kindern konnten auch genetisch bedingte Enzymdefekte nachgewiesen werden. Die Arbeitsgruppe um M. Ernst wies 1998 nach, daß im Stirnhirn von Menschen mit ADHS die Aktivität des Enzyms Dopa-Decarboxylase um bis zu 50% vermindert ist. Enzyme sind Eiweißstrukturen, deren korrekte Funktion für die Auslösung chemischer Reaktionen im Körper und damit auch im Gehirn unerläßlich sind. Bei anderen fand man zu wenige Gene für die Produktion von Neurotransmittern.

Studien an eineiigen Zwillingen ergaben, daß in mehr als 60% der Fälle beide Kinder von einem AD(H)S betroffen waren. Auch dieses Ergebnis deutet auf eine genetische Komponente hin. Die Tatsache, daß bei mindestens 30% der Kinder mit AD(H)S auch ein Elternteil von dieser Störung betroffen ist, legt den Verdacht nahe, daß das AD(H)S vererbt wird. Tatsächlich erkennen viele Eltern in ihrem Kind mit AD(H)S häufig sich selbst oder einen nahen Verwandten wieder.

Der amerikanische AD(H)S-Forscher Biederman hat die Kinder von Erwachsenen mit AD(H)S systematisch untersucht. Dabei fand er, daß sogar 57% der Kinder ebenfalls an dieser Störung litten, also deutlich mehr als man bis dahin angenommen hatte. Geschwister von AD(H)S-Kindern haben ebenfalls ein um 30% erhöhtes Risiko, von AD(H)S betroffen zu sein. Familien mit zwei oder drei AD(H)S-Kindern sind keine Seltenheit.

Ein ADHS findet sich auch regelhaft bei anderen vererbten Erkrankungen, z.B. dem fragilen-X-Syndrom oder dem Gilles-de-la-Tourette-Syndrom.

Andererseits findet sich beim Vorliegen bestimmter Risikofaktoren ebenfalls häufiger ein AD(H)S, z.B. bei Frühgeborenen. Anna Beke untersuchte 24 frühgeborene und 14 reif geborene Kinder im Alter von acht Jahren auf Verhaltensbesonderheiten und schulische Leistungen. Bei allen Frühgeborenen fand sie einen verzögerten Spracherwerb. Eine geringere Intelligenz zeigte sich besonders ausgeprägt in der Gruppe der Frühgeborenen mit intrauteriner Wachstumsverzögerung (hypotrophe Frühgeborene), insgesamt lagen schlechtere Schulleistungen vor, bei 15 der 24 Frühgeborenen eine Lese-Rechtschreibschwäche, bei 5 Kindern zusätzlich eine Rechenschwäche, bei 13 eine Aufmerksamkeitsdefizitstörung und bei 4 Frühgeborenen zusätzlich Hyperaktivität. In der Kontrollgruppe der kranken, aber reif Geborenen fanden sich nur 3 Kinder mit einer Aufmerksamkeitsstörung und weitere 3 mit einer Lese-Rechtschreibschwäche; keines der reif geborenen Kinder hatte eine Rechenschwäche oder Hyperaktivität. Auch wenn die Fallzahlen klein sind, ist der Unterschied zwischen den Gruppen doch alarmierend.

Auch die Kinder von Müttern, die während der Schwangerschaft Nikotin, Alkohol oder Drogen konsumiert haben, leiden häufiger an einem AD(H)S. Länger bestehender Alkoholismus der Väter und/oder Mütter zum Zeitpunkt der Zeugung stellt einen eigenständigen Risikofaktor dar.

Der Risikofaktor Alkohol kann durch die Ergebnisse von Langzeitstudien als gesichert angesehen werden. Bei Kindern mit fetalem Alkoholsyndrom, also einer alkoholbedingten Hirnschädigung des Kindes während der Schwangerschaft, wurde außerordentlich häufig ein ausgeprägtes AD(H)S gefunden. Außer der Hirnschädigung, die zu einer Verminderung der Intelligenz führt, liegen beim fetalen Alkoholsyndrom meist auch körperliche Mißbildungen vor. Sonja Jurisch weist darauf hin, daß die Alkoholkrankheit der Mütter auch Folge ihres eigenen, unerkannten ADHS sein kann, so daß ein Kind mit fetalem Alkoholsyndrom das ADHS möglicherweise ererbt hat und zusätzlich durch den Alkoholkonsum der Mutter während der Schwangerschaft Schaden genommen hat.

Neuere Familienstudien haben auch gezeigt, daß bei Verwandten von Kindern mit hyperkinetischem Syndrom häufiger hyperkinetische Störungen, aber auch Nikotin-, Alkohol- und Drogenmißbrauch vorkommen als in Vergleichsgruppen. Andere Forscher fanden eine enge Beziehung zwischen vorausgegangenen Verhaltensstörungen im Kindesalter und späterem Drogengebrauch, und zwar in sehr hohem Maße bei Legasthenikern und Patienten mit hyperkinetischem Syndrom oder beidem. Diese Störungen sind eng miteinander vergesellschaftet.

Außerdem finden sich bei Jugendlichen und Erwachsenen mit AD(H)S häufiger Angststörungen und Depressionen. Zahlreiche Studien, z.B. von Morrison und Stewart bzw. von Cantwell, deuten darauf hin, daß Hyperaktivität, Aggressionen, Depressionen, Angststörungen und Hysterie familiär gehäuft vorkommen. Wenn in diesen Familien zusätzlich Störungen des Sozialverhaltens vorliegen, dann ist das Risiko für Depression und Aggression am höchsten, wobei nicht immer zu klären ist, ob Aggression und Depression zusätzlich zum ADHS bestehen oder die Folge eines unerkannten ADHS darstellen

Da aber die Eltern zahlreicher reif geborener Kinder mit AD(H)S während der Schwangerschaft weder Nikotin noch Alkohol noch sonstige Drogen konsumiert haben, sollte man mit Verdächtigungen oder Schuldzuweisungen äußerst zurückhaltend sein. Das gleiche gilt für die Unterstellung von Erziehungsfehlern, die den geplagten Eltern oft völlig unberechtigt gemacht werden, zu denen sich aber Verwandte, Nachbarn oder Lehrer leider durchaus berufen fühlen.

Der Zusammenhang zwischen AD(H)S und Sucht

Ein Mangel an Dopamin in bestimmten Gehirnbereichen verursacht das Bedürfnis, den Dopaminspiegel zu erhöhen. Um dieses Ziel zu erreichen, findet jeder Mensch mit ADHS auf längere Sicht „sein" Mittel in Form einer bestimmten Substanz, z.B. Schokolade, Alkohol oder Nikotin, oder in Form einer Tätigkeit, z.B. Glücksspiel, Internetsucht oder exzessiver Sport. Wendy Richardson, die Autorin des Buches „The link between ADD and addiction" (Die Verbindung zwischen ADHS und Sucht), kommentiert diese Tatsache mit den Worten: „You may be more of a neurochemist than you thought" (Du scheinst ein besserer Neurochemiker zu sein als du dachtest). Tatsächlich werden Menschen mit einer chronischen Störung oft zu Experten in der Linderung ihrer Beschwerden, auch wenn sie keine Ahnung haben, was die eingesetzten Mittel im einzelnen bewirken.

Aber nicht jeder wird süchtig. W. Richardson weist nachhaltig darauf hin, daß bei Süchtigen immer eine Kombination mehrerer Risikofaktoren vorliegt, z.B. die fehlerhafte genetische Ausstattung mit gestörten familiären Strukturen, traumatischen Ereignissen, hohem Streßlevel sowie langfristigen psychischen oder physischen Problemen. Dauer und Ausprägung dieser zusätzlichen Probleme spielen eine erhebliche Rolle dabei, ob jemand süchtig wird oder nicht.

E. Schulz und H. Remschmidt weisen in ihrem Beitrag zu Suchtproblemen im Kindes- und Jugendalter besonders darauf hin, daß auch langfristige Überforderungssituationen in der Schule für beginnenden Substanzmißbrauch verantwortlich sein können. Als Hinweise auf die Entwicklung einer Suchtproblematik nennen die Autoren

- schulischen Leistungsknick
- „Knick" in der Lebensführung
- amotivationales Syndrom („null Bock")
- sozialer Rückzug
- sich entwickelnde Störung des Sozialverhaltens
- Kontakte zu Jugendlichen mit Drogenmißbrauch.

Zu den Risikofaktoren für eine frühe Suchtentwicklung nennen sie an erster Stelle das hyperkinetische Syndrom, das sehr häufig gleichzeitig mit einer Störung des Sozialverhaltens und Drogenmißbrauch gekoppelt ist. Sie kommen zu dem Schluß, daß bereits im Kindesalter vorhandenes aggressives und impulsives Verhalten einen hohen Vorhersagewert für Alkohol- und Drogenmißbrauch im Jugendalter hat, und zwar meist in Kombination mit einer anhaltenden Störung des Sozialverhaltens. Zu diesem Schluß waren auch die ADHS-Forscher Biederman und Thompson in groß angelegten Studien gekommen.

Prof. M. Huss aus Berlin wies auf dem 9. Suchtmedizinischen Kongreß in Münster im Jahre 2000 ebenfalls darauf hin, daß „durch eine adäquate medikamentöse

Behandlung von Kindern mit HKS deren krankheitsbedingt erhöhtes Suchtrisiko auf das allgemeine Suchtrisiko reduziert werden kann." Er untersuchte 103 Patienten, die in der Kindheit und Jugend an einem diagnostizierten ADHS gelitten hatten und mit Methylphenidat behandelt worden waren, im Erwachsenenalter nach. Die Kontrollgruppe bestand aus 103 unbehandelten ADHS-Patienten. Zum Zeitpunkt der Veröffentlichung der Teilstudie waren die Daten von insgesamt 161 Patienten ausgewertet, von denen 92 (57%) im Kindesalter Methylphenidat erhalten hatten, 69 (43%) hingegen keine medikamentöse Behandlung. Neben aufwendigen neurologischen und neuropsychiatrischen Untersuchungen wurden die Studienteilnehmer einem sorgfältig geplanten Interview unterzogen, das speziell auf die Erkennung von Drogengebrauch zugeschnitten war (DIA-X nach Prof. Wittgen). Anschließend wurden Urin- und Haarproben der Interviewten auf Drogen untersucht. Prof. Huss fand einen statistisch hochsignifikanten Unterschied (p=0,004) zwischen den behandelten und unbehandelten ADHS-Patienten. Der Unterschied ist, so der Studienleiter, „darauf zurückzuführen, daß – entgegen der Annahme einer ‚suchtbahnenden' Wirkung von Methylphenidat – die behandelte Gruppe ein deutlich erniedrigtes Suchtrisiko aufwies." Das Suchtrisiko nahm mit der Dauer der Methylphenidatbehandlung in der Kindheit und Jugend ab.

Chemische Veränderungen im Gehirn von Süchtigen

Der amerikanische Forscher Kenneth Blum ging den neurochemischen Ursachen süchtigen Verhaltens auf den Grund. Er untersuchte im Rahmen eines Forschungsauftrags die genetische Ausstattung von Alkoholikern. Zunächst wurde im Tierversuch mit Mäusen der Zusammenhang von Streß und Alkoholkonsum geprüft. Dabei zeigte sich, daß Mäuse, die während der Woche unter Streß gehalten wurden, lediglich an den streßfreien Wochenenden Alkohol tranken, dann aber in großen Mengen. Allerdings wurde am Wochenende auch das Licht im Labor ausgeschaltet, so daß dieser Zusammenhang ebenfalls untersucht wurde. Aus Studien zum zirkadianen Rhythmus ist bekannt, daß Dunkelheit und Licht entscheidend in unseren Hormon- und Botenstoffhaushalt eingreifen. Deswegen wurden die Versuchstiere in einem abgedunkelten Raum untergebracht, wo ihnen Wasser, Futter und Alkohol zur Verfügung standen. Zum Erstaunen der Untersucher tranken alle Mäuse exzessiv Alkohol, auch jene Gruppe, die Alkohol vorher nicht angerührt hatte. Als den Tieren kein Alkohol mehr zur Verfügung gestellt wurde, zeigten alle Entzugserscheinungen.

Blum und seine Kollegen untersuchten daraufhin den Zusammenhang von chemischen Veränderungen durch Alkohol im Gehirn der Tiere. Dabei konnten sie nicht nur die Befunde von Davis und Walsh bestätigen, sondern fanden auch die zweite Substanz im Hirn alkoholabhängiger Mäuse, die Cohen und Collings bereits nachgewiesen hatten. David und Walsh hatten festgestellt, daß Tiere nach

Alkoholsonum eine bestimmte Substanz im Gehirn bilden, das Tetrahydropapaverolin (THP). Das Interessante dabei ist, daß diese Substanz auch in der Mohnpflanze vorkommt, aus der Opium und alle Opiate wie Morphin oder Heroin hergestellt werden. Die Autoren stellten daraufhin die Hypothese auf, daß eine neurochemische Gemeinsamkeit zwischen Alkoholikern und Opiatabhängigen besteht. Die Forscher Cohan und Collings fanden bei ihren alkoholabhängigen Versuchstieren eine zweite Substanz, das Isochinolin-Salsolinol (im Englischen: Isoquinoline, TIQ). Diese Substanz wird ebenfalls unter Alkoholeinwirkung im Gehirn gebildet, aber auch nach Morphin- und Heroinkonsum.

Aufgrund dieser Befunde setzten Blum und seine Kollegen den Morphinantagonisten Naloxon bei alkoholisierten Mäusen ein und konnten damit den alkoholbedingten Schlaf bei Mäusen verhindern. Ein Morphinantagonist ist eine Substanz, die Morphine und offenbar auch Alkohol von den Opiatrezeptoren im Gehirn verdrängt. Die Untersucher setzten danach zunächst Naloxon ein und boten Mäusen anschließend Alkohol an. Es stellte sich heraus, daß die so vorbehandelten Mäuse trotz Alkoholkonsums nicht alkoholabhängig wurden und keine Entzugserscheinungen zeigten. Außerdem tranken diese Tiere insgesamt erheblich weniger Alkohol als ohne Naloxon.

Die Arbeitsgruppe um Blum konnte auch als erste beweisen, daß die Gabe des natürlichen Botenstoffs Dopamin Entzugserscheinungen verhindern kann. Sie verabreichten alkoholabhängigen Mäusen mit Entzugserscheinungen Morphin und stellten fest, daß sich damit die Entzugserscheinungen ebenso verhindern ließen wie mit Dopamin.

Blum et al. setzten nun das TIQ gezielt zur Entzugsbehandlung ein und fanden, daß diese hirneigene Substanz den alkoholbedingten Schlaf bei Versuchstieren verlängerte, die Entzugserscheinungen deutlich verminderte und den schmerzlindernden Effekt von Morphin erheblich steigerte. In Zusammenarbeit mit dem Forscher Goldstein fanden sie heraus, daß TIQ spezifisch an den Opioidrezeptor im Gehirn bindet. Damit war der Zusammenhang zwischen Alkohol- und Heroinkonsum bewiesen.

Weitere Untersuchungen zielten auf die Rolle des „Glückshormons" Endorphin im Zusammenhang mit Drogenkonsum ab, eine morphinähnliche Substanz, die das Gehirn selbst herstellt, wenn wir uns wohlfühlen. Endorphine sind für unser inneres Belohnungssystem von überragender Bedeutung, z.B. daß wir uns über eine gute Leistung freuen können, statt sie, wie z.B. Depressive es tun, gleich zu entwerten. Endorphine sorgen dafür, daß unsere innere Stimme sagt: „Das hast du gut gemacht!" und nicht „Das hätte jeder Idiot hingekriegt".

Blum und Kollegen untersuchten nun zwei Gruppen von Mäusen. Es stellte sich heraus, daß Mäuse, die mit hohen Endorphinspiegeln geboren worden waren, kaum Alkohol tranken, während die mit niedrigen Endorphinspiegeln sehr viel und regelmäßig konsumierten. Außerdem stellten sie fest, daß bei Mäusen, die über lange Zeit regelmäßig Alkohol konsumiert hatten, die körpereigene Endorphinproduktion ganz aufhörte. Das erklärt auch, warum chronischer Alkoholkonsum mit einer immer stärker werdenden seelischen Verstimmung bis hin zu schweren Depressionen und Selbstmordgefährdung einhergeht.

Streß vermindert ebenfalls die Endorphinproduktion im Gehirn. Mäuse, die in eiskaltem Wasser geschwommen waren, hatten danach erniedrigte Endorphinspiegel und tranken größere Mengen Alkohol als sonst. Das Verlangen nach Alkohol im Entzug, das sog. Craving, konnte also mit einer verminderten Endorphinproduktion in Zusammenhang gebracht werden.

In der Folgezeit suchten Blum und Mitarbeiter nach Möglichkeiten, den Alkoholkonsum durch eine Veränderung der Endorphinkonzentration im Gehirn zu vermindern. Sie injizierten Tieren mit Entzugserscheinungen die Aminosäure Phenylalanin, die den Abbau von Endorphinen im Gehirn verhindert. Darunter ließen die Entzugserscheinungen schlagartig nach.

Andere Forscher fanden in der gleichen Zeit heraus, daß das intensive Verlangen nach Drogen im Entzug neben den Endorphinen außerdem mit den Botenstoffen Serotonin, Dopamin und der Hemmsubstanz Gamma-Aminobuttersäure (im Englischen Säure=acid, GABA) in Zusammenhang steht. Blum forschte derweil auf genetischer Ebene und fand tatsächlich ein defektes Gen, das mit Alkoholismus in Verbindung steht: das Dopamin D2-Rezeptorgen. Deswegen ist Alkoholismus bzw. ein hohes Suchtrisiko auch erblich. Mit diesem Befund konnte man den Moralisten, die hinter jeder Art süchtigen Verhaltens eine Charakterschwäche oder Willenlosigkeit sehen, zum ersten Mal etwas Substantielles entgegenstellen. Ein ererbter genetischer Defekt läßt sich nicht einfach mit dem Willen „heilen", insbesondere, wenn er mit Gefühlen chronischen Unwohlseins verbunden ist. Solche Menschen brauchen umfassende Informationen über ihre Störung, eine Diagnose und eine fachgerechte Behandlung einschließlich eines Verhaltenstrainings.

Nach diesen Forschungsergebnissen im Jahre 1990 befaßten sich zahlreiche Forschergruppen in der westlichen Welt mit genetischen Abweichungen bei Suchtverhalten bzw. umgekehrt mit dem defekten Dopamin-D2-Rezeptorgen und damit verbundenen weiteren Auffälligkeiten. Dabei stellte sich immer wieder heraus, daß eine ganze Reihe weiterer Störungen mit einem D2-Gendefekt einhergingen: Impulsschwäche, Zwangsstörungen, Suchtverhalten bis hin zur Polytoxikomanie, Kokainmißbrauch, Heißhungerattacken auf Kohlenhydrate wie Süßigkeiten oder Kuchen, Spielsucht und insbesondere Verhaltensstörungen wie das Tourette-Syndrom, das posttraumatische Streßsyndrom und – das AD(H)S! All diesen Verhaltensauffälligkeiten liegt also zumindest ein gemeinsamer Gendefekt zugrunde. Für die verschiedenen Formen der Störungen sind vermutlich weitere Gendefekte verantwortlich, z.B. beim ADHS das Dopamin D4-Rezeptorgen, das Dopamintransporter-Gen und das Dopamin-Beta-Hydroxylase-Gen.

Genetische Ursachen von Suchtverhalten und weiteren Verhaltensstörungen sind weiterhin Gegenstand intensiver Forschungsarbeit. In den nächsten Jahren wird man noch sehr viel mehr über diese Zusammenhänge erfahren.

Das Problem der Selbstbehandlung

Die genetischen Defekte führen dazu, daß chemische Reaktionen im Gehirn fehlerhaft ablaufen und die Gefühle der „inneren Belohnung" durch Hormone und Botenstoffe verhindern. Dieses Belohnungsmangelsyndrom (Reward Deficiency Syndrome, RDS), wie Blum es nannte, stellt einen erheblichen Risikofaktor für den Gebrauch bzw. Mißbrauch von stimmungsverändernden Substanzen dar. Der Mangel an „innerer Belohnung" führt bei den Betroffenen dazu, daß sie keine Freude empfinden können und sich so lange schlecht fühlen, bis ihre Rezeptoren durch große Mengen Dopamin stimuliert werden. Das erreichen sie am schnellsten und sichersten durch die Einnahme einer stimmungsverändernden Substanz. Bestimmte Beruhigungsmittel führen bei diesen Menschen zu besserer Streßbewältigung, Ruhe und Wohlbefinden. Die Substanzen wirken deshalb so wohltuend, weil sie natürliche Botenstoffe imitieren und in deren Rezeptoren passen. Zum Beispiel haben Morphinmoleküle die gleiche Form wie die natürlichen Opioidbotenstoffe (Endorphine). In diesem Fall leistet also eine Tablette das, was das Gehirn nicht leistet: Sie produziert Wohlbefinden oder sogar Euphorie. Allerdings greifen sie auch in den normalen Hirnstoffwechsel ein. Die Überflutung des Gehirns mit großen Mengen solcher Moleküle führt zu einer verminderten Produktion und Freisetzung der Botenstoffe in den Nervenzellen, so daß nach Abbau des künstlichen Mittels noch weniger natürliche Botenstoffe vorliegen als vorher schon. Daraus erklärt sich auch, daß nach längerfristiger und häufiger Einnahme solcher Substanzen die erforderliche Dosis zur Herbeiführung von Wohlbefinden immer weiter gesteigert werden muß. Wird die Droge schließlich abgesetzt, ist nicht nur die Produktion der natürlichen Botenstoffe drastisch zurückgegangen, sondern auch die Menge der Rezeptoren, an die sie binden können. Dadurch kommt es zu den ausgeprägten Entzugserscheinungen einschließlich des heftigen Verlangens, des sog. Cravings, nach der entzogenen Substanz. Es dauert sehr lange, bis der Hirnstoffwechsel sich wieder halbwegs normalisiert hat.

Menschen mit AD(H)S tun alles, was ihnen hilft, das chronische Gefühl des Unwohlseins zu bannen. Sie werden arbeits-, drogen-, kauf- oder spielsüchtig. Auch Verhaltensweisen können die Biochemie im Gehirn verändern und damit zur Selbstbehandlung eingesetzt werden. Bestimmte Verhaltensweisen beeinflussen auf längere Sicht die Stimmung, indem sie die Produktion natürlicher Botenstoffe im Gehirn stimulieren.

Das gleiche gilt für die Reaktionen der sozialen Umgebung. Wenn ein AD(H)S-Kind aufgrund seines vermeintlichen Ungehorsams, seiner Unbelehrbarkeit und seines ewigen Problemverhaltens von der Mutter abgelehnt und immer nur zurechtgewiesen wird, dann führen die damit verbundenen und immer wiederkehrenden negativen Gefühle schließlich zu einer Störung der Botenstoffproduktion und der dazugehörigen Rezeptoren. Mit anderen Worten: Die bei ADHS ohnehin gestörte Botenstoffkaskade verschlechtert sich durch häufige negative Reaktionen aus dem sozialen Umfeld noch weiter, der Mangel an Aufmerksamkeit, die Störung der Impulskontrolle und die Hyperaktivität nehmen zu, die familiäre Situation verschärft sich. Chronisch negative Gefühle schlagen sich also in hirnphysiologischen Veränderungen nieder.

Andererseits kann ein völlig gesund geborener Mensch eine gravierende Störung der Botenstoffkaskade künstlich herbeiführen, z.B. durch den langfristigen Konsum stimmungsverändernder Substanzen, die zur Sucht führen. Die Störung kann auch durch ein schweres körperliches oder seelisches Trauma ausgelöst werden.

Letztlich ist es immer die Kombination von Genetik und Umwelt, die über das Geschick eines Menschen mit AD(H)S entscheidet.

Das Problem der Selbstbehandlung liegt darin, daß diese Menschen aufgrund ihrer genetischen Defekte eine Hochririkogruppe für eine schwere Abhängigkeit darstellen. Und Sucht betrifft nicht nur den Betroffenen selbst, sondern führt auch zu Problemen in der Familie, in der Schule oder am Arbeitsplatz; sie führt zu finanziellen, rechtlichen und gesundheitlichen Problemen. „Das volle Ausmaß der Tragödie", so Miller und Blum, „wird erst deutlich, wenn das Suchtmittel abgesetzt wird. Dann kehren die AD(H)S-Symptome nicht nur mit voller Wucht zurück, sondern sie sind noch stärker ausgeprägt als vorher, weil der Konsum der Substanz weitere Schäden im Gehirn angerichtet hat."

Die Familie des Süchtigen ist nach dem Entzug des Betroffenen zunächst erleichtert und denkt, nun werde alles gut. Das ist ein großer Irrtum, denn nun werden die Suchtsymptome ersetzt durch eine massiv gesteigerte AD(H)S-Symptomatik. Eine Familie mit einem süchtigen AD(H)S-Mitglied schämt sich so sehr, daß eine konstruktive Auseinandersetzung nahezu unmöglich wird. Ein AD(H)S ist eine schwere genetische Bürde.

Jugendliche, die abhängig sind von harten Drogen, sind vollkommen mit der Geldbeschaffung ausgelastet. Sie können nicht arbeiten.

Gelingt es den Eltern oder anderen ihnen nahestehenden Personen, sie oder ihn zu einer Ersatzbehandlung zu bewegen, kann ein diagnostiziertes ADHS dazu beitragen, in die Substitutionsgruppe aufgenommen zu werden. Die Substitution mit Methadon oder Buprenorphin (Subutex) wird sehr rigide gehandhabt. Längst nicht jeder Süchtige kann daran teilhaben.

NUB-Aufnahmekriterien für das Methadonprogramm

Drogenabhängigkeit mit lebensbedrohlichem Zustand im Entzug

Drogenabhängigkeit bei schweren konsumierenden Erkrankungen (z.B. Krebskrankheiten)

Drogenabhängigkeit bei opioidpflichtigen Schmerzzuständen (z.B. Tumorschmerzen)

Drogenabhängigkeit bei AIDS-Kranken

Überbrückungssituation bei unbedingt notwendiger stationärer Behandlung wegen akuter und schwerer Erkrankung und Unzumutbarkeit des gleichzeitigen Entzugs

Drogenabhängigkeit in der Schwangerschaft, unter der Geburt und bis zu sechs Wochen nach der Geburt

Drogenabhängigkeit bei vergleichbar schweren Erkrankungen, bei denen die Kommission im Einzelfall eine Substitution als Teil der Krankenbehandlung für angezeigt hält. Diese Kommission von der Kassenärztlichen Vereinigung (KV) prüft diese Einzelfälle.

(NUB-Richtlinien = Neue Untersuchungs- und Behandlungsrichtlinien zur Substitutionsbehandlung bei i.v.-Heroinabhängigen des Bundesausschusses der Ärzte und Krankenkassen)

Wie wirkt sich die Hirnstoffwechselstörung aus?

Im Vordergrund stehen die Störung der Aufmerksamkeit, der inneren Wachheit und der Impulskontrolle. Daraus resultieren zahlreiche Folgestörungen, z.B. Gedächtnislücken, die den Betroffenen unendlich peinlich sind, eine sehr geringe Frustrationstoleranz, häufige Wutanfälle und Aggressivität, die Unfähigkeit, „am Ball zu bleiben", also eine Sache zu Ende zu bringen, ein überhöhter oder erniedrigter Aktivitätslevel, Organisationsunfähigkeit, das Bedürfnis nach starken Erregungen und emotionale Labilität, die soziale Beziehungen sehr belastet.

Außerdem ist das klinische Bild durch das Nebeneinander von Paradoxien geprägt. Jemand, dessen Haushalt ein Chaos ist, kann durchaus zwanghaft ordentlich Steuerunterlagen abheften. Jemand, der als Viel- und Schnellredner im Beruf bekannt ist, kann in anderen sozialen Situationen als schweigsam und unzugänglich gelten. Aggression und Passivität bestehen häufig parallel, ebenso der starke Wunsch nach festen Strukturen bei gleichzeitiger heftiger Ablehnung aller Regeln. Jugendliche, die ohne Bedenken ihr Leben beim U-Bahn-Surfen auf's Spiel setzen, können völlig außerstande sein, eine Spinne zu entfernen oder eine Leiter hochzusteigen. Explosive Ungeduld in der einen Situation kann mit geradezu endloser Geduld bei einer wichtigen Bezugsperson gekoppelt sein. Jemand, der sein Gedächtnis selbst als Sieb beschreibt, kann ein exzellentes Gedächtnis für Details in bestimmten Situationen zeigen. Der unerträglich Unaufmerksame kann im Hyperfokus hochkonzentriert arbeiten. Es ist alles nebeneinander möglich und immer im Extrem.

Ausweichendes Verhalten

Aus Angst, zu versagen, machen viele Menschen mit AD(H)S geradezu eine Kunst daraus, ihre Anforderungen an sich selbst weit unter ihren intellektuellen Fähigkeiten zu halten. Sie begeben sich nur in eine Konkurrenzsituation, wenn sie sicher sein können, daß sie gut abschneiden. Andere verbergen ihre wahren Gefühle hinter Clownerie. Es ist kein Zufall, daß Kinder mit ADHS so oft den Klassenclown spielen. Sie richten die Aufmerksamkeit der Umwelt auf ihren Witz, um sie von ihren Unfähigkeiten abzulenken. Wieder andere legen sich die „supercoole" Haltung des ewig Gleichgültigen zu; sie signalisieren nur noch: „Ist mir doch egal". Und schließlich gibt es jene, die eine regelrechte Sozialphobie entwickeln, weil sie sich selbst für unerträglich, schlecht, dumm, faul und nicht liebenswert halten. Bei ihnen bestehen die berühmte „große Klappe" und extreme Schüchternheit gleichzeitig. Nicht wenige dieser letzten Gruppe verhalten sich dann auch ihren Gefühlen entsprechend nach dem Motto: Wenn man mich schon für faul hält, tue ich auch nichts mehr. Wenn man mich schon für unerträglich hält, dann kann ich es auch sein. Hier starten viele kriminelle Karrieren.

Andere suchen Ruhepausen durch den Einsatz legaler Drogen. Alkohol gehört zu den am weitesten verbreiteten Mitteln zur Herbeiführung von innerer Ruhe und Glücksempfinden. Aber im Prinzip kann jede Substanz, die positiv in die Stimmungslage eingreift, verwendet werden.

Manche führen aktiv Glücksgefühle herbei, indem sie ständig essen, exzessiv sexuell aktiv sind, impulsiv viel Geld ausgeben und in einen regelrechten Kaufrausch geraten oder sich bewußt in hochriskante Situationen begeben. Fast alle unbehandelten Menschen mit ADHS nutzen die eine oder andere Möglichkeit, um die chronische Unzufriedenheit, den Ärger und die Resignation, die mit der Störung einhergehen, zu dämpfen. Unbewußt sind sie ständig auf der Suche nach einer Linderung ihrer Symptome. Wenn sie dann die Substanz oder die Tätigkeit gefunden haben, mit der sie sich das erste Mal „normal" fühlen, dann werden sie davon nur sehr schwer wieder loskommen, auch wenn sie wissen, daß der damit verbundene Schaden auf längere Sicht überwiegen wird oder sie sogar zerstört.

Man hat lange Zeit gedacht, ein ADHS verschwinde im Laufe der Pubertät. Das lag nach Miller und Blum in erster Linie daran, daß die Jugendlichen in dieser Zeit „ihr Mittel" gefunden hatten, um sich selbst zu „behandeln". Die ADHS-Symptome gingen darunter zurück. Daß dabei nur der Teufel mit Beelzebub ausgetrieben worden war, blieb bis vor wenigen Jahren unverstanden.

Was ist ein reines ADS und wie äußert es sich?

Bei dem reinen Aufmerksamkeitsdefizitsyndrom (ADS) handelt es sich um die Unfähigkeit, sich über längere Zeit auf eine Sache zu konzentrieren. „Längere Zeit" bezeichnet hier alles zwischen wenigen Sekunden und einer Schulstunde. Menschen, die unter einem ADS ohne zusätzliche hyperkinetische Störung (HKS) leiden, fallen oft erstmals durch schlechte Schulleistungen auf, die mit ihrer in anderen Situationen an den Tag gelegten Intelligenz nicht vereinbar sind. Diese Kinder sind nicht oder nur unzureichend in der Lage, Reize aus ihrer Umgebung herauszufiltern, die nicht zu der Sache gehören, auf die sie sich gerade konzentrieren sollen, z.B. auf den Unterricht, die Hausaufgaben oder ein Gesellschaftsspiel. Sie nehmen ein vorbeifahrendes Auto oder einen Vogel auf der Fensterbank genauso deutlich wahr wie die Aufgabenstellung des Lehrers und teilen ihre Aufmerksamkeit auf alle in der Umgebung vorhandenen Reize auf. Für die einzelnen Ziele ihrer Aufmerksamkeit bleibt daher immer nur sehr wenig Zeit übrig. Die Kinder sind sehr leicht ablenkbar, ihre Gedanken wirken deshalb sprunghaft, sie haben auch keine Beziehung zur Zeit: Sie „verspielen sich" und sind verträumt und abwesend.

Kinder mit ADS ohne Hyperaktivität werden am häufigsten als Träumerchen, Schnarchnase oder als Hans-guck-in-die-Luft beschrieben. Sie vergessen innerhalb von Minuten kleine Aufträge und verlieren sich in etwas völlig anderem. Ruft man sie schließlich und fragt, wie weit sie mit der Aufgabe sind, erinnern sie sich kaum oder gar nicht mehr daran, daß ihnen überhaupt eine gestellt wurde. Sie haben ein Gedächtnis wie ein Sieb. Dabei sind die meisten keineswegs minderbegabt, wie sich im Spiel oder einer Sache, die sie sehr interessiert, schnell herausstellt. Allerdings wird ihr Gedankenstrom bereits durch winzigste Ablenkungen unterbrochen, so daß sie unaufmerksam wirken oder „weit weg", „ganz woanders" zu sein scheinen. Rückblickend finden sich oft auch in der frühen Kindheit Auffälligkeiten. Aufgrund von Anpassungsstörungen haben diese Kinder häufiger Schlafstörungen in den ersten Lebensjahren und gehören nicht selten zu den Schreikindern oder leiden unter „3-Monats-Koliken". Im Straßenverkehr sind sie durch ihre Verträumtheit gefährdet, so daß die Eltern sie bereits intuitiv mehr kontrollieren.

Mädchen sind zwar häufiger als Jungen von einem ADS ohne Hyperaktivität betroffen, es kommt aber auch bei Jungen vor. Die betroffenen Kinder sind völlig blockiert, wenn sie von schnell wechselnden Eindrücken geradezu überrannt werden, verfallen in Hypoaktivität und wirken zum Teil wie gelähmt. Sie „starren ein Loch in die Luft" oder sind völlig verängstigt. Man kann ihre Aufmerksamkeit immer nur für kurze Momente fesseln, bevor sie wieder mit den Gedanken abschweifen.

Spätestens in der Schule wird für zunehmende Zeitspannen Aufmerksamkeit eingefordert, die Kinder mit ADS schlechterdings nicht aufbringen können. Lehrer, die über das ADS nicht informiert sind, kommen dann zu dem Schluß, das Kind könne mehr leisten, wolle aber nicht. Die Eltern vertreten hingegen die Meinung, das Kind strenge sich durchaus an, könne aber nicht mehr zuwege bringen. Sie sind immer die Letzten und vergessen viel.

In dieser Situation beginnen die ersten Mißverständnisse, die, wenn es ganz schlecht läuft, in gegenseitige Schuldzuweisungen münden. Der Lehrer wirft den Eltern insgeheim oder offen vor, mit dem Kind nicht genug zu arbeiten und zu üben. Die Eltern unterstellen dem Lehrer Kompetenzmangel und dem Kind Unfähigkeit oder Unwillen. Alle Parteien sind letztlich ratlos.

Aus dieser Ratlosigkeit heraus wird der Vorschlag einer kinderpsychologischen Beratung laut, entweder von Seiten der Eltern selbst oder von Seiten der Lehrer bzw. des schulpsychologischen Dienstes. Die Vorstellung beim Kinderpsychologen ist nicht selten der erste Abschnitt einer jahrelangen Odyssee von einem „Fachmann" zum nächsten, weil sehr viele sog. Autoritäten in Pädagogik, Psychologie und Psychiatrie das ADS nicht kennen, es zur Ausrede deklassieren oder seine Existenz einfach leugnen. Viele sind der Ansicht, ADS sei eine Glaubensfrage. Andere unterstellen der Pharmaindustrie, aus Profitgier ein schwieriges Temperament zu einer Krankheit hochstilisiert zu haben. Andere klagen die Gesellschaft an, die Störung durch ihre Kinderfeindlichkeit direkt zu verursachen. Es ist ganz erstaunlich, auf welch fest gefäßte Meinungen bei gleichzeitiger profunder Unkenntnis man bei den vermeintlichen Fachleuten trifft. Sie wissen nichts über die Genetik des AD(H)S, die Risikofaktoren, die Botenstoffe im Gehirn und die Wirkweise der Medikamente, erlauben sich aber ein Urteil. Die Leidtragenden dieser Überheblichkeit sind die betroffenen Kinder.

Die Mutter berichtet über den 16jährigen Lars:

Als Kleinkind war er ganz unproblematisch, er schlief viel, hielt sich gut an Regeln, war aber immer sehr verträumt. In der Schule wurde bei ihm eine Legasthenie erkannt, deswegen dachten wir uns bei den schlechten Deutschnoten anfangs noch nichts. Aber dann wurden auch die Noten in den anderen Fächern immer schlechter. Wir waren ratlos, weil wir ja wußten, daß er nicht dumm ist und daß er wirklich für die Schule lernt.

Sein Sozialverhalten war gut, er hat sich in der Schule auch immer dafür eingesetzt, daß alles gerecht zuging. Trotzdem war er ohne Freunde und ziemlich einsam.

Er wurde immer schüchterner und lief sofort rot an, wenn ihn jemand ansprach. Er ist aber auch immer sehr runtergemacht worden; er war eben immer der Doofe. Er hatte schreckliche Versagensängste.

Ein großes Problem waren auch die vielen Unfälle, die durch seine Unachtsamkeit zustande kamen. Als Dreijähriger hatte er schon drei Löcher im Kopf, rutschte kopfüber die Rutsche runter, ohne nachzudenken, ob das auch sicher ist. Arm gebrochen, Bein gebrochen, das war typisch. Er hat einfach losgelegt und gar nicht an Gefahr gedacht.

Er hatte auch starke Stimmungsschwankungen, die manchmal schon an eine Depression grenzten. Dann hatte er wieder Wutanfälle, daß die Fetzen flogen, und zwischendurch war er unbeschwert und bastelte begeistert an einem Radio herum. Das Basteln hat ihm immer viel Spaß gemacht. Dabei konnte er sich auch konzentrieren. Jetzt bastelt er am liebsten an seiner Mofa herum oder am Auto seines Bruders.

Die Lehrer waren keine Hilfe. Die hatten ihn auch schon als doof abgestempelt. In der 5. und 6. Klasse schrieben sie ihm ins Zeugnis: Du hast erhebliche Probleme, über längere Zeit konzentriert zu arbeiten. Aber niemand hat auf ADS hingewiesen, und wir wußten ja auch nichts darüber. Erst meine Freundin hat mich darauf aufmerksam gemacht, weil sie auch ein betroffenes Kind hat. Es ist eine Schande, daß die Lehrer über ADS nicht Bescheid wissen.

Sicht der älteren Schwestern

Mit unserem Bruder haben wir viel gespielt, als wir noch kleiner waren. Aber als es dann mit den Gesellschaftsspielen losging, hat er immer ewig gebraucht, bis er die Regeln gelernt hatte. Oft ist er auch mitten im Spiel einfach rausgelaufen, weil er die Spielregeln blöd fand. Da ist er dann auch wütend geworden. Wir haben das gar nicht verstanden und wollten ihn überreden, weiter zu spielen, aber da war nichts zu machen.

Nach dem ersten Schuljahr zog er sich ganz von uns zurück. Wir kamen gar nicht mehr an ihn ran. Er hatte zu nichts Lust. Manchmal waren wir richtig sauer auf ihn, weil unsere Mutter jeden Nachmittag mit ihm Schularbeiten machte. Das dauerte immer unheimlich lange, und wir mußten leise sein. Für uns hatte sie kaum noch Zeit. Sie sagte: Ihr habt ja auch keine Probleme in der Schule. Irgendwann fragte ich mal: Mama, ist er denn dumm? Da habe ich mir die erste Ohrfeige meines Lebens eingehandelt.

Ich glaube, wir waren ziemlich eifersüchtig auf unseren Bruder, weil er mehr von Mutters Zeit bekam als wir beide zusammen. Da haben wir dann angefangen, ihn zu ärgern. In der Zeit gab es reichlich Spannungen in der Familie. Wir sollten Verständnis für die Schwierigkeiten unseres Bruders haben, aber wir waren ja auch noch Kinder.

Es gab auch Momente, da haben wir ihn richtig gehaßt, weil es immer nur um ihn und seine Schwierigkeiten ging. Wir existierten im Bewußtsein unserer Eltern nur noch am Rande. Wir wußten ja nicht, daß er krank ist. Das wußte ja keiner.

Es gab auch Krach zwischen unseren Eltern. Vater meinte, Mutter hätte den Kleinen zu sehr verwöhnt, sie sollte strenger und konsequenter mit ihm umgehen. Die Großeltern sagten das auch. Er müsse Leistung bringen, sonst würde nichts aus ihm. Die haben immer nur alles an Leistungen festgemacht.

Wenn ich zurückblicke, tut es mir wahnsinnig leid, was wir mit Lars angestellt haben. Wir haben ihm das Leben wirklich schwer gemacht. Dabei konnte er doch gar nichts dafür, daß er ständig im Mittelpunkt stand. Er wollte das auch nicht. Denn im Mittelpunkt standen ja nicht seine liebenswerten Seiten, und von denen hat er ganz viele, sondern immer nur sein Schulversagen. Es war bestimmt furchtbar für ihn.

Sicht eines Klassenkameraden

Er war immer so wahnsinnig langsam, auch beim Fußballspielen. Wir haben Spiele verloren, weil er so langsam war. Oder weil er ein Eigentor geschossen hat. Er wollte auch immer den Ball haben, wollte ihn nicht abgeben. Es war zum Kotzen. Wir waren stinkwütend auf ihn und haben so lange Druck gemacht, bis er nicht mehr mitspielen durfte.

In der Klasse war das so: Wer durchschnittliche Noten hatte, der war anerkannt. Wer wirklich gut war, das war natürlich ein Streber. Mit dem wollte man nichts zu tun haben. Aber mit den Doofen eben auch nicht. Wir haben ihn ganz schön fertig gemacht und oft gesagt, wenn wir was vorhatten: Nee, Blödi, dich brauchen wir nicht dabei. Du kapierst das sowieso nicht. Oder solche Sachen. Wir haben auch sein Fahrrad versteckt. Und wenn er es dann suchte mittags, haben wir gesagt: Naaaa Blödi, hast du wieder dein Fahrrad verloren, Blödi? Und so. Das war schon ziemlich fies. Aber wir dachten ja auch, er wäre doof. Wir wußten ja nicht, daß er nur Tabletten braucht. Jetzt wissen wir das. Aber es gibt auch welche, die ihn jetzt Psycho nennen. Oder so. Aber das sind nicht so viele.

Sicht seines Lehrers

Er hörte einfach nicht zu. Räkelte sich in den unmöglichsten Positionen auf dem Stuhl rum, malte im Unterricht, zeigte keinerlei Interesse. Wenn ich ihn aufrief, sah er mich mit leerem Blick an, als wäre er gerade aufgewacht. Wenn ich ihn dann schärfer zurechtwies, kam es auch vor, daß er einfach aufstand und die Klasse verließ. Ich wußte wirklich nicht mehr, was ich mit ihm machen sollte. Den Kollegen ging es ähnlich. Er war durch nichts zu motivieren.

Daß er Probleme mit der Aufmerksamkeit hatte, war kaum zu übersehen. Aber daraus gleich eine Störung zu machen und mit Tabletten zu behandeln, halte ich für reichlich übertrieben. Er müßte sich einfach mehr für die Inhalte interessieren und begreifen, wie wichtig ein Schulabschluß für seine Zukunft ist. Er hat die typische Null-Bock-Haltung. Das ist keine Krankheit, das ist ein Persönlichkeitsproblem, an dem die Eltern nicht ganz schuldlos sind. So sehe ich das.

Lars berichtet:

Mich haben alle für lahmarschig gehalten. Ich war immer der Doofe, keiner hatte Lust, mit mir zu spielen. In der Klasse haben sie mich für meine Blödheit fertig gemacht. Das machte mich wahnsinnig wütend, da hat es dann auch öfter mal gekracht. Und obwohl meine Eltern mir immer den Rücken gestärkt haben, fühlte ich mich oft total unfähig. Ich dachte: Die Schule schaffe ich sowieso nicht. Ich wollte ja aufpassen und lernen, aber nach ein paar Sekunden schlichen sich einfach andere Gedanken ein. Bei mir liefen immer fünf Sachen parallel.

Mit der Zeit hatte ich immer mehr Angst vor der Schule, den Lehrern, den Klassenarbeiten und natürlich vor den Mitschülern, die Blödi hinter mir herriefen. Und dann hatte ich auch viele Fehlzeiten, weil ich mir dauernd was gebrochen habe, Kopf, Arme, Beine, alles. Durch das viele Fehlen kam ich natürlich noch schlechter mit. Und die Lehrer hatten überhaupt keine Ahnung von ADS. Die hielten mich auch für doof.

Nach der Schule war ich immer total k.o. Ich wußte nie, ob ich überhaupt Hausaufgaben aufhatte und schon gar nicht, welche. Meine Mutter mußte immer herumtelephonieren, um die Hausaufgaben rauszukriegen.

Meine Eltern haben mir immer Mut gemacht, aber manchmal waren sie auch genervt, weil ich einfach alles vergessen habe, auch wenn es nur eine einzige Sache war. Wenn ich ein Badetuch holen sollte, kam ich mit sonst was wieder, bloß nicht mit dem Badetuch.

Ich hielt mich inzwischen schon selber für blöd. Wenn ich an meine Zukunft dachte, sah ich mich höchstens am Fließband stehen oder vielleicht noch bei der Müllabfuhr. Als die Diagnose gestellt wurde, war ich total erleichtert, weil ich dann endlich die Bestätigung hatte, daß ich nicht dumm bin.

Was ist ein ADHS und wie äußert es sich?

Beim ADHS liegt ein ADS mit zusätzlicher Hyperaktivität vor. Die Hyperaktivität beruht auf einer verminderten Wirkung des Botenstoffs Dopamin in einem bestimmten Bereich des Zwischenhirns, den sog. Basalganglien. Dieser Bereich ist für die Steuerung aller bewußten und unbewußten Bewegungen von großer Bedeutung. Außerdem liegt bei manchen betroffenen Kindern eine Dopamin-Dysregulation in dem sog. Nucleus accumbens vor. Das ist der Hirnbereich, in dem die grobe Kraft dosiert wird. Diese Kinder sind also nicht nur unruhig und zappelig, sondern auch motorisch ungeschickt und können ihre Kraft nicht richtig einschätzen.

Bei einem ADHS finden sich also alle drei Kernsymptome: Die Aufmerksamkeitsstörung, die erhöhte Impulsivität und die Hyperaktivität. Diese Form kommt zwar überwiegend bei Jungen vor, kann aber ebenso bei Mädchen auftreten. Und die haben es dann noch schwerer als die betroffenen Jungen, weil man an Mädchen einfach andere Erwartungen stellt. Daß Jungen raufen oder sich auch einmal prügeln, gilt als weitgehend normal. Wenn Mädchen das gleiche tun, nimmt die Gesellschaft entsetzt Abstand. Nun sind aber Mädchen mit ADHS des öfteren in Raufereien verwickelt und werden sehr viel eher moralisch verurteilt und streng für ihr Fehlverhalten bestraft als Jungen, bei denen man eher geneigt ist zu sagen: Typisch Junge.

Dennoch leiden auch betroffene Jungen erheblich unter ihren Symptomen.

Wann beginnen die Symptome?

Manche ADHS-Kinder waren schon im Mutterleib derart unruhig, daß die Mütter kaum Schlaf bekamen. Viele sind vom ersten Tag an auffällig. Es finden sich überdurchschnittlich viele sog. Schreikinder darunter, die im Abstand von 2 bis 3 Stunden rund um die Uhr aufwachen und schreien. Wahrscheinlich geht ein großer Prozentsatz der sog. Drei-Monats-Koliken auf das Konto eines ADHS.

Leider brauchen die Kinder insgesamt sehr wenig Schlaf, so daß die Eltern bald an die Grenzen ihrer Kraft stoßen. Das führt zu verständlichen Aggressionen gegenüber dem Kind, weil Erschöpfung und Verzweiflung ständig zunehmen. Deswegen finden sich unter den Kindern, die wegen eines Schütteltraumas oder einer noch schwereren Kindesmißhandlung in ein Krankenhaus aufgenommen werden, sehr häufig kleine ADHS-Patienten. Mit dieser Hypothek gehen die Kinder ins Leben.

Ein großes Problem in der Schule ist, daß die Kinder durch die Hyperaktivität sehr viel mehr auffallen und Unwillen erregen als durch ihre Aufmerksamkeitsstörung. Deswegen sind Kindheit und Jugend der Hyperaktiven gezeichnet von einer unaufhörlichen Kette an Ermahnungen, Zurecht- und Zurückweisungen; sie stören alles und jeden. Sie werden auch sehr schnell als unbelehrbar und verhaltensgestört eingestuft und entwickeln im weiteren Verlauf nicht selten tatsächlich eine dissoziale Verhaltensstörung oder eine Depression, weil niemand die ewige Spirale aus Mühegeben, Mißerfolg, Frustration und Wut ohne Folgeschäden hinter sich bringen kann. Man sieht nur den Störenfried und unterstellt ihm Absicht. Damit wird er sehr schnell zum Außenseiter, mit dem keiner spielen will und der nicht eingeladen wird, weil er zu anstrengend ist oder zu viel „Mist macht". Deswegen ist die Entwicklung eines oppositionellen Trotzverhaltens oder einer dissozialen Störung bei diesen Kindern in aller Regel nur eine Frage der Zeit, sofern sie nicht früh diagnostiziert und behandelt werden.

Ein weiteres großes Problem ist, daß die Lehrer meist heilfroh sind, wenn der Störenfried den Unterricht schwänzt und deswegen die Eltern erst sehr spät oder gar nicht benachrichtigen. Schuleschwänzen ist aber **das** Zeichen schlechthin für eine sehr schwierige weitere Entwicklung. Weglaufen von zu Hause liegt dann nicht mehr fern. Und das Leben auf der Straße oder in besetzten Häusern führt fast immer zu Alkohol- und Drogenmißbrauch, aber auch zu (Klein-) Kriminalität.

Die Mutter der 14jährigen Sarah berichtet:

Unser Tochter war ein richtiges Schreikind. Nur wenn sie bei uns im Bett lag, konnte man sie einigermaßen beruhigen, sonst hat sie nur geschrien. Manchmal schlief sie nur $^1/_2$ oder 1 Stunde am Stück. Ich war total fertig. Ansonsten war sie ein Papakind. Sie tobte schrecklich gern mit dem Papa, dann war sie ausgesprochen glücklich. Aber sie war wild, hat alles, was andere aufgebaut haben, kaputt gemacht. Aber sie hat niemanden gehauen oder angegriffen. Trotzdem wurde sie im Kindergarten schon früh der Sündenbock. Sie zappelte rum, konnte im Stuhlkreis nicht sitzen bleiben, hat nichts zu Ende gebracht.

Sobald sie laufen konnte, haben wir einfach alles mit ihr erlebt. Einmal, da war sie 2 Jahre alt, hat sie eine Frau in den Hintern gebissen, die vor uns in der Warteschlange im Supermarkt stand. Das ist unsere Tochter. Sie wollte auch immer alles haben, was es ringsum gab.

Außerdem lebte sie nach dem Prinzip: Erst handeln, dann denken. Sie machte alles, ohne auch nur eine Sekunde zu überlegen, welche Folgen das haben könnte. Und sie war sehr schnell, auch mit ihrem Mundwerk. Das fanden die Lehrer dann später gar nicht gut. Sie war auch wirklich nur schwer zu ertragen, sogar für uns. Und aus ihrem ersten Basketball-Verein ist sie rausgeflogen, weil sie sich absolut nicht beherrschen konnte.

Wegen dieser ganzen Schwierigkeiten haben wir dann eine Familientherapie gemacht, weil es hier drunter und drüber ging. Schließlich sind alle drei Kinder betroffen und ich auch. Der Psychologe hat mir dann gesagt, ich soll einen Arzt suchen, der Ritalin verschreibt, aber unser Kinderarzt hat sich geweigert. Er hielt davon nichts. Wir sind von Pontius zu Pilatus gelaufen, keiner hat uns eine Diagnose gestellt. Und ich wußte doch, daß das mit Sarah nicht normal war, wie die immer völlig ausrastete.

Und ihr ging es doch auch schlecht. Sie war so schlecht in der Schule, sie war der totale Außenseiter, sie kam völlig fertig weit vor Schulende nach Hause und heulte, weil es immer wieder Streß gab, weil sie den Mund nicht halten konnte. Sie hatte ja schon einen Gameboy unter dem Tisch. Die hat überhaupt nicht mehr mitgemacht. Die Lehrer beschwerten sich. Das war sehr schwer für sie.

Sie hatte auch wechselnde Freunde und dann war sie eine Zeit lang natürlich auch mal viel allein. Und in der 4. Klasse war sie ganz außen vor. Da hat nur noch ein Mädchen mit ihr gespielt, das selbst ein Außenseiter war. Das war die einzige, die sie noch angenommen hat.

Sicht einer Klassenkameradin

Früher konnte man mit ihr einfach nicht reden. Sie ist bei jeder Kleinigkeit ausgerastet und hat rumgeschrien. Sie hat auch die Lehrer total angeschrien. Das war nicht normal. Wir dachten alle, die ist nicht normal. Und sie war in allen Fächern schlecht außer in Sport. Und dann ging uns auf die Nerven, daß sie immer so viel Mist gebaut hat in der Klasse. Kein Mensch konnte sich konzentrieren, weil sie ständig dazwischen gequatscht hat oder mit ihrem Stift auf dem Tisch rumgetrommelt hat oder gekippelt hat und mit dem Stuhl umgefallen ist. Oder sie hat die ganze Stunde lang Papier zerrissen. Dieses Geräusch geht einem ziemlich schnell auf den Wecker.

Sie ist auch oft rausgeflogen aus dem Unterricht. Oder sie ist einfach abgehauen, wenn sie Streß mit den Lehrern hatte. Es war ziemlich krass. Nach einer Weile hatten wir dann einfach keinen Bock mehr auf sie. Wir wußten ja nichts von Hyperaktivität und so. Und jetzt ist sie ja auch ganz anders. Aber früher hat sie einfach nur genervt.

Sicht einer Lehrerin

Sie hat mich zwar oft zur Weißglut gebracht, aber sie hat mir auch sehr leid getan. Irgendwie wußte ich, daß sie das alles nicht mit Absicht tut und daß sie unter ihrem Verhalten selbst leidet. Dann habe ich mit den Eltern gesprochen. Die Mutter berichtete von den Schwierigkeiten, die sie auch zu Hause bereitet.

Deswegen war auch schon mit einer Familientherapie begonnen worden. Der Schulpsychologe war auch ratlos und konnte mir im Umgang mit Sarah nicht weiterhelfen. Dann organisierte unser Direktor eine Fortbildung zum Thema ADHS. Bei allen Charakteristika dieser Störung fiel mit immer wieder Sarah ein. Das war fast schon unheimlich, wie viele der vorgetragenen Symptome auf sie zutrafen. Ich habe gleich am nächsten Tag die Mutter angerufen und um ein Gespräch gebeten. Sie fragte sofort, wo sie Sarah testen lassen könne. Der Untersuchungen ergaben, daß Sarah an einem ausgeprägten ADHS leidet und medikamentös behandelt werden muß.

Seit Behandlungsbeginn hat sich die Situation ganz gewaltig entspannt. Sie arbeitet mit und schreibt gute Noten. Sie stört viel seltener den Unterricht und rastet nicht mehr aus. Und sie selbst wirkt wie befreit und viel glücklicher. Das ist schon schön zu beobachten. Es ist nur schade, daß sie nicht früher behandelt wurde. Sie hat sehr schwere Zeiten hinter sich. Ich hoffe sehr, daß sie die irgendwann vergessen kann.

Sarah selbst berichtet:

In der Grundschule war ich der totale Außenseiter. Ich hatte zwar schon einen oder zwei Freunde, aber die meisten haben nur mit mir gespielt, wenn die anderen keine Zeit hatten. In der 5. Klasse hatte ich gar keine Freundin außer denen vom Basketball. Damals war ich sehr aggressiv, das war ziemlich schlimm. Da bin ich sehr oft ausgerastet, und in der 6. und 7. bin ich oft einfach mitten im Unterricht nach Hause gelaufen. Da hatte ich auch Probleme mit den anderen. Ich habe die auch ziemlich angeschrien und dann bin ich nach Hause gelaufen. Aber ich habe nie zugeschlagen. Das hasse ich.

Schularbeiten hatte ich damals nie auf. Ich hatte einfach vergessen, daß wir was aufhatten. Und in der Schule habe ich mit dem Radiergummi rumgespielt und war sonstwo mit meinen Gedanken. Und ich bin immer müde gewesen, weil ich abends nicht einschlafen konnte. Ich schlafe immer schlecht. Gegen 12 Uhr kann ich erst einschlafen. Es gab eine Zeit, da bin ich aufgewacht, zur Schule gegangen und habe da weiter geschlafen.

Früher hatte ich auch immer einen Einzelplatz direkt vor dem Lehrer, das war schrecklich. Aber ich mußte da sitzen, weil ich die anderen genervt habe. Dann habe ich eben den Lehrer genervt. Später wurde ein anderer Nervkandidat neben mich gesetzt. Da haben wir dann gar nichts mehr mitgekriegt. Wir haben nur gequatscht.

Streß gab es zu Hause, weil ich so unterschiedlich Appetit habe. Manchmal kann ich den ganzen Tag nur essen und manchmal mag ich gar nichts. Das war schon immer so. Und das fand meine Mutter nicht so prall. Und dann natürlich Streß wegen der schlechten Noten. Und weil ich zu Hause auch oft ausgerastet bin. Meine Schwester und mein Bruder haben ja auch ADHS. Die kriegten genauso Wutanfälle wie ich, und dann war bei uns ganz schön was los.

Ich hatte auch immer Schiß, daß ich mal beim Lolly-Klauen erwischt werde. Das hätte auch Ärger gegeben zu Hause. Wir klauen nur Lollys, wenn die Warteschlange zu lang ist und wir keinen Bock haben zu warten. Dann schnappen wir uns die Lollys und gehen weg. Ich bin noch nie erwischt worden. Aber wir machen das auch wirklich nicht mehr oft.

Meine Freundin, die ist ein bißchen heftiger, die hatte schon ein paar Anzeigen auf dem Hals, und die hat in den Sommerferien mal ein Handy in einer Kneipe geklaut. Da war sie besoffen. Ich habe auch schon Alkohol probiert, aber das gibt mir nichts. Aber sie trinkt ziemlich viel und wußte am nächsten Tag auch gar nicht, wo sie das Handy her hatte. Und sie wurde erwischt, als ich dabei war. Das gab ziemlichen Ärger.

Geraucht habe ich ein oder zwei Jahre, das war schon regelmäßig. Da war ich zwölf. Meine Mutter hat das dann rausgekriegt, und da wollte ich es mir abgewöhnen, auch wegen dem Sport. Das ging aber erst, als ich mit den Tabletten anfing.

Jetzt geht's mir viel besser. Ich habe jetzt weniger Streß mit allen und auch Freundinnen; wir machen ziemlich viel zusammen, vor allem Sport.

Nebenwirkungen habe ich nicht. Ich merke nur, daß ich Ritalin nehme, weil es in der Schule keinen Streß mehr gibt und mir das Lernen leichter fällt. Und an den Noten. Klar!

Eine kleine Studie von Judith Rapoport untermauert Sarahs Bericht. Sie untersuchte die Wirkung von Ritalin bei 14 Kindern mit ADHS und einer gesunden Vergleichsgruppe. Während die Kinder mit ADHS nach der Einnahme ausgeglichener und konzentrierter wurden, gaben die gesunden an, sie fühlten sich durch das Medikament „crazy", also verrückt. Das liegt daran, daß bei ADHS-Betroffenen durch das Medikament ein Mangelzustand behoben, bei Gesunden hingegen eine Überstimulation herbeigeführt wird. Deswegen werden ADHS-Kinder auch nach Ritalin nicht süchtig.

Typische weitere Auffälligkeiten bei Kindern mit AD(H)S

Entwicklungsverzögerung
Neben dem Beginn der typischen Symptome im frühen Kindesalter und der Stabilität der Auffälligkeiten ist das wichtigste zusätzliche Kriterium für die Diagnose AD(H)S eine seelische Entwicklungsverzögerung von zwei Jahren oder sogar mehr. Diese Reifeverzögerung betrifft nicht nur Geist und Seele, sondern zeigt sich auch in einem verzögerten Knochenwachstum. Die Kinder wenden sich vorzugsweise jüngeren Spielkameraden zu, sind für ihr Alter auffallend verspielt und wirken unreif.

Motorische Störungen
Das Ausmalen, Zeichnen und Schreiben fällt den Kindern häufig sehr schwer. Die Schrift ist unleserlich infolge ihrer Unaufmerksamkeit, die zu häufigem Durchstreichen und Überschreiben führt. Deshalb bekommen sie von den Lehrern zu hören, sie hätten eine Sauklaue und sollten Schönschrift üben. Bei diesen Kindern verbessert sich die Schrift unter Ritalin fast schlagartig. Manche Kinder leiden aber unter einer zusätzlichen motorischen Störung. Diese Kinder haben kein Gefühl für den Stift, sie pressen ihn so fest auf, daß Löcher im Papier entstehen. Füller sind ein regelrechtes Folterwerkzeug für diese Kinder. Die Feder knickt um, es gibt Tintenkleckse, das Papier reißt ein. Bei einer motorischen Störung führt Ritalin allein nicht zu einer Verbesserung der Schrift. Hier ist Ergotherapie sinnvoll.

Schlagartiges geistiges Ermüden
Typisch ist auch ein schlagartiges Nachlassen der Aufmerksamkeit bei langwierigen oder für die Kinder uninteressanten Aufgaben, während sie bei spannenden Themen oder Tätigkeiten genauso schlagartig hochaufmerksam werden können.

Wutanfälle
Wutanfälle mit Zerstörungswut finden sich mit entnervender Regelmäßigkeit auch bei winzigsten Anlässen. Die Kinder sind dann völlig blockiert, nicht ansprechbar und außer Kontrolle. Danach fühlen sie sich sehr schuldig und sind über sich selbst entsetzt.

Beschwichtigungsversuche verschärfen die Situation eher als daß sie zu einer Beruhigung führen. In dieser Situation hilft nur eine Auszeit, in der die Erregung

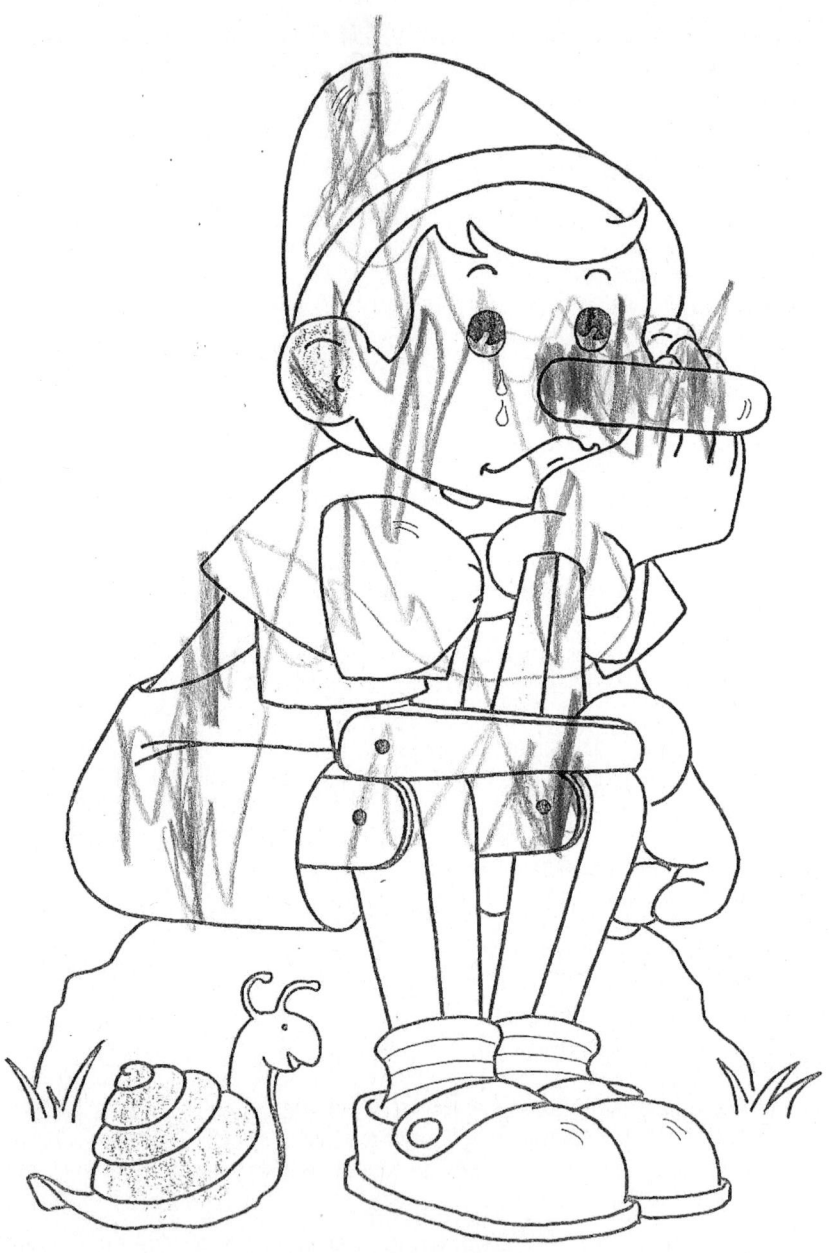

Abb. 3: Ausmalbild eines 5jährigen ohne Ritalin

sich langsam vermindern kann. Danach sollte der Wutanfall nicht mehr thematisiert werden. Verbales Aufarbeiten solcher „Ausraster" führt bei diesen Kindern und Jugendlichen nur zu einem erneuten Wutanfall.

Verzögerte Wiedergabefähigkeit

Viele Kinder klagen darüber, daß sie sich unmittelbar nach einem Ereignis oder etwas neu Erlerntem nicht richtig daran erinnern können. Sie brauchen mehr Zeit, bis die Informationen „eingesickert" sind.

Hausaufgaben

Die meisten Kinder mit AD(H)S wissen nicht, ob sie Hausaufgaben zu erledigen haben. Sie haben es einfach vergessen. Sie haben auch vergessen, sie aufzuschreiben. Falls sie sie doch aufgeschrieben haben, dann wissen sie nicht mehr wo. Das ist keine Absicht, sondern Folge des Aufmerksamkeitsdefizits.

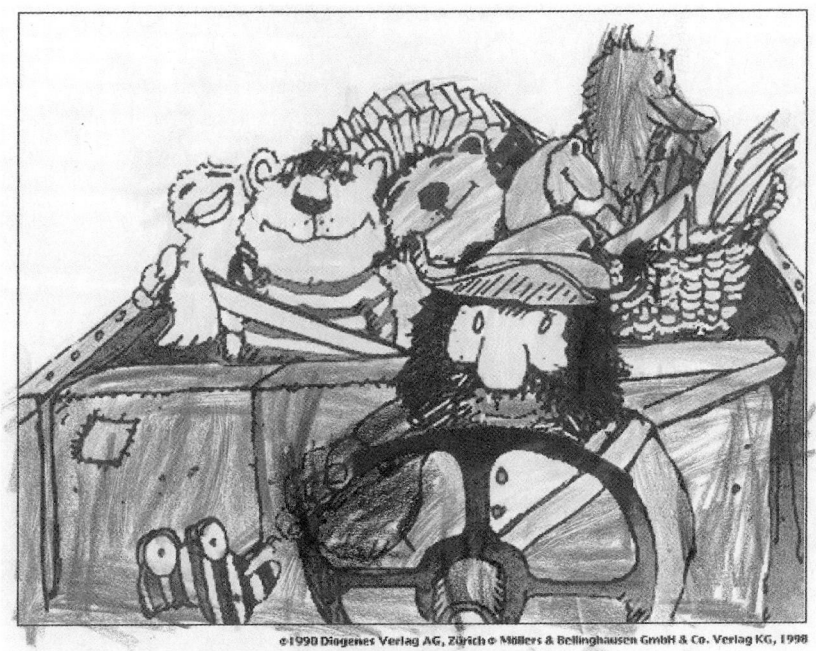

Abb. 4: Ausmalbild des gleichen Kindes mit Ritalin

Ein weiteres Problem bei den Hausaufgaben besteht darin, daß ADHS-Kinder sich nicht mehr an den Lösungsweg erinnern können, den sie im Unterricht gelernt haben. Sie sitzen praktisch vor neuem Stoff.

Fernseher, Computer, Internet und Gameboy

Die Kinder sind typischerweise fernseh- und internetsüchtig. Die ständig wechselnden Reize aller elektronischen Medien kommen ihrer kurzen Aufmerksamkeitsspanne entgegen.

Außerdem enthalten Rückmeldungen vom Computer, z.B. beim Arbeiten mit einem Lernprogramm, keine Wertung der Person und werden somit nicht als kränkend erlebt.

Entscheidungsschwierigkeiten

Entscheidungen scheinen ein schier unlösbares Problem darzustellen, sofern sie nicht impulsiv und unüberlegt getroffen werden.

Probleme mit Übergängen

Übergangssituationen werden nur mit größten Schwierigkeiten bewältigt. Die Kinder brauchen Pausen zwischen verschiedenen Situationen und eine kleine Vorbereitung auf das Bevorstehende.

Versagen bei fremdgemachter Hektik

Auf Druck oder Hektik reagieren die Kinder entweder mit Bockigkeit oder sie sind völlig blockiert. Daraus resultiert auch das berühmte „Brett vor dem Kopf", z.B. bei Klassenarbeiten.

Gestörte Leistungseinschätzung

Die meisten Kinder können ihre eigenen Leistungen nicht richtig einschätzen. Nach Klassenarbeiten haben sie zum Beispiel oft den Eindruck, daß es diesmal gut gelaufen sei und sind dann von ihrem schlechten Ergebnis furchtbar enttäuscht.

Gefühlsabstürze

Die Kinder können meist nur schwer über ihre Gefühle berichten, obwohl sie nicht selten mehrmals täglich eine regelrechte Berg- und Talfahrt ihrer Emotionen durchleben.

Sie sind total begeistert oder völlig desinteressiert, überglücklich oder tottraurig, manchmal innerhalb weniger Minuten. Immer sind es extreme Gefühlslagen.

Das ist für die Kinder sehr belastend, weil sie merken, daß sie heftiger reagieren als ihre Altersgenossen. Die Umwelt steht ihren Reaktionen oft verständnislos gegenüber und bringt das auch zum Ausdruck. Deswegen werden die Kinder durch ihre Gefühlsausbrüche einmal mehr zum Außenseiter.

Besonders schwierig sind die Gefühlsabstürze nach einem Mißerfolg. Die Kinder sind dann felsenfest davon überzeugt, sie seien dumm und verlieren jede Motivation. Hier ist seelische Aufbauarbeit von überragender Bedeutung.

Gerechtigkeitssinn

Auch ihr ungewöhnlicher Gerechtigkeitssinn bringt sie immer wieder in Schwierigkeiten, insbesondere, weil sie nicht gerade diplomatisch vorgehen. Dann hält man sie für disziplin- und respektlos und bestraft sie. Andererseits ist das, was sie als „gerecht" empfinden, aufgrund der unterschiedlichen Wahrnehmung oft nicht nachvollziehbar.

Verschieberitis

Sehr typisch ist auch das, was von der Ärztin und Autorin Lynn Weiss als „Verschieberitis" bezeichnet wird. Alle unangenehmen, langweiligen oder langwierigen Aufgaben werden immer wieder nach hinten verschoben, um dann – wenn überhaupt – auf den letzten Drücker in Panik erledigt zu werden. Das machen natürlich auch Menschen ohne ADHS, aber nicht in diesem Ausmaß und mit dieser Regelmäßigkeit.

Schwierigkeiten mit Regeln

Die Kinder haben große Schwierigkeiten, Regeln einzuhalten. Regeln lassen keinen Raum für eigene Ideen und die Impulsivität – und deswegen werden sie als langweilig und einengend empfunden. Das ist ein Grund dafür, daß Straßenszenen für ADHS-Jugendliche große Anziehungskraft haben. Die Straßenpunks beispielsweise leben ohne alle Regeln oder sogar bewußt gegen sie.

Aggressionen

Die betroffenen Kinder und Jugendlichen entwickeln schnell das Gefühl, immer und an allem Schuld zu sein und reagieren dann nur noch aggressiv. Unter anderem deswegen ist die Gefahr der Entwicklung eines oppositionellen Trotzverhaltens oder einer dissozialen Verhaltensstörung bei ADHS-Kindern so stark erhöht.

Unordnung

Sie können keine Ordnung halten. Es ist ihnen unmöglich, ohne klare Anweisungen ihr Zimmer oder ihre Schulmappe aufzuräumen, weil ihnen die Übersicht fehlt.

Hyperfokussieren

Gelingt es, ihre Aufmerksamkeit zu fesseln, dann sind die Kinder hellwach, hochmotiviert und sogar in der Lage, zu hyperfokussieren, d.h. sie können sich über lange Zeit intensiv und hochkonzentriert mit einer einzigen Sache beschäftigen. In dieser Situation können sie die Möglichkeiten ihrer Intelligenz und Kreativität ganz ausschöpfen.

Personenbezogenheit

Kinder mit ADHS sind extrem personenbezogen. Deswegen ist der Kontakt zum Lehrer von entscheidender Bedeutung. Für die Lieblingslehrerin sind sie motiviert, also auch gründlich und fleißig und fertigen sogar freiwillig Extraaufgaben an.

Bei einem ungeliebten oder gar verhaßten Lehrer werden nicht einmal die Mindestanforderungen erfüllt. Sie können für diesen Lehrer tatsächlich nicht lernen, weil sie sich für ihn nicht selbst motivieren können.

Hilfsbereitschaft

Sehr häufig findet sich eine ausgeprägte spontane Hilfsbereitschaft in einer von den Kindern als Notlage anerkannten Situation. Dann packen sie selbstlos und hingegeben mit an und unterstützen den Hilfsbedürftigen mit überraschendem Einfühlungsvermögen.

Hypersensibilität

Sie spüren untrüglich, ob jemand sie mag oder nicht und ob es jemandem gut geht oder schlecht. Die Hypersensibilität zeichnet sie positiv aus, läßt sie aber auch bei Zurechtweisungen erheblich mehr leiden als andere Kinder.

Sie merken auch untrüglich, ob ihnen jemand gewachsen ist oder nicht. Das gilt keineswegs nur für Spielkameraden, sondern auch für Eltern und Lehrer.

Kreativität und Großzügigkeit

Sie sind häufig sehr kreativ und haben Ideen für jede Situation.

Sie sind oft großzügig, sowohl emotional als auch materiell.

Ist man einmal zu weit gegangen mit den Zurechtweisungen und entschuldigt sich ernsthaft bei dem Kind, dann ist ein echter Neubeginn möglich.

Die Kinder verschenken auch impulsiv Spielzeug oder Süßigkeiten, wenn sie darum gebeten werden oder den sehnsüchtigen Blick eines anderen Kindes mitbekommen.

Zähigkeit

Kinder mit ADHS sind außerdem regelrechte Stehaufmännchen. Sie sind zäh und hart im Nehmen. Tatsächlich haben diese Kinder oft eine erhöhte Schmerzschwelle und stecken Kratzer ohne zu zucken weg.

Das gilt besonders für die zahlreichen Beulen und Schrammen, die sich zuziehen, aber auch für Mißerfolge, sofern man sie tröstet und ihnen Mut macht.

Will allerdings jemand ihnen etwas „antun", will zum Beispiel der Arzt eine Spritze geben, dann braucht man das gesamte Praxispersonal, um ein solches Kind festzuhalten.

Welche Störungen kommen oft hinzu?

Bettnässen

Nicht selten sind die Kinder bis in die beginnende Pubertät hinein Bettnässer. Das liegt daran, daß Kinder mit ADHS sehr tief schlafen und nicht einmal von dem Reiz ihrer vollen Blase aufwachen. Das verlängerte Bettnässen und ADHS sind also sehr eng miteinander vergesellschaftet.

Depressionen

Die häufigste zusätzliche Störung ist eine mehr oder weniger ausgeprägte Depression, die zusätzlich zum ADHS primär bestehen kann oder sich aufgrund den häufigen Fehlschläge und Konflikte sekundär entwickelt. Diese Depression muß sehr ernst genommen werden.

Mit Sicherheit sind viele Kinder mit ADHS unter jenen, die sich mit ihrem schlechten Zeugnis nicht nach Hause trauen, den Schülernotdienst anrufen, weglaufen oder sogar einen Selbstmordversuch unternehmen. Dabei kann es sich um eine Impulstat handeln, aber auch um einen geplanten Akt der Verzweiflung, z.B. für den Fall, nicht versetzt zu werden.

Nach Angaben des Deutschen Kinderschutzbundes unternehmen jährlich ca. 13.000 Kinder und Jugendliche einen Selbstmordversuch, insbesondere vor den Abschlußzeugnissen, von denen 1.100 tödlich ausgehen (Uwe Britten 1997). In Bayern ergab eine jüngere Untersuchung, daß die höchste Selbstmordrate in der Gruppe der 15- bis 24jährigen männlichen Jugendlichen zu finden war. (www.suizidprophylaxe.de/epidemiologie_von_suiziden.htm)

Weglaufen von zu Hause

Nicht selten steht das erste unerlaubte und nicht angekündigte Wegbleiben über Nacht in direktem Zusammenhang mit den Zeugnissen. Einige Kinder kommen nach ein oder zwei Nächten von allein wieder zurück, viele verschwinden zwischen 11 und 13 Jahren für längere Zeiträume oder ganz. Suchaktionen sind nicht immer erfolgreich.

Beliebte Ziele sind die Straßenszenen, die nicht nur Unterschlupf bieten, sondern auch ein Leben ohne Regeln und Hausaufgaben ermöglichen. Dieses Leben wird dann als „Freiheit" angesehen, ohne die ADHS-Kinder nicht auszukommen scheinen. Für jemanden, der für längere Zeit ausgerissen war, gibt es so gut wie kein Zurück. Diese Kinder und Jugendlichen landen, wenn sie Glück haben, in betreuten Wohnprojekten der Jugendhilfe, wenn sie Pech haben, an der Nadel.

Angststörungen

Nahezu genauso häufig entwickelt sich eine Angststörung, die ebenfalls zu erheblichen Einschränkungen der Belastbarkeit führen kann. Eine Angststörung ist bei jüngeren Kindern, etwa bis zur 3. Klasse, häufiger die Ursache für Schuleschwänzen als Trotz oder Leistungsverweigerung.

Die Behandlung der Angststörung kann aber erst greifen, wenn die Ursache für das Versagen und die Angst beseitigt ist. Und das ist nur durch die Behandlung der primären Störung möglich, nämlich des ADHS.

Lese-Rechtschreib- und/oder Rechenschwäche

Sehr häufig ist ein ADHS mit einer Lese-Rechtschreibschwäche oder einer Rechenschwäche verbunden. Neuere Forschungen haben ergeben, daß diesen sog. Teilleistungsstörungen ein Diskonnektionssyndrom zugrunde liegt, also eine Verbindungsstörung der Nervenfasern im Gehirn.

Ungewollte Schwangerschaften und sexuell übertragbare Krankheiten

Aufgrund der ausgeprägten Impulsivität kommt es bei Mädchen mit ADHS oft schon sehr früh zu einer ungewollten Schwangerschaft.

Bei beiden Geschlechtern führt der frühe und in aller Regel ungeschützte Geschlechtsverkehr mit häufig wechselnden Partnern bereits im Kindesalter zu sexuell übertragbaren Erkrankungen. Dazu gehören nicht nur Tripper, Syphilis und HIV, sondern auch Chlamydieninfektionen und infektiöse Leberentzündungen.

Suchterkrankungen

Insbesondere die sehr hyperaktiven Kinder fangen schon früh an zu rauchen. Auch der Alkoholkonsum beginnt oft schon im Alter von 10 oder 11 Jahren. Da Drogen heute auf den meisten Schulhöfen zu haben sind, machen die ADHS-Kinder in diesem Alter auch erste Erfahrungen mit Haschisch. Dieses Verhalten entspricht nicht einem verwerflichen Charakter, sondern dem Versuch einer ungeeigneten Selbstbehandlung.

Entgeht den Eltern diese Entwicklung, dann kommt das Kind ab dieser Zeit zunehmend mit einer Clique in Kontakt, die nicht nur selbst konsumiert, sondern auch mit Drogen handelt. Von dort bis zum ersten aktiven Einsatz in der Drogenszene ist es meist nicht weit. Den Kurier für jemanden zu spielen, der einen dafür kostenlos mit Stoff versorgt, scheint nur ein geringfügiges Vergehen zu sein und ist spannend. Die Folgen ihres Handelns sehen die Kinder in keiner Weise voraus.

Das Kick-Suchen

Kinder und Jugendliche mit ADHS leiden mit beginnender Pubertät zunehmend unter tödlicher Langeweile, die sich in einer ausgeprägten „Null-Bock"-Mentalität niederschlägt. Aus dem Zappelphilipp wird, wie Dr. Johanna Krause es sagte, eine „Schlaftablette". Um dieses Gefühl zu bannen, ist Kindern und Jugendlichen mit AD(H)S alles recht. Bei sozial gut integrierten Betroffenen aus einigermaßen wohlhabenden Verhältnissen führt das Kick-Suchen zu Risikosportarten wie Freeclimbing, Paragliding oder zu halsbrecherischen Schußfahrten auf Skiern oder dem Fahrrad.

Ein ADHS-Kind, dem diese Möglichkeiten nicht offen stehen, verlegt sich auf U-Bahn-Surfen oder Carcatching. Der Hinweis darauf, daß sie dabei sterben könnten, macht diese Risikohandlungen nur noch reizvoller.

Kinder und Jugendliche mit ADHS, die schon alle gesellschaftlichen Normen hinter sich gelassen haben, klauen stattdessen Autos zum Wettrasen über die Autobahn oder für ihre Crash-Fahrten, bei denen die Fahrzeuge bewußt zerstört werden.

Wächst sich das ADHS aus?

Das ADHS ist leider keine Kinderkrankheit. Es besteht in teilweise rückgebildeter oder veränderter Form auch im Jugendlichen- und Erwachsenenalter fort. Lediglich bei 30% der Betroffenen bildet sich die Störung mit zunehmenden Alter ganz zurück.

Auswirkung der Störung auf das Selbstbild, das Selbstvertrauen und die Zukunftsplanung

Wer jahrelang ernsthaft versucht, in der Schule Erfolg zu haben und dennoch mit den Leistungen immer weiter absackt, gibt irgendwann auf, weil er sich selbst für dumm hält.

Wer jeden Tag auf's Neue von seinem sozialen Umfeld hört, er solle sich endlich zusammennehmen, nicht immer alles auf die lange Bank schieben, nicht ständig rumzappeln, sich zumindest einmal ordentlich hinsetzen und nicht dauernd dazwischenreden, der empfindet sich irgendwann auch selbst als unerträglich und nicht liebenswert.

Wer darüber hinaus schon bei Nichtigkeiten Wutanfälle bekommt, impulsiv Kleinigkeiten „mitgehen" läßt, nicht warten kann, bis er an der Reihe ist und deswegen immer wieder Zurechtweisungen oder „ein paar hinter die Ohren" erntet, empfindet sich irgendwann selbst als unkontrollierbar. Diese Kinder leben in Dauerfrustration, sehen keinen Ausweg mehr und werden depressiv und wütend zugleich.

Ihr Selbstbild entspricht dem eines minderbegabten, unbelehrbaren Störenfrieds, den niemand haben will, weil er jedem auf die Nerven geht. Es kommt zum Rückzug aus dem familiären Umfeld, weil es weder mit Mühe noch mit Mogeln gelingt, die Erwartungen zu erfüllen. Für die Eltern und Lehrer wirken diese Kinder gegen erzieherische Maßnahmen abgestumpft oder immun, so daß die Maßregelungen ständig schärfer ausfallen. Das führt bei den Kindern nicht nur zu einem negativen Grundgefühl, sondern auch zu Aggression und Bockigkeit.

Sebastian, 17 Jahre alt und erst seit zwei Jahren in Behandlung, schildert diese Situation so: „Oft habe ich meine Eltern richtig gehaßt, weil sie mich nicht verstanden haben, ganz oft. Irgendwann sollten sie mich nur noch in Ruhe lassen. Wenn wieder eine Standpauke wegen Faulheit und Schlampigkeit drohte, bin ich einfach abgehauen. Dann bin ich auf den Tennisplatz gerannt, habe das Netz aufgeschnitten, Löcher in den Rasen gemacht, Radlager kaputt getreten, Spiegel von Autos abgerissen, ich wußte einfach nicht mehr wohin mit meiner Wut und meinem Frust."

Jemand mit einem solchen Selbstbild hat natürlich auch keinen Funken Selbstvertrauen – und das kann dramatische Folgen haben. Bei Kindern mit einem reinen ADS und vorwiegend depressiver Verstimmung steht dann eine ausgeprägte emotionale Bedürftigkeit im Vordergrund, die aber nicht erfüllt wird. Deswegen kommt es früh zu Nikotin- und Alkoholkonsum, zum einen, um den negativen Gefühlen zu entfliehen, zum anderen aus Gründen der Selbststimulation. Vor allem das Rauchen wird schnell zur Sucht, weil es konzentrationsfördernd wirkt. Deswegen werden Nikotinpflaster bei Erwachsenen bereits versuchsweise therapeutisch eingesetzt. Die erste kontrollierte Studie mit Nikotinpflastern bei Erwachsenen mit ADHS hat die Wirksamkeit dieser Maßnahme belegt.

Die überwiegend impulsiv-hyperaktiven Kinder neigen neben frühem Nikotin- und Alkoholkonsum auch zu drastischeren Maßnahmen, um zu beweisen, daß doch etwas in ihnen steckt. Und das bedeutet kleine Diebstähle, einmal um Spannung zu erleben, zum anderen, um sich zu beweisen, daß sie schlauer sind als die anderen und klauen können, ohne erwischt zu werden. Das bedeutet auch frühen Konsum illegaler Drogen, sowohl aus Experimentierfreude als auch, um die innere Unruhe und Langeweile zu bekämpfen. Das bedeutet Waghalsigkeiten wie riskantes Zündeln oder Feuer legen, Autos oder Automaten knacken und Raufereien, die weit über das übliche Maß hinausgehen. Dabei ist dann auch schon mal ein Messer im Spiel oder eine Gaspistole. Alles, um sich selbst zu beweisen, um sich zu rächen für die ewigen Demütigungen und um ihre Wut raus zu lassen.

Entsprechend verändert sich das soziale Umfeld. Straßenbanden werden attraktiver als brave Mitschüler, von denen sie aufgrund ihres Verhaltens zunehmend abgelehnt werden, die Punkszene ohne alle Regeln attraktiver als das geordnete Zuhause, in dem Vorschriften befolgt werden müssen. Und der Umweg über die Punkszenen führt nicht selten zum ausgiebigen Schuleschwänzen und Weglaufen von zu Hause, wo man ja ohnehin nicht willkommen ist, wo man aneckt, stört und nicht geliebt wird. Die Attraktivität der Straßenszenen – insbesondere für ADHS-Kinder – darf keinesfalls unterschätzt werden.

Wie sieht die Zukunftsplanung aus?

Bei einem so eklatanten Mangel an Selbstvertrauen, schlechten Schulleistungen und der Resignation der Eltern und Lehrer kann von einer angemessenen Zukunftsplanung natürlich keine Rede sein. Aufgrund der psychischen Entwicklungsverzögerung, die bei ADHS im Schnitt etwa zwei Jahre beträgt, aber auch durch das syndromtypisch minimale Zeitfenster leben die Kinder auch in der Pubertät noch ausschließlich im Hier und Jetzt. Die Zukunft interessiert sie gar nicht. Sie sehen alles nur aus ihrer Perspektive und fühlen sich daher auch übermäßig beobachtet und kritisiert.

Das ist problematisch, weil sie selber der Meinung sind, genau zu wissen, was gut für sie ist und daher sehr früh vollständige Selbstbestimmung einfordern. Die Kombination aus psychischer Reifungsverzögerung und dem unbändigen Selbstbestimmungsdrang kann zu geradezu absurd anmutenden Ansprüchen führen.

Sie fordern Autonomie und Betreuung gleichzeitig ein. Für sie ist das kein Widerspruch. Der Gedanke an Eigenverantwortung für ihre Handlungen, selbst wenn sie antisozial oder gar kriminell sind, ist ihnen noch völlig fremd. Cordula Neuhaus verweist in Übereinstimmung mit vielen anderen Fachleuten darauf, daß Selbstkontrolle und Selbstregulation ebenso wie die Fähigkeit, ihre Handlungen mit den Augen anderer zu sehen und zu bewerten, bei ADHS-Betroffenen erst zwischen dem 18. und dem 24. Lebensjahr entwickelt werden.

Diese Kinder begehen oft schon sehr jung, im Alter von 9 oder 10 Jahren, impulsiv ihre ersten strafbaren Handlungen und werden mit 12 vielleicht das erste Mal erwischt. In dem Alter macht man sich auch ohne ADHS noch keine Gedanken über die Zukunft. Hat aber erst eine kriminelle Karriere ihren Anfang genommen, auch wenn sie zunächst noch harmlos aussieht, dann holt die Vergangenheit sie im Alter von 16 oder 17 oft schon ein und bestimmt ihre Zukunft. Die kriminell oder süchtig gewordenen Jugendlichen sehen ihre Perspektiven durchaus realistisch, wenn sie dann sagen: „Einen wie mich nimmt doch sowieso niemand mehr. Warum soll ich dann noch einen Schulabschluß machen?"

Deswegen ist es von allergrößter Bedeutung, ein ADS oder ADHS rechtzeitig zu erkennen und adäquat und lange genug zu behandeln. Hat der Abstieg in das Schuleschwänzen, die Sucht und/oder die Kriminalität erst begonnen, dann ist es sehr schwer, noch wirksam einzugreifen.

Wann kann man wie gegenlenken?

Ein Kind, das zu Hause lernt, aber trotzdem die Klassenarbeiten immer wieder versiebt oder bei einem Lieblingslehrer gute Leistungen erbringt und bei einem ungeliebten Lehrer nicht einmal die Mindestanforderungen erfüllt, sollte spätestens in der 2. Klasse einem Intelligenztest und einem rudimentären Aufmerksamkeitstest unterzogen werden, z.B. dem KHT-Test nach Esser, bei dem das Kind zeitabhängig übereinander projizierte Bilder erkennen (Abb. 1) und beschreiben muß, oder dem bp-Test (Abb. 2). Den bp-Test kann jeder Lehrer, jeder Schulpsychologe, notfalls sogar die Eltern selbst durchführen. Ist die Intelligenz normal bis gut und es finden sich Zeichen einer Aufmerksamkeitsstörung im bp-Test, dann sollte das Kind gründlich auf ADHS untersucht werden. Im Alter von 7 Jahren sind die Wissenslücken noch nicht so groß, daß sie nicht durch Nachschulung wieder aufgefüllt werden könnten. Mit Beginn der Behandlung kann das Kind sich gut konzentrieren und holt das Fehlende rasch nach. Außerdem hat sich in aller Regel zu diesem Zeitpunkt noch keine sekundäre Störung wie ein ausgeprägtes Trotzverhalten oder eine Störung des Sozialverhaltens entwickelt, weil die Menge der Frustrationen sich noch im Rahmen hält. In diesem Alter diagnostizierte und behandelte Kinder haben eine sehr gute Prognose.

Je später die Diagnose gestellt wird – insbesondere bei ausgeprägt hyperaktiven Kindern mit sehr schwacher Impulskontrolle – desto schwieriger wird die weitere Entwicklung und desto problematischer das soziale Umfeld, das die zum Außenseiter gewordenen Kinder sich suchen. Auch sehr bemühte Eltern sind dann nicht mehr in der Lage, ihre Kinder zu beeinflussen.

Zum Beispiel Reinhart

In Reinharts Familie leiden Mutter und Bruder an einem reinen ADS, der Vater und alle Cousinen und Cousins sowie die Tante mütterlicherseits an einem

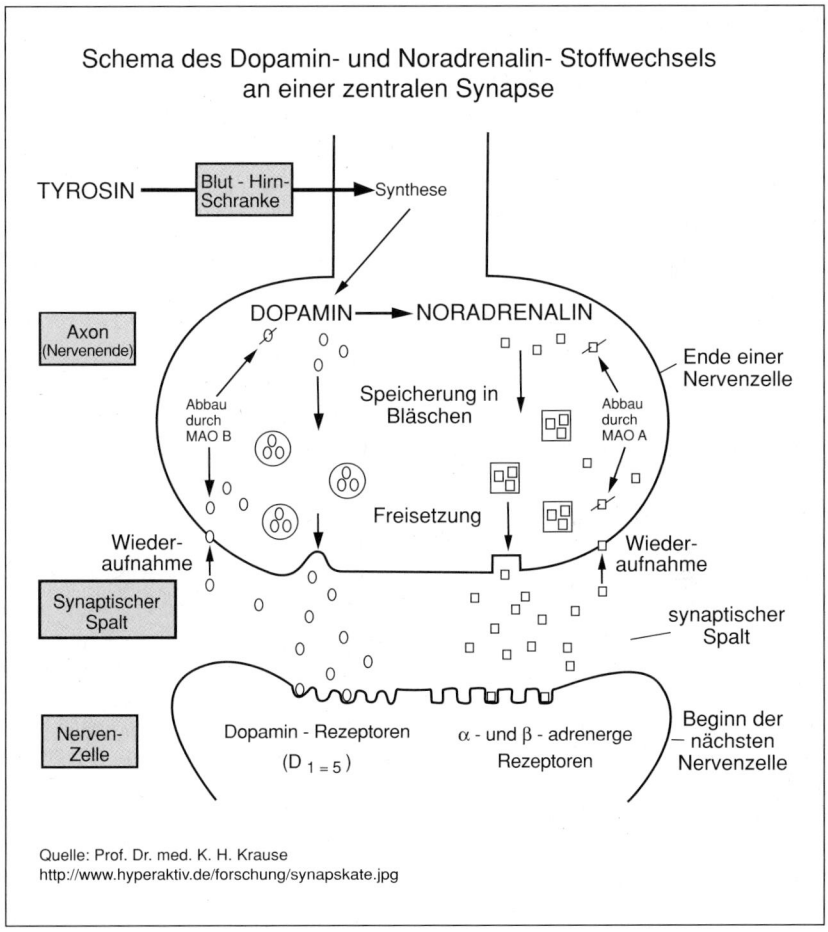

Abb. 2

ADHS. Da die Mutter ihre Probleme seit ihrem 20. Lebensjahr gut in den Griff bekommen und der Vater die für ihn richtige berufliche Nische gefunden hat, handelt es sich um eine stabile und fürsorgliche Familie, in der weder Alkohol noch Aggression eine Rolle spielen und die finanzielle Sorgen nicht kannte – bis Reinhart begann, Schulden zu machen.

Reinhart war vom ersten Tag an ein Schreikind, hatte 3-Monats-Koliken, war immer kränklich, kam als Säugling alle 2 Stunden und schlief auch später sehr wenig. In der Schulzeit war er wegen ausgeprägter Einschlafstörungen immer unausgeschlafen. Bis zum Alter von 5 Jahren war er Bettnässer, weil er sehr tief schlief.

Er war sehr kreativ, hatte 1000 Ideen zum Spielen, mußte aber immer das Kommando haben. An geltende Regeln konnte er sich nicht halten; die bestimmte er selber. Er war schon im Kindergarten ausgesprochen unruhig, manchmal auch aggressiv, hatte sehr häufig heftigste Wutanfälle und ständig irgendwelche Verletzungen.

Ein Nein akzeptierte er nicht; alles mußte ausdiskutiert werden. Er litt unter ausgeprägten Stimmungsschwankungen und konnte, wenn er sich gut fühlte oder seine Angst überspielen wollte, durchaus arrogant wirken. Er war leicht aufbrausend, dann wieder traurig und ängstlich.

Schon als Kind klagte er oft über Kopfschmerzen. Seine schulischen Leistungen schwankten stark. Er war immer sehr personenbezogen. Bei der geliebten Deutschlehrerin hatte er immer eine 1 oder 2, bei dem verhaßten Physiklehrer immer eine 5 oder 6. Er selbst hält sich für „gehirnamputiert", weil er alle Wege vergißt, ständig etwas verliert, „richtig schlimm". Um diese Defekte zu kaschieren, verfängt er sich immer wieder in Ausreden, die dann später zu richtigen Lügengeschichten werden. Da er seine Geschichten aber zwischendurch wieder vergißt, widerspricht er sich selbst ständig. Inzwischen glaubt ihm niemand mehr etwas, ganz gleich, ob das, was er erzählt, wahr ist oder nicht.

Mit seinem Geld kam er nie aus. Sein Taschengeld war immer schon am gleichen Tag ausgegeben, an dem er es bekam.

Als Reinhart 7 Jahre alt war, empfahl der Kinderarzt wegen seiner Verhaltensauffälligkeiten und seiner schlechter werdenden Schulleistungen eine Spieltherapie, für die die Eltern auch sorgten. Im Laufe der nächsten Jahre wurde er immer wieder psychologisch und psychiatrisch begutachtet, aber niemand stellte die Diagnose ADHS. Die Eltern sorgten sich sehr um ihren Sohn, ließen nichts unversucht, fanden aber nirgendwo kompetente Hilfe.

Die ernsthaften Schwierigkeiten begannen nach einer relativ ruhigen Pubertät im Alter von 16 Jahren. Zu diesem Zeitpunkt hatte Reinhart bereits drei Berufsausbildungen abgebrochen und zog zu einem Onkel, bei dem er seine Lehre als Bauschlosser zu Ende machen wollte.

Dort auf dem Land hatte er durch Vermittlung des Onkels eine eigene kleine Wohnung, in der er sehr einsam war. Seine schwache Impulskontrolle und seine Unfähigkeit, mit Geld umzugehen, führten dazu, daß er innerhalb weniger Wochen 10.000,– DM Schulden angesammelt hatte. Er war einfach in einen Laden gegangen und hat sich gegen Rechnung Computer, Telephon, Fax und allerhand elektronisches Spielzeug bestellt. Er mietete sich Autos, die er nicht bezahlen konnte und raste damit in der Gegend herum. Er kaufte sich eine Mofa, die er nie bezahlte, und raste auch damit herum. Die Nächte verbrachte er surfend im Internet.

Seine sozialen Kontakte waren alles andere als bürgerlich. Jedenfalls fiel in diese Zeit sein erster Kontakt mit der Polizei wegen Waffenbesitzes. Er hatte vor ein paar Kindern damit geprahlt.

Als gar nichts mehr ging und er auch bei dem Onkel die Lehre nicht fortsetzen wollte, kehrte er mit insgesamt fast 30.000,– DM Schulden ins Elternhaus zurück. Dort hielt er es aber nicht aus und bezog wieder eine kleine Mietwohnung, in der es nach Worten seiner Mutter aussieht, „als habe eine Bombe eingeschlagen. Ich habe es mir abgewöhnt, etwas dazu zu sagen. Ich nehme mir dann eine Kaffeetasse und denke: Guck nicht hin. Er kann einfach keine Ordnung halten."

Die Wohnung wurde ihm wegen Mietrückstands fristlos gekündigt. Erst als die Tante bei der Verwalterfirma alles nachgezahlt hatte, durfte er sie behalten.

Inzwischen hat die Polizei mehrere Hausdurchsuchungen bei ihm vorgenommen, weil er immer wieder mit Waffen und Gewalttaten in Zusammenhang gebracht wurde.

Jetzt will er sich selbständig machen – „irgendwas mit Computern" – hat auch gute Ideen, schafft es aber nicht, sie umzusetzen, weil er die Nächte vor dem Computer verbringt und tagsüber schläft. Seine „Freunde" gehören wie er einer der Banden an, die das Stadtviertel unter sich aufgeteilt haben. Dort hat er auch seine letzte Freundin kennen gelernt, die als Prostituierte arbeitet. Sie sind im Streit auseinander gegangen. Als sie ihn verließ, drohte sie damit, ihn wegen Körperverletzung und Vergewaltigung anzuzeigen. Dieses Verfahren steht ihm jetzt bevor.

Inzwischen wurde seine Mutter durch eine Lehrerin darauf hingewiesen, der kleine Bruder könne an einem ADS leiden. Sie ließ ihn testen, und der Verdacht bestätigte sich. Die Mutter befaßte sich daraufhin sehr intensiv mit dem Störungsbild und kam zu dem Schluß, daß auch Reinhart davon betroffen sein könnte. Händeringend suchte sie nach einem der wenigen Neurologen, die auch Erwachsene mit ADHS behandeln, und ließ ihn testen. Die Diagnose: Reinhart leidet an einem schweren ADHS mit ausgeprägter Impulskontrollschwäche.

Er wird jetzt medikamentös behandelt, unterzieht sich einem Verhaltenstraining und nimmt freiwillig an einem Antiaggressionstraining teil.

Aber er ist noch immer in einer verzweifelten Situation. Ein Prozess wegen Körperverletzung und Vergewaltigung steht ihm bevor, er hat inzwischen fast 50.000,– DM Schulden, aber keine Ausbildung und keine Einnahmequellen. Seine Eltern verhandeln zur Zeit mit dem Onkel, ob Reinhart bei ihm seine Lehre beenden kann. Der Onkel zeigt bislang aber keinerlei Neigung, seinen Neffen wieder aufzunehmen, weil er nicht glauben kann, daß es diesmal anders verlaufen wird als beim ersten Mal. Außerdem hat Reinhart ihn in der Kleinstadt durch seine kriminellen Aktivitäten in Verruf gebracht. Auch das läßt ihn zögern, Reinhart wieder bei sich aufzunehmen. Er hat absolut kein Vertrauen mehr in den jungen Mann. Und wer könnte es ihm verdenken?

Reinhart sieht seine Zukunft als riesiges Problem. Er ist vorbestraft und wird Probleme haben, eine Anstellung zu bekommen, selbst wenn er jemanden findet, bei dem er die Lehre abschließen kann. Deswegen bleibt ihm nur die Selbständigkeit, aber obwohl er technisch sehr begabt ist, fehlt ihm eine solide Ausbildung in Sachen Computer als Grundlage für ein erfolgversprechendes Konzept. Die Schulden drücken ihn, obwohl die Eltern nach besten Kräften helfen, sie abzustottern. Er sieht sich als ewiger Gelegenheitsarbeiter, nur um sich über Wasser zu halten. Auf die Frage, welche Ausbildung er denn gern machen würde, antwortet er: „Warum soll ich darüber nachdenken? Dazu ist es doch viel zu spät." Reinhart ist 21 Jahre alt.

Die Eltern sind entsetzt, daß es so weit kommen mußte, obwohl sie doch seit dem 7. Lebensjahr ihres Sohnes Hilfe gesucht hatten: Beim Kinderarzt, beim Hausarzt, bei Psychiatern und Psychologen, bei den Lehrern, beim Schulpsychologen, später beim Anwalt, als Reinharts kriminelle Vergangenheit ihn das erste Mal einholte. Und niemand kannte dieses Störungsbild. Niemand stellte die Diagnose. Niemand half der Familie.

Sie sehen jetzt bei ihrem jüngeren Sohn die Erfolge der Behandlung. Seine schulischen Leistungen sind ausgezeichnet, seine Wutanfälle gehören der Vergangenheit an, er ist nicht mehr „der Doofe" und hat einen soliden Freundeskreis. „All das hätte Reinhart auch haben können," sagt seine Mutter, „dann wäre diese fürchterliche Situation nicht entstanden."

ADHS-typische Entwicklung im Überblick

Ab Geburt: ausgeprägtes Schreikind, 3-Monatskoliken, sehr geringes Schlafbedürfnis

Ab dem 3. Lebensjahr: sehr kreativ, aber auch dominant im Spiel, akzeptierte keine Regeln, war schon im Kindergarten sehr unruhig, manchmal aggressiv, heftigste Wutanfälle, ständig irgendwelche Verletzungen

Ab dem Schulalter: endlich trocken, häufig Kopfschmerzen, ausgeprägte Stimmungs- und Leistungsschwankungen, neigt zu Endlosdiskussionen, zunehmende Verschlechterung des Selbstbewußtseins, ist sehr vergeßlich, kommt nie mit dem Taschengeld aus, ist sehr unordentlich.

Ab dem 8. Lebensjahr: hält sich für „gehirnamputiert", verstrickt sich in Lügengeschichten, leiht sich Geld, das er nicht zurückzahlen kann, zunehmende Leistungsverschlechterung in der Schule, sozial völlig isoliert

Bis zum 16. Lebensjahr: bereits 3 abgebrochene Berufsausbildungen

Ab dem 17. Lebensjahr: Schnell hohe Schulden durch Kaufrausch, verbringt Nächte surfend im Internet oder rast mit einer unbezahlten Mofa bzw. geliehenen Autos ziellos umher, Kontakt mit der Polizei wegen Waffenbesitzes, Wohnung ist „ein Chaos", hat ständig Mietschulden, mehrere Hausdurchsuchungen wegen Waffen und Gewalttaten

Sekundäre Störungen

Depressionen, Störung des Sozialverhaltens

Entwicklung von überschießendem Trotzverhalten und Störungen des Sozialverhaltens

Zeitlich begrenzte aggressive und antisoziale Verhaltensweisen bei Kindern und Jugendlichen mit ADHS

Kinder, deren ADHS früh erkannt wurde, treffen in ihrem sozialen Umfeld auf mehr Verständnis und entsprechend modifizierte Erziehungsmaßnahmen. Eltern, die über die Besonderheiten der Störung informiert sind und sich nicht mehr schuldig fühlen, passen ihre Reaktionen auf einen Wutanfall der Störung an. Sie werden das Kind dann nicht mehr anschreien, sondern ihm eine Auszeit geben, bis es sich wieder beruhigt hat. Dadurch verbessert sich vor allem das Mutter-Kind-Verhältnis erheblich. Eine nicht informierte Mutter hingegen wird vermutlich der Ansicht sein, sie müsse bei einem Wutanfall durchgreifen und ihrem Kind Manieren beibringen. Dieses Durchgreifen kann alle Formen vom Stubenarrest über Liebensentzug bis zur Tracht Prügel annehmen.

Für das Kind wird es immer eine ungerechte Behandlung sein, denn es kann sein Verhalten einfach nicht steuern. Das ist eines der Kerndefizite bei ADHS. Beständige, als ungerecht empfundene Strafen führen naturgemäß zu Verbitterung auf Seiten des Kindes, zu entsprechenden Trotzreaktionen und dem Beginn einer oppositionellen Verhaltensstörung. Lernt die Mutter jedoch früh die richtigen Reaktionsweisen und den angemessenen Umgang mit ihrem ADHS-Kind, wird sie es nicht mehr unangemessen strafen, sondern ihm – wie C. Neuhaus es formulierte – „sanft autoritär und mit liebevoller Sturheit" helfen, Regeln einzuhalten und schwierige Situationen zu meistern. Damit entfällt auch der Nährboden für überschießendes Trotzverhalten oder eine Entwicklung in Richtung Störung des Sozialverhaltens. Das Kind registriert, daß es verstanden wird, daß man ihm hilft und daß es trotz seiner Schwierigkeiten geliebt und unterstützt wird. Damit ist das Wichtigste für die effektive Vorbeugung einer seelischen und sozialen Fehlentwicklung bereits gegeben.

Ein weiterer Grund, warum antisoziale Verhaltensweisen zeitlich begrenzt auftreten, insbesondere während der Pubertät, ist der große zeitliche Unterschied zwischen der immer früher einsetzenden körperlichen Geschlechtsreife und der Eigenverantwortung nach abgeschlossener Berufsausbildung. Petersen und Scheithauer sprechen in ihrem Buch „Entwicklungspsychopathologie" in diesem Zusammenhang von einer „Reifungslücke, die die Entwicklung zeitlich befristeten dissozialen Verhaltens begünstigt. Die Zeitspanne, in der die Jugendlichen biologisch erwachsen sind, gesellschaftlich aber noch nicht als erwachsen gelten, wird zunehmend länger. Delinquenz kann in diesem Zusammenhang als ein Zugang zu den Privilegien des Erwachsenenalters angesehen werden. Spätestens nach Eintreten ins Erwachsenenalter weist die Mehrzahl nicht länger delinquente Verhaltensmuster auf." Etwa 25% der Männer in der westlichen Welt nehmen einen solchen Verlauf, auch wenn sie nicht an einem ADHS leiden.

Kommt aber die typische Reifeverzögerung von ca. zwei Jahren bei ADHS-Kindern hinzu, ferner die Impulskontrollschwäche, in der Pubertät außerdem das quälende Gefühl der Langeweile und das geringe Selbstwertgefühl, dann bleibt es eben nicht bei einzelnen Straftaten. Insbesondere Kinder mit hoher Impulsivität lernen aus ihren Erfahrungen wenig oder gar nichts. Das bedeutet, daß sie auch keine Konsequenzen für ihr weiteres Handeln daraus ziehen können. Und die Jugendlichen können ihr delinquentes Verhalten auch nicht einfach aufgeben nach Erreichen der Volljährigkeit, weil es in ihrer Störung begründet ist. Aus dieser Gruppe rekrutieren sich die ewigen Rückfalltäter, die Eltern wider Willen, die Kettenraucher, die Alkohol- und Drogenabhängigen, die Kauf- und die Spielsüchtigen.

Betragensstörungen

Aufgrund der häufig schon früh gestörten Mutter-Kind-Beziehung, der vielen Mißerfolge und der Isolation unter Gleichaltrigen entwickeln ca. 50% der ADHS-Betroffenen bereits in früher Kindheit ein oppositionelles Trotzverhalten oder sogar eine Störung des Sozialverhaltens. Zusammenfassend werden diese Störungen auch als Betragensstörungen bezeichnet.

Aggression, oppositionelles Trotzverhalten und hyperkinetische Störungen zählen zu den externalisierenden, also nach außen gerichteten Störungen. Von oppositionellem Trotzverhalten spricht man, wenn das Kind vorwiegend im häuslichen Bereich, im Kindergarten oder der Schule auffällig ist.

Eine dissoziale Störung oder Störung des Sozialverhaltens liegt vor, wenn gesellschaftliche Regeln oder die Rechte anderer Menschen verletzt werden. Man unterteilt die externalisierenden Verhaltensweisen weiter in offene Formen, z.B. massiver Trotz oder Aggression, und in verdeckte, z.B. Lügen, Stehlen, Drogenmißbrauch und kriminelle Handlungen.

Außerdem unterscheidet man zwischen geplanten und impulsiven Handlungen.

Das oppositionelle Trotzverhalten

Von oppositionellem Trotzverhalten spricht man, wenn im Vordergrund fortgesetzter Ungehorsam, Regelübertritte, Trotz und Feindseligkeit gegenüber den

Eltern oder anderen Erziehungsberechtigten stehen, und zwar für mindestens ein halbes Jahr. Außerdem müssen zumindest vier der acht Verhaltensweisen aus der Kriterienliste deutlich häufiger aufgetreten sein als bei einer gleichaltrigen Vergleichsgruppe. Dabei wird das Fehlverhalten fast ausschließlich im häuslichen Bereich beobachtet, während das Kind bei Fremden zunächst vergleichsweise umgänglich erscheinen kann. Für die Diagnose müssen außerdem deutliche Probleme im schulischen oder sozialen Bereich vorliegen. Das DSM-IV, der Kriterienkatalog für psychische Krankheiten, enthält eine Symptomliste zur Definition eines oppositionellen Trotzverhaltens.

Symptomliste für oppositionelles Trotzverhalten nach DSM-IV
Wird schnell ärgerlich
Streitet sich häufig mit Erwachsenen
Widersetzt sich häufig aktiv den Anweisungen oder Regeln von Erwachsenen oder weigert sich, diese zu befolgen
Verärgert andere häufig absichtlich
Schiebt häufig die Schuld für eigene Fehler oder eigenes Fehlverhalten auf andere
Ist häufig empfindlich oder läßt sich von anderen leicht verärgern
Ist häufig wütend und beleidigt
Ist häufig boshaft und nachtragend
(zitiert nach Petermann und Scheithauer)

Obwohl dieses Verhalten für Eltern, Geschwister und Lehrer ausgesprochen schwierig sein kann, kommen gröbere Vergehen bei dieser Störung noch nicht vor.

Störung des Sozialverhaltens

Sehr viel schwieriger wird die Situation, wenn sich zusätzlich zu dem ADHS eine Störung des Sozialverhaltens entwickelt. Der Kriterienkatalog des DSM-IV gibt folgende Symptome zur Definition einer Störung des Sozialverhaltens an.

Aggressives Verhalten gegenüber Menschen und Tieren
Bedroht oder schüchtert andere häufig ein
Beginnt häufig Schlägereien
Hat schon Waffen benutzt, die anderen schweren körperlichen Schaden zufügen können (z.B. Schlagstöcke, Ziegelsteine, zerbrochene Flaschen, Messer, Gewehre)
War körperlich grausam zu Menschen
Quälte Tiere
Hat in Konfrontation mit dem Opfer gestohlen (z.B. Überfall, Taschendiebstahl, Erpressung, bewaffneter Raubüberfall)
Zwang andere zu sexuellen Handlungen

Zerstörung von Eigentum
Beging vorsätzliche Brandstiftung mit der Absicht, schweren Schaden zu verursachen
Zerstörte vorsätzlich fremdes Eigentum (jedoch nicht durch Brandstiftung)

Betrug oder Diebstahl
Brach in fremde Wohnungen, Gebäude oder Autos ein
Lügt häufig, um sich Güter oder Vorteile zu verschaffen oder um Verpflichtungen zu entgehen (d.h. „legt andere rein")
Stahl Gegenstände von erheblichem Wert ohne Konfrontation mit dem Opfer (z.B. Ladendiebstahl, jedoch ohne Einbruch, sowie Fälschungen)

Schwere Regelverstöße
Bleibt schon vor dem 13. Lebensjahr trotz elterlicher Verbote häufig über Nacht weg
Lief mindestens zweimal über Nacht von zu Hause weg, während er noch bei den Eltern oder bei einer anderen Bezugsperson wohnte (oder nur einmal mit Rückkehr erst nach längerer Zeit)
Schwänzte schon vor dem 13. Lebensjahr häufig die Schule
(zitiert nach Petermann und Scheithauer)

Um von einer Störung des Sozialverhaltens sprechen zu können, müssen mindestens drei der 15 Verhaltensmuster im vergangenen Jahr und mindestens eines im letzten halben Jahr aufgetreten sein. Außerdem müssen weitere deutliche Schwierigkeiten im schulischen, sozialen oder beruflichen Bereich vorliegen.

Man unterscheidet Störungen des Sozialverhaltens mit frühem und mit spätem Beginn. Ist mindestens eines der aufgeführten Fehlverhalten vor dem 10. Lebensjahr aufgetreten, dann ist die Prognose ungünstig. Diese Kinder sind nur sehr schwer positiv zu beeinflussen.

Tritt eines dieser Fehlverhalten nach dem 10. Lebensjahr zum ersten Mal auf, ist mit einem etwas günstigeren Verlauf zu rechnen. Diese Kinder und Jugendlichen sind nicht ganz so aggressiv und haben weniger gestörte soziale Bindungen als die Kinder, die in jüngerem Alter auffällig werden.

Impulsive Aggression

Während man unter aggressivem Verhalten versteht, daß ein anderer bewußt geschädigt werden soll, ist Aggression bei einem ADHS oft unbeabsichtigt, impulsiv und unkontrolliert. Wenn also ein Kind nach einer aggressiven Handlung sofort Reue zeigt und sich entschuldigt, dann war die Handlung ein Symptom des ADHS. Zerstört oder verletzt das Kind hingegen wiederholt absichtlich und ohne Reue, dann muß man von einer zusätzlichen dissozialen Störung ausgehen.

Aggressives, dissoziales und kriminelles Verhalten

Psychotherapeuten unterscheiden in diesem Fall drei Verhaltensweisen voneinander.

Das **aggressive** Verhalten umfaßt körperliche Angriffe, heftige Trotzreaktionen, Provokation, Rücksichtslosigkeit und die Bedrohung anderer.

Zu **dissozialem** Verhalten werden z.b. Schuleschwänzen, Lügen und Weglaufen von zu Hause gezählt.

Kriminelles Verhalten liegt bei geplantem Einbruch, Diebstahl, Drogenhandel u.s.w. vor.

Bei einer voll ausgebildeten Störung des Sozialverhaltens sind in der Regel alle drei Verhaltensweisen vorhanden.

Am häufigsten sind das oppositionelle Trotzverhalten und die Störung des Sozialverhaltens mit einem ADHS und einer Depression vergesellschaftet. 50% der Kinder und Jugendlichen mit ADHS entwickeln aggressive Verhaltensweisen. In klinischen Studien zeigte sich, daß bei bis zu 90% der Kinder und Jugendlichen, die wegen einer Betragensstörung ärztlich behandelt wurden, auch ein ADHS vorlag. Umgekehrt wurde bei bis zu 60% der Kinder und Jugendlichen mit einem diagnostizierten ADHS auch eine Betragensstörung gefunden.

Das gemeinsame Auftreten von Betragensstörungen und ADHS findet sich vor allem bei Kindern vor der Pubertät. Bei Kindern mit ADHS und ausgeprägtem oppositionellen Trotzverhalten ist die spätere Entwicklung einer Störung des Sozialverhaltens besonders wahrscheinlich. Bei diesen Kindern liegen eine sehr schwache Impulskontrolle und eine sehr ausgeprägte Aufmerksamkeitsstörung vor. Sie sind körperlich deutlich aggressiver, ihr antisoziales Verhalten ist viel stabiler als bei weniger stark betroffenen Kindern mit ADHS. Deshalb werden sie auch von Gleichaltrigen eher gemieden, erfahren häufiger kränkende Zurückweisungen oder stoßen auf Ablehnung.

Ursachen der Betragensstörung bei Kindern mit ADHS

Die Hyperaktivität und Impulsivität führen schon in der Vorschulzeit zu strengeren Erziehungsmaßnahmen der Eltern. Die täglich wiederholten Negativerfahrungen, die das Kind noch gar nicht versteht und seinem Verhalten auch nicht angemessen zuordnen kann, legen bereits den Grundstein für eine Betragensstörung. In der Schulzeit kommen Mißerfolge hinzu, einerseits durch das ADHS, andererseits aber auch durch die zusätzliche Betragensstörung. Ein Kind, das auf die Ermahnung des Lehrers mit Wut und Trotz reagiert, wird eher ausgegrenzt als eines, das sich – wenn auch vergeblich – um Besserung bemüht. Die Ausgrenzung und Stigmatisierung als Störer verstärkt wiederum die Betragensstörung. Daraus resultiert bei vielen Betroffenen weiteres Fehlverhalten, z.B. frühzeitiger Nikotin- und Alkoholkonsum. Auch eine Depression bis hin zur Selbstverletzung kommt häufig bei der Kombination aus ADHS und Betragensstörungen vor.

Da Betragensstörungen und ADHS so häufig gemeinsam auftreten, wird zur Zeit diskutiert, ob es sich bei diesen beiden Störungsbildern nicht möglicherweise um Subtypen derselben Störung handelt.

ADHS und Depression

Eine mehr oder weniger ausgeprägte Depression findet sich bei bis zu 80% der Kinder und Jugendlichen mit einem ausgeprägten ADHS. Interessanterweise ist die Depression bei ADHS ungewöhnlich häufig, nämlich bei etwa 50% der betroffenen Kinder, mit aggressiven Betragensstörungen gekoppelt, wie Petermann und Scheithauer berichten. Aggression bei gleichzeitiger Depression scheint bei Jungen mit ADHS häufiger vorzukommen als bei Mädchen und stellt einen bedeutsamen Risikofaktor für psychosoziales Entgleisen dar. Einerseits ist mit größeren Schulschwierigkeiten zu rechnen. Auf der anderen Seite besteht immer die Gefahr, daß die Aggression nicht nur nach außen, sondern aufgrund der hohen Impulsivität auch gegen die eigene Person gerichtet wird. Damit sind diese Kinder ausgesprochen selbstmordgefährdet, insbesondere in Krisensituationen wie dem Empfang der Versetzungszeugnisse.

ADHS-Kinder mit Depression und Aggression pendeln emotional dauernd zwischen blinder Wut und tiefer Resignation hin und her. Daraus resultiert auch ein sehr schwieriges Sozialverhalten. Jeder Mißerfolg verstärkt die Gefühle der Hilf- und Wertlosigkeit, aber auch die Frustration und den Zorn. Die Reaktionen eines solchen Kindes werden damit unberechenbar, weil es aufgrund seiner depressiven Stimmungslage Äußerungen von anderen verzerrt wahrnimmt und sich schon angegriffen fühlt, wenn jemand es nur anschaut.

Eine Suspendierung vom Unterricht, so notwendig sie auch aus der Sicht des Lehrers sein mag, kann sowohl zu einem Selbstmord führen als auch zu einem tätlichen Angriff. Sie kann dazu führen, daß das Kind Feuer legt oder von zu Hause wegläuft, sie kann zum Ladendiebstahl führen oder zum Sprung von der Brücke. Die Reaktion ist nicht vorhersehbar, aber sie wird sehr wahrscheinlich drastisch ausfallen, insbesondere wenn die Beziehungen zu den Eltern, Geschwistern und Klassenkameraden durch die antisozialen Verhaltensweisen stark beeinträchtigt sind. Die Kinder fühlen sich dann ungeliebt und isoliert, hilflos und ihren eigenen Verhaltensweisen ausgeliefert – und zwar zu Recht. Wer will schon mit einem aggressiven, fordernden Versager etwas zu tun haben, wenn ihn sogar die eigenen Eltern aufgegeben haben?

Zum Beispiel Claas

Bei dem jetzt 19jährigen Claas wurde die Diagnose ADS erst im Alter von 15 Jahren gestellt, obwohl er, wie die Mutter berichtet, „schon immer etwas anders war als andere, aber der Kinderarzt meinte, ich sei vorbelastet, weil ich mit behinderten Kindern arbeite. Ich würde aus einer Mücke einen Elefanten machen."

Claas war von Anfang an ein Schreikind und überstreckte sich oft ruckartig nach hinten. Die Eltern mußten sehr aufpassen, damit er ihnen nicht vom Schoß fiel bei diesen plötzlichen Bewegungen. Schlafstörungen hatte er nicht, aber sobald er wach wurde, fing er an zu schreien. Er hat sehr schlecht gegessen und auf körperliche Zuwendung äußerst ablehnend reagiert. Schmusen konnte man nicht mit ihm. „Das war schon eine Enttäuschung für uns", berichtet die Mutter, „wir haben Körperkontakt regelrecht mit ihm geübt. Mein Mann hat ihn auf den Rücken genommen und ihm Geschichten erzählt. In den Arm nehmen konnte man ihn nur, wenn er sich vorher darauf eingestellt hatte und das auch wollte. Sonst ging es nicht."

Körperlich entwickelte er sich unauffällig, psychisch hingegen nicht. Er hatte und hat noch heute sehr starke Stimmungsschwankungen, war ein ängstlich-klammerndes Kind, das nur mit Schwierigkeiten Kontakt aufnehmen konnte und schon früh depressive und leicht zwanghafte Züge zeigte.

„Er war in allem übergenau," berichtet die Mutter. „Was er sich vorgestellt hatte, mußte dann auch ganz akkurat so erledigt werden, sonst geriet er völlig aus dem Häuschen. Er stellt auch heute noch immense Anforderungen an sich selber, weil er so ein schlechtes Selbstwertgefühl hat. Er war so abwesend, daß wir mit ihm zum HNO-Arzt gegangen sind, um einen Hörfehler auszuschließen. Einerseits konnte er Flöhe husten hören, andererseits reagierte er auch bei der dritten Ansprache überhaupt nicht. Das ist immer noch so."

Hyperaktiv war er nicht, eher extrem langsam. Der Vater erzählt: „Wenn er noch im ersten Anlauf war, hatte seine kleine hyperaktive Schwester schon dreimal die Welt umrundet. Wutanfälle hatte er im Vergleich zu unserer Tochter nicht so häufig, aber wenn, dann ist er total ausgerastet. Ich erinnere mich an eine ganz massive Reaktion: Er rannte eine Treppe runter und schubste dabei ein kleines Mädchen beiseite. Das Mädchen fiel hin, und die Mutter schimpfte mit Claas. Da ist für ihn eine Welt zusammengebrochen. Er hat es gar nicht bemerkt, daß er dieses Kind beiseite geschubst hat. Er ist wirklich total zusammengebrochen.

Er war auch unglaublich ablenkbar. Deswegen haben wir ihn oben Schulaufgaben machen lassen, da ist das Fenster so hoch, daß er nur ein Stück Himmel sehen kann. Das änderte aber gar nichts. Er sah in den Himmel und sagte: Papa, guck mal, die Wolke sieht aus wie ein Schaf. Vom Fernsehen ist er dagegen nicht ablenkbar. Da kann man ihn fünf mal rufen, das hört er gar nicht."

Da die Eltern längst bemerkt hatten, wie wichtig Struktur für Claas war, gestalteten sie den Tagesablauf als sture Routine, von der nicht abgewichen wurde. Von ADS hatten sie noch nichts gehört und konnten die Auffälligkeiten der beiden Kinder nicht richtig einordnen. Zwar besuchten sie Vorträge über hyperaktive Kinder wegen ihrer zappeligen Tochter. Dort wurde dann aber nur über Bachblüten und Diäten gesprochen, die die Eltern ohne Erfolg ausprobierten. „Über eine Kollegin sind wir dann an das neuropsychologische Flehming-Institut gekommen; dort wurde Claas gründlich untersucht, die Wahrnehmung, visuelle und akustische Verarbeitung u.s.w. und auch die Aufmerksamkeit getestet," berichtet die Mutter. „Da war aber nur auf der Wahrnehmungsebene etwas nicht in Ordnung. Die kurzen Aufmerksamkeitstests konnte er in der 1:1-Situation gut im Hyperfokus bewältigen. Nur wenn es an die Ausdauer geht, klappt er weg. Deswegen sagen kurze Tests bei ihm nicht aus, die sind immer normal. Wir kamen uns schon bescheuert vor. Von der Schule kamen keine Beschwerden, aber am Wochenende gab es immer Dramen, weil er seine Aufgaben während der Woche nicht erledigt hatte, die im offenen Unterricht ja von den Kindern selbst eingeteilt werden. Am Freitag Nachmittag hatte er Berge von unerledigten Schularbeiten vor sich. Dann haben wir mit der Lehrerin gesprochen und klar gemacht, daß er nicht in der Lage ist, sich zu strukturieren und sie die Aufgaben über die Woche verteilen soll. Dann ging es eine Weile besser und dann war es wieder dasselbe. Die Lehrerin war leider nicht besonders hilfreich, die hat sich darum nicht gekümmert."

Nach der Diagnose „Wahrnehmungsstörungen" bzw. „Hörverarbeitungsstörungen" wurden Claas Psychomotorik-Übungen verordnet und den Eltern empfohlen, ihrem Sohn das Hörtraining nach Wolf zu ermöglichen. „Das hat uns Gott sei Dank nichts gekostet," sagt der Vater, „denn es hat kein bißchen geholfen. Aber es ist viel Zeit dabei draufgegangen.

Zwischendurch haben wir uns immer wieder psychologischen Rat geholt. Einer der Psychologen war psychoanalytisch orientiert und suchte eifrig und unbeirrt nach traumatischen Ereignissen in Claas Vergangenheit. Auch Gestalttherapie war ihm verordnet worden, ohne daß traumatische Ereignisse ans Licht gekommen wären. Wir haben das schließlich abgebrochen." Die Mutter fügt hinzu: „Wenn wir da weiter gemacht hätten, wäre **ich** in der Psychiatrie gelandet."

Claas wechselte aufgrund seiner guten Intelligenz von der Grundschule auf das Gymnasium. Auch er selber wollte das, weil seine Freunde aus Kindergartenzeiten ebenfalls dorthin gingen. „Für ihn war das ganz wichtig", sagt die Mutter. „Es hat sich auch gezeigt, daß dieser Zusammenhalt sich für ihn positiv ausgewirkt hat. Die kannten ihn schon mit seinen speziellen Schwierigkeiten und Macken und konnten das mit tragen. Er war deswegen nicht gleich außen vor. Inzwischen ist das anders. Er glaubt, er sei schon abgestempelt. Das wird jetzt zum Problem. Er ist auch in allem langsamer und wird deswegen gehänselt. Das tut natürlich auch weh. Er wollte lange nicht, daß etwas von seinen Problemen nach außen getragen wird. Er hat sich sehr dafür geschämt, so anders zu sein."

Claas ist sich durchaus darüber im klaren, daß seine Eltern nichts unversucht gelassen haben, um ihm zu helfen. Aber er leidet unter Depressionen und fällt immer wieder in tiefe Löcher. „Wenn er down ist und ihm nachts um 2 Uhr einfällt, was er schon alles ausprobiert hat, dann sagt er: Das hat mir auch nichts genützt", berichtet der Vater. „Und dann kann ich nachts mit ihm reden, um ihn aus seinem Verzweiflungssumpf zu ziehen. Aber er hat ja recht. Es ist so viel Zeit mit unsinnigen Maßnahmen vergeudet worden."

Auf dem Gymnasium hatte er anfangs keine Probleme. Aber je mehr selbständiges Arbeiten eingefordert wurde, desto schwieriger wurde es für ihn. In den ersten beiden Jahren hatte er Glück mit seiner Deutschlehrerin, die seine Schwierigkeiten erkannte. „Die hat gesehen, daß es z.B. eine Ewigkeit dauerte, bis er seinen Stift oder das richtige Heft in der Hand hatte," erzählt die Mutter, „aber sie hat sich nicht darüber aufgeregt, sondern ihn direkt angesprochen oder ihm mal auf die Schulter getippt. Das hat sehr geholfen. In der ersten Zeit konnten wir auch noch vorsichtig anmerken, daß es besser ist, wenn er in der ersten Reihe sitzt. Aber jeder Lehrer hat das anders gehandhabt. Die hatten ein rotierendes System, so daß Claas sich ständig an neue Banknachbarn gewöhnen mußte, und das fiel ihm doch so schwer. Manchmal war er ganz verzweifelt, weil er sein Unvermögen ja selber registrierte. Große Schwierigkeiten hatte er auch bei Diskussionen. Wenn er nicht sofort drankam, hatte er vergessen, was er sagen wollte."

Sein ADS wurde im 9. Schuljahr diagnostiziert, nachdem die Diagnose bei seiner jüngeren Schwester gestellt worden war. „Das war viel zu spät für Claas, weil er da schon so depressiv war und überhaupt kein Selbstvertrauen mehr hatte", konstatiert der Vater. „Bei ihm geht Versagen mit ausgeprägten Depressionen einher. In der Zeit hat er oft von Selbstmord gesprochen, hat sich ein Seil um den Hals gelegt und ist damit auf einen Baum geklettert. Einmal war er schon halb auf das Dach gestiegen. Wir haben uns zwar bewußt gemacht: Das ist seine Hilflosigkeit, er weiß einfach nicht mehr weiter. Aber wir hatten natürlich furchtbare Angst um ihn. Außerdem hat er immer vergessen, rechtzeitig die Tabletten zu nehmen oder es war ihm unangenehm, daß die anderen das sahen. Deswegen hat ihm das in der Schule nicht viel geholfen. Er konnte sich auch mit Ritalin nicht gut hinsetzen und lernen; das ist so schrecklich für ihn, dieses Hinsetzen. Und dann kommt noch seine Einstellung hinzu. Immer nur lernen! Wozu brauche ich das? Warum muß ich wissen, wo die Weser liegt? Das brauche ich alles nicht. Das war in dem Alter, in dem man die Hilfe der Eltern nicht mehr gern annimmt."

Schließlich brach Claas den Besuch des Gymnasiums nach der mittleren Reife ab, weil es ihm immer schwerer fiel, die schulischen Anforderungen zu erfüllen. Das Jahr davor war aufgrund seiner Selbstzweifel und seiner depressiven Stimmung sehr schwierig. „Wir sind immer mehr aneinander geraten," berichtet die Mutter, „es war kaum auszuhalten, wenn er sich dem ganzen entzog und sich vor den Fernseher setzte. Und dann hat er sich sehr kurzfristig entschieden, die Schule zu beenden, obwohl der Direktor ihm noch Mut machte."

Es folgten mehrere Besuche bei der Berufsberatung. Die Berufseignungstests, die er dort machen mußte, fielen sämtlich schlecht aus. Claas entschied sich schließlich für den Beruf des Elektrikers und bewarb sich schriftlich, bekam aber mehrere Absagen. Dann stellte er sich bei einem Elektronikbetrieb persönlich vor und wurde sofort genommen. „Das war ein toller Erfolg für ihn und hat ihn sehr bestärkt", sagt die Mutter, „und wir waren natürlich auch froh, daß er eine Ausbildungsstelle bekommen hatte. Wir dachten: Wenn er zu Hause sitzt, geht er die Wände hoch."

Inzwischen ist Claas auf Amphetamin und ein Antidepressivum eingestellt und hat sein Leben mit der unermüdlichen Hilfe seiner Eltern in den Griff bekommen. Er hat eine Lehrstelle und ein gutes Verhältnis zu seinem Ausbilder. „Leidert fordert der Ausbilder aber die Berichte nicht regelmäßig ein, deswegen haben sich wieder viele unerledigte Arbeiten angesammelt," beklagt der Vater, „aber Claas ist sehr korrekt in seiner Arbeit und sehr um Perfektion bemüht. Früher, als er noch mit dem Bleistift schrieb, habe ich immer gesagt: Du bist ein würdiger Kollege von Albrecht Dürer, der war auch ein großer Radierer."

Claas hat trotz aller Schwierigkeiten und Enttäuschungen im wesentlichen seinen Platz im Leben gefunden. „Aber ich stehe jeden Morgen mit ihm auf, damit er pünktlich zur Arbeit kommt," sagt der Vater. „Was er eigentlich braucht, ist ein Coach, einer, der ihn verständnisvoll unterstützt und ihm sagt: Toll gemacht, aber jetzt mußt du noch ... Aber wir sind zuversichtlich, daß Claas die schlimmsten Klippen hinter sich hat und es schaffen wird."

Seine Freunde gehören fast ausnahmslos zu den Computerliebhabern, die sich treffen, um LAN-Parties zu veranstalten, local area network-Parties. Der Vater lacht, als er sagt: „Da sitzen 500 Leute in einer Scheune zusammen und spielen Computer, alle haben ein head-set auf und spielen gruppenweise gegeneinander. Da drinnen ist es irre heiß, 500 Computer heizen die Bude auf, aber er findet die Parties trotzdem „cool".

Claas selbst sieht sein Leben so: „Die Grundschule war zwar schwierig, aber nicht katastrophal. Richtig schlimm waren die letzten zwei Jahre auf dem Gymnasium, als ich noch nicht behandelt wurde. Da ging gar nichts mehr. Bis dahin war mein Grundgefühl Einsamkeit. Ich gehörte irgendwie nie dazu und war meist ziemlich depressiv.

Als ich dann die Diagnose bekam, war ich total erleichtert, weil ich wußte, ich bin nicht doof. Leute haben mit mir geredet, und ich konnte mir das plötzlich merken. Oder in Streßsituationen: Ohne Ritalin bin ich immer schnell in Panik geraten und habe gedacht, das schaffe ich sowieso nicht. Dann bin ich innerlich total abgestürzt. Und dann war ich mal eine Zeit lang hauptsächlich mit Leuten zusammen, die sagten: Ich leb nur einmal, scheiß auf die Schule. Das hätte leicht schiefgehen können.

Jetzt bekomme ich Amphetamin, das nehme ich während der Arbeit. Damit verläßt mich nicht so schnell der Mut. Ich verzweifle nicht mehr so schnell, und ich kann mich beim Lernen besser konzentrieren. Vielleicht kann ich später das Abitur nachholen und dann noch was anderes machen. Aber jetzt will ich erst mal meine Ausbildung durchziehen. Ich habe noch Probleme, und ich habe auch Angst vor der Zwischenprüfung. Aber es ist längst nicht mehr so schlimm wie früher. Was ich mir am meisten wünsche? Ich möchte endlich alles aufgearbeitet haben, was sich noch in den Ecken stapelt, und Ordnung in mein Leben kriegen."

ADHS-typische Entwicklung im Überblick

Ab Geburt: Schreikind, ruckartiges Überstrecken nach hinten, wenig Appetit, reagiert ablehnend auf körperliche Zuwendung

Ab dem 2. Lebensjahr: starke Stimmungsschwankungen, ängstlich-klammernd, kontaktscheu

Ab dem 4. Lebensjahr: ausgeprägt depressive und leicht zwanghafte Züge, schlechtes Selbstwertgefühl, überfordert sich häufig, ist verträumt und abwesend, verlangsamt, rastet gelegentlich total aus, sehr impulsiv und ablenkbar, phantasievoll, braucht feste Struktur

Ab dem Schulalter: Schreibschwierigkeiten, Wahrnehmungsstörungen, wird wegen seiner Langsamkeit viel gehänselt, leidet unter starken Schamgefühlen, stark schwankende Leistungen in der Schule in Abhängigkeit von der Einstellung zum Lehrer, Umstellungsschwierigkeiten

Sekundäre Störungen

Ausgeprägte, immer wiederkehrende depressive Phasen mit hoher Suizidgefährdung und impulsiven Selbstmordversuchen, Zwangsstörung

ADHS und Aggression

Das gleichzeitige Auftreten von aggressiven und kriminellen Verhaltensweisen lag in einer klinischen Stichprobe von Kindern und Jugendlichen, die deswegen behandelt wurden, bei 45%. Bei einer frühen Störung des Sozialverhaltens auf der Basis eines ausgeprägten unbehandelten ADHS beginnt das zuvor schon trotzige, wütende und überempfindliche Kind im Alter von 5 oder 6 Jahren, Tiere oder kleinere Kinder zu quälen, im Alter von 7 Jahren bedroht oder schlägt es andere, zerstört Gegenstände, stiehlt oder legt Feuer, im Alter von 8 Jahren beginnt es, die Schule zu schwänzen und begeht die ersten Einbrüche, mit 10 Jahren läuft es von zu Hause weg. Mit sexuellen Übergriffen ist ab dem 12 Lebensjahr zu rechnen. Diese Entwicklung ist umso wahrscheinlicher, wenn der Erziehungsstil der Eltern unangemessen hart war, das Kind also z.B. oft geschlagen oder eingesperrt wurde, oder wenn die Eltern und andere als Vorbild fungierende Erwachsene selber antisoziale Verhaltensweisen zeigten. Auch ein sehr inkonsequenter Erziehungsstil ohne feste Regeln und klare Grenzen wirkt sich sehr negativ auf die Entwicklung eines Kindes aus.

Die Auswertung mehrerer Längsschnittstudien hat ergeben, daß das Ausmaß von Hyperaktivität und aggressiven Verhaltensweisen in der Kindheit sehr eng mit dem späteren Konsum von Alkohol und Drogen, kriminellen Verhaltensweisen und erhöhter Gewaltbereitschaft verbunden ist. In einer Studie von Farrington und Mitarbeitern wurden 45% der Jungen mit Hyperaktivität und antisozialen Verhaltensweisen im Verlauf ihrer Jugend und 32% im Erwachsenenalter wegen krimineller Aktivitäten verurteilt. Skandinavische Forscher konnten zeigen, daß Verhaltensprobleme in der Kindheit und Schulversagen eher mit Eigentumsdelikten verknüpft waren, während Schulschwierigkeiten und lang anhaltende Spannungen und Konflikte in der Familie häufig zu Drogenkonsum und –mißbrauch führen, weil die Substanzen zur Spannungsreduktion eingesetzt werden. Aggressives Verhalten in der Kindheit und Pubertät führte hingegen häufiger zu Gewaltverbrechen einschließlich Vergewaltigung.

Aggressiv-depressive Mädchen mit ADHS laufen häufig früh von zu Hause weg, haben früh eigene Kinder und häufig wechselnde sexuelle Kontakte. 88% der jungen Erwachsenen, die im Kindes- und Jugendalter eine Störung des Sozialverhaltens zeigten, wiesen in Längsschnittstudien auch im Erwachsenenalter noch seelische und soziale Störungen auf.

Studien mit Inhaftierten zeigten, daß Rückfalltäter die erste Tat, für die sie zur Verantwortung gezogen wurden, in allgemeinen zwischen dem 14. und 15. Lebensjahr begingen. Auffällig ist ferner, daß der größte Teil der Straftaten von einer kleinen Gruppe begangen wird, deren Mitglieder immer wieder rückfällig werden. Diese sog. Intensivtäter haben nach Ansicht von Experten nahezu alle ein ausgeprägtes ADHS mit überlagernden Störungen des Sozialverhaltens. Petermann und Scheithauer, die Autoren eines Lehrbuchs über psychologische Fehlentwicklungen, fassen die neueren Erkenntnisse so zusammen: „Ein ADHS ist demnach assoziiert mit dem frühen Beginn aggressiven bzw. antisozialen Verhaltens und frühe aggressive bzw. antisoziale Verhaltensmuster mit dem frühen und anhaltenden Begehen krimineller Delikte (insbesondere für Jungen)."

Antisoziale Frühstarter

In aller Regel liegt bei Kindern mit frühem Einsetzen antisozialer Verhaltensweisen ein Defizit im häuslichen Umfeld vor. Entweder verhalten sich die Eltern unangemessen streng und strafend oder sie kümmern sich nicht um das Kind. Ob der Grund dafür nun in ständiger Überforderung der Eltern bzw. des alleinerziehenden Elternteils oder in Gleichgültigkeit liegt, ist dabei unerheblich. Das Kind erlebt sich als unwichtig oder gar abgelehnt und sucht Kontakt zu anderen. Wenn es Glück hat, wird es von einem Außenstehenden aufgefangen und angeleitet, z.B. von einem Lehrer oder einer Nachbarin. Wenn es Pech hat, kommt es in Kontakt mit Kindern und Jugendlichen, denen es ebenso schlecht geht, und dann ist eine ungünstige Entwicklung vorgezeichnet.

Aber auch in einer ausgesprochen fördernden häuslichen Umgebung kann ein ADHS mit Schulproblemen und einer Störung des Sozialverhaltens zu unerträglichen und kaum lösbaren Problemen führen.

Zum Beispiel Jens

Als Jens zu seinen Adoptiveltern kam, war er ganze 5 Tage alt. Die Lehrerin und der Bauingenieur freuten sich über ihr Adoptivkind, das im Gegensatz zu seinem zwei Jahre älteren Bruder ein ausgeprägtes Schmusekind war. Die sehr wahrscheinlich selbst von einem ADHS betroffene biologische Mutter, eine Hilfsarbeiterin, war bei seiner Geburt 19 Jahre alt und gab mit Jens bereits das zweite Kind zur Adoption frei. Die Schwangerschaft wurde durch eine Nierenbeckenentzündung kompliziert, deretwegen die Mutter mehrere Wochen im Krankenhaus behandelt werden mußte. Über den biologischen Vater ist nichts bekannt.

Seine Adoptiveltern, im folgenden Vater und Mutter genannt, hatten nicht lange auf ihn warten müssen, weil die Adoptiv- und Pflegevermittlungsstelle sie als geradezu perfekt für die selbstgestellte Aufgabe ansah. Der Vater hatte eine Festanstellung und bezog ein gutes Gehalt. Die Mutter hatte ihre Arbeit aufgegeben, als sie ihren leiblichen, mittlerweile zwei Jahre alten Sohn Kai erwartete.

Jens hatte in der Säuglingszeit „Koliken ohne Ende", berichtet die Mutter. Er schrie sehr viel und schlief spät ein. Aber er war auch ein süßer kleiner Kerl. „Wenn man morgens aufwachte", so der Vater, „spielte er in seinen kleinen Bettchen und strahlte einen an. Er war und ist ein ausgesprochenes Schmusekind. In der Kindheit grenzte das schon an Distanzlosigkeit. Sobald jemand freundlich zu ihm war, konnte er ihn ohne weiteres auf den Arm nehmen. Fremdeln kannte er nicht. Das war schon auffallend."

Als schwierig erwies er sich im Spiel mit dem älteren Bruder. Die Mutter berichtet: „Da mußten wir ganz schnell zusehen, daß jeder sein eigenes Zimmer bekam, weil sie ganz unterschiedlich gespielt haben. Kai baute sich ganze Dörfer mit unendlicher Sorgfalt zusammen, und Jens bollerte ins Zimmer und wollte Fußball spielen. Der wollte Bewegung haben."

Jens hatte erhebliche Stimmungsschwankungen, war sehr impulsiv und unruhig und bezog auch Kai in seine spontanen Aktionen mit ein. Wenn die Mutter den beiden z.B. den Regenanzug angezogen und die Beine abgeklebt hatte, dann goß er Kai den Eimer Wasser eben oben in die Jacke. „Wenn mal etwas 20 Minuten lang gut ging," so der Vater, „war das schon eine sehr lange Zeit. Im Straßenverkehr konnte man ihn kaum halten. Er rannte ohne zu gucken über die Straße. Gott sei Dank fahren hier nicht viele Autos.

Jens konnte schon sehr früh andere darauf hinweisen, wenn sie etwas falsch gemacht hatten, nur sich selber hatte er überhaupt nicht im Blick."

Die Mutter erzählt: „Und dann war da das große Problem mit den massiven Wutanfällen. Ich weiß noch, wie schweißgebadet ich jedesmal war, wenn wir Auto fahren mußten und er nicht im Kindersitz angeschnallt sein wollte. Er ist uns fast bei laufendem Motor rausgesprungen. Das war sehr anstrengend."

„ Aber dann" so der Vater, „war er auch wieder anders. Wir hatten bei Starkwind irgendwas ausgepackt, und der Plastikbeutel flog weg. Da ist Jens bei dem Wind gerannt und gerannt, bis er das Ding hatte. Und dann sagte er: Wenn Ihr Euren Jens nicht hättet. Er war total fertig, war bestimmt 2 km gerannt. Solche Sachen hat er auch gemacht.

Jens war schon ganz früh hyperaktiv, dann kam er in die Trotzphase, und aus der ist er nie wieder rausgekommen."

Jens wies ausgeprägtes oppositionelles Verhalten auf und hatte große Schwierigkeiten, sich für etwas zu entscheiden. „Mit dem Schuhe zu kaufen, war ein Staatsakt", berichtet die Mutter. „Aber wenn er sich an Sachen gewöhnt hatte, wollte er die nicht mehr hergeben. Auch der Wechsel von der Sommer- zur Winterkleidung war schwierig."

Auffallend waren auch sein geringes Schmerzempfinden und seine autoaggressiven Verhaltensweisen. Der Vater berichtet: „Er hat auch heute kaum Fingernägel, die sind bis auf die Knochen abgekaut. Zwischenzeitlich wurde das etwas besser, aber sobald er unter Streß stand, waren sie wieder ganz runter. Und dann fing er an, die Füße zu nehmen. An den Fingern ging es nicht mehr."

Im Kindergarten gab es bereits Probleme durch seine Unruhe und seine Unfähigkeit, sich an Spielregeln zu halten. In der Schule nahmen die Schwierigkeiten schnell und kontinuierlich zu. „Und dann eskalierte es", erinnert sich die Mutter. „Er hat die Lehrerin angespuckt, gekratzt, nur noch Radau gemacht. Ich war angespannt wie ein Flitzebogen. Obwohl ich zu der Zeit nicht gearbeitet hatte, ich habe nichts geschafft zu Hause, bin durch die Gegend gelaufen wie eine Irre und habe immer nur gedacht: Klingelt das Telefon oder nicht? Muß ich ihn wieder abholen? Dann haben wir Hilfe angefordert zur Vorbeugung seelischer Behinderung. Die Schulpsychologin und die Psychologin vom Jugendamt und die Sozialarbeiterin haben uns dann den Bernd empfohlen. Der hat ihn stundenweise aus dem Unterricht herausgenommen und mit ihm auf dem Schulhof Tischtennis gespielt oder Musik gemacht, während die anderen weiter Unterricht hatten und das mitgekriegt haben. Und wenn die $^3/_4$ Stunde um war, mußte Jens wieder in die Klasse zurück, da war er natürlich erst recht isoliert. In der Mitte der 2. Klasse haben wir ihn schließlich aus der Schule genommen. Wir haben ihn mit Hilfe des Kinderarztes krank gemeldet, weil man sich ja strafbar macht, wenn man ein Kind nicht zur Schule schickt. Dann haben wir Hausunterricht beantragt, weil Jens noch nicht einmal an der Klassenreise teilnehmen sollte. In diesem halben Jahr war er völlig isoliert."

Nachdem weder die Stunden mit Bernd noch der zusätzliche Einzelunterricht die Situation entspannt hatten, übernahm eine Privatlehrerin seinen Unterricht, die mit Jens glücklicherweise klar kam. „Die hat den ganzen Schreibschriftlehrgang neu mit ihm erarbeitet," berichtet die Mutter, „ein halbes Jahr lang. Danach konnte er in das dritte Schuljahr an einer anderen Schule wieder einsteigen. Er hat keine Klasse versäumt."

Zusätzlich zu den Schulstunden zu Hause befaßte sich täglich ein Psychotherapeut mit Jens. Wirklich täglich! Da dieser Psychotherapeut jedoch psychoanalytisch orientiert vorging, blieb die Behandlung ohne Erfolg. Außerdem erhielt Jens Ergotherapie und Sitzungen zur Förderung der sensomotorischen Integration. Ein Psychologe der kinderärztlichen Praxis, in der Jens behandelt wurde, setzte sich dafür ein, ihn wieder in die Schule zu integrieren, um seine Isolation nicht noch weiter voranzutreiben. Die Eltern begrüßten diesen Schritt, denn „wir waren ja auch am Ende", erzählt die Mutter. „Ich konnte nicht mehr. Jens war unheimlich anstrengend hier."

Die Mutter rief eine Schule nach er anderen an, aber offiziell hatte niemand einen freien Platz. „Das war also schon rum in unserem Städtchen, keiner wollte ihn haben. Das hat mir den Rest gegeben", berichtet die Mutter. „Da habe ich aufgehört zu telephonieren und gesagt: Wir müssen nehmen, was wir kriegen."

Schließlich fanden sie eine Schule für Jens und hatten 1 ½ Jahre Ruhe, denn seine Lehrerin verstand es, mit ihm umzugehen. Die Klasse war mit 18 oder 19 Schülern klein und der Unterricht traditionell und streng.

Als er dann die Grundschule abgeschlossen hatte, kamen neue Lehrer, und ab dann ging es wieder bergab. Die Eltern wählten für ihn die Haupt- und Realschule, wo er zunächst die Beobachtungsklasse besuchte. Die Lehrerin rief bereits drei Tage später an und sagte zur Mutter: „Das ist ja wohl unmöglich!!! Ich lasse mich von Ihrem Kind doch nicht kaputt machen." Schuld waren natürlich die Eltern. Jede kleinste Kleinigkeit, die man bei anderen Kindern durchgehen ließ, wurde dokumentiert, wenn Jens darin verwickelt war. Damit war er zum Sündenbock avanciert.

Im Alter von 10 Jahren wurde sein ADHS endlich diagnostiziert und medikamentös behandelt. „Aber dann," so die Mutter, „hat er sein ADHS ausgespielt: Ich kann nichts dafür, ich habe meine Tablette vergessen."

Allerdings war er nicht individuell eingestellt worden, er sollte lediglich morgens eine Tablette einnehmen. „Das war wahrscheinlich zu wenig," vermutet die Mutter. „Inzwischen dauerte die Schule auch länger, da hatte er dann seinen Rebound. Die letzte Stunde war immer der blanke Horror. Erst nach zwei Jahren hat er eine zweite Dosis bekommen, aber er ist nie wirklich titriert worden. Die Dosis wurde immer möglichst niedrig gehalten. Heute weiß ich, daß das Quatsch ist, aber damals wußten wir es nicht besser. Das hat uns später dann der Kinderneurologe erklärt."

Kurz nach Einführung der zweiten Dosis wurde Jens zur Kur geschickt. Die Erzieher vernahmen mit Entsetzen, daß der Junge wegen seiner ADHS-bedingten Probleme medikamentös behandelt wurde und unterbrachen die Therapie. Hier sei, so die Pädagogen, eine feste Hand erforderlich, aber bestimmt keine Chemie. Am zweiten Tag nach Behandlungsabbruch bestanden sie allerdings ihrerseits darauf, daß Jens sein Medikament wieder nahm. Länger hatte er nicht gebraucht, um sie mürbe zu machen.

Nebenbei versuchten immer wieder andere Psychologen, Jens Struktur zu vermitteln. Der lehnte die Therapie aber eigentlich ab. „Er wollte die Tabletten nicht nehmen," erklärt der Vater, „weil er damit dem einen Kumpel keine reinhauen könnte. Ohne Ritalin fehlt ihm der Wumm."

Gegen Ende der Beobachtungsstufe ging dann gar nichts mehr. Die Eltern suchten nach Möglichkeiten, die Zeit in der Schule zu verkürzen, um allen Beteiligten, vor allem aber Jens, weitere Qualen zu ersparen. „Ihm wurde alles in die Schuhe geschoben," berichtet die Mutter, „auch Sachen, die er nicht gemacht hatte. Das ist mehrfach vorgekommen."

Die Schule schlug schließlich ein Gespräch der Eltern mit der Schulpsychologin vor, die sich allerdings nie meldete. Sie teilte lediglich der Klassenlehrerin anhand der Schulakte mit, für Jens käme nur noch eine Privatschule oder ein Internat in Frage. Die Eltern wandten sich an den Oberschulrat, der auch keinen Rat wußte (!). Dann fuhren sie von einer Schule zur anderen, bis ein Schulleiter sich erbarmte, Jens aufzunehmen. Anfangs ging es einigermaßen, und dann ging die Abwärtsspirale von neuem los. Jens provozierte jeden, obwohl er zu der Zeit zwei Tabletten Ritalin pro Tag bekam. Allerdings war er noch nicht richtig von einem Kinderneurologen eingestellt worden. Er spielte weiterhin den Klassenclown.

Mit 11 Jahren begann Jens, den Unterricht zu schwänzen; zunächst nur die Mathestunden, später auch andere Fächer. Bald schloß er sich einer Randgruppe an, die sich um einen ehemaligen Klassenkameraden gebildet hatte, der von der Schule geflogen war.

„Eines Tages", so der Vater, „hing Jens mit ein paar anderen im Schloßpark rum und langweilte sich. Deswegen wollte er mal ausprobieren, ob es wirklich so leicht ist, jemandem die Jacke „abzuziehen" und versuchte es aus Spaß. Der Vorfall wurde von den Eltern eines anderen Jugendlichen gemeldet, und es gab – wieder einmal – höllischen Ärger. Schließlich legte er sich mit dem Schuldirektor an, und dann, so seine Mutter, „war der Ofen aus. Er kann seine Klappe einfach nicht halten. Er hat es wirklich auf die Spitze getrieben. Und da haben wir die Psychologen vom schulmedizinischen Dienst eingeschaltet. Der Psychologe hatte, das kann man so direkt sagen, keine Ahnung von ADHS. Dann waren wir da auch am Ende."

Die Psychologen sahen für Jens, der mittlerweile 15 Jahre alt war, keine Perspektive mehr und schlugen ihm vor, ein Praktikum zu machen. Die Eltern kümmerten sich darum und waren glücklich, als er einen Platz in einem Handwerksbetrieb bekam. „Als das zu Ende war," so der Vater, „war er eine Zeit lang zu Hause, und das war furchtbar. Nachts ist er immer durch die Gegend gezogen, den Tag hat er verschlafen oder hier rumgenörgelt und gefordert und bei Verweigerung oder Verzögerung einen seiner Wutanfälle hingelegt."

Es folgte ein weiteres Praktikum; zu der Zeit hatte Jens beschlossen, kein Ritalin mehr zu nehmen. Er wollte in seinem Verhalten nicht von einer Tablette „abhängig" sein. Die Eltern versuchten alles, um ihn zur Fortsetzung der Behandlung zu bewegen, aber er weigerte sich strikt. Bei diesem Praktikum hat er zum ersten Mal gestohlen. Dann folgte in der gleichen Firma ein größerer Einbruch mit Verwüstungen. Außerdem fehlten ein technisches Gerät im Wert von 20.000,– DM und Geld, mit dem die Clique sich eine Taxifahrt zum Kino in der Stadt leistete, die nicht ganz billig war. Schließlich beschenkte Jens noch großzügig einen Bettler. „Aber das ist auch Jens," kommentiert der Vater, „ typisch für ihn, einen

Bettler zu beschenken. Mit 13 oder 14 hat er allerdings einem Obdachlosen Geld gegeben, damit der für ihn eine Luftpistole kauft."

Schließlich beichtete Jens den Einbruch, den Diebstahl und die Verwüstungen. Er und die anderen Beteiligten stellten sich der Polizei. Ein paar Tage später stellte sich heraus, daß die Clique außerdem 30 Autos, die zur Reparatur abgestellt waren, unter verschiedenen Alkoholpegeln kaputt geschlagen hatten. „In solchen Sachen war Jens immer federführend", sagt der Vater bekümmert.

Die Eltern meldeten Jens zu einem Berufsfindungsjahr an, in dem wöchentlich zwei Tage Schule und drei Tage Praxis anberaumt waren. Jens hat sich für das Fach Schiffbau entschieden. „Gut fanden wir," so der Vater, „daß er auch den Hauptschulabschluß nachholen konnte. So war er ja ohne Abschluß. Und auf eine Schule konnte er nicht mehr, er war ja schon überall bekannt.

Damit er pünktlich dort erschien, habe ich ihn immer mit großem Aufwand aus dem Bett getrommelt. Das war so eine Qual, das kann man sich gar nicht vorstellen, weil er dann auch aggressiv wird. Aber er hat gut gearbeitet. Er kann nicht 1 $^1/_2$ Stunden auf dem Stuhl sitzen und zuhören, aber handwerklich ist er wirklich gut."

Anderes in der Entwicklung lief leider gar nicht gut. „Mit 15 hat er unser Auto geklaut und ist damit durch die Gegend gebrettert. Spät nachts kam ein Anruf von der Polizei, die wissen wollte, ob wir einen blauen Polo haben, mit dem waren er und ein Freund von der Polizei angehalten worden. Dann war er noch mal mit dem anderen Auto weg. Dann ging es eine Zeit lang gut, aber dann kam das mit dem Ford von einem Bekannten. Jens „borgte" sich den Wagen, der war fast neu. In der Nacht ist er 450 km über die Autobahn gebrettert, hat den Wagen anschließend wieder in die Garage gestellt und den Schlüssel in den Briefkasten geworfen. Prima, aber der Schaden betrug 9000,– DM. Der Bekannte hatte die Polizei nicht angerufen, weil er meinte, die würden Jens doch jagen. Und Jens hätte sich niemals fangen lassen, der hätte draufgetreten wie ein Verrückter. Letztes Jahr im Oktober hat er eine Verhandlung wegen Diebstahl und Sachbeschädigung gehabt, er muß auch noch Sozialstunden abarbeiten. Er hatte mit ein paar anderen ein Auto geklaut und ist damit durch die Gegend gefahren – natürlich ohne Führerschein. Bei einer dieser Touren haben sie sich prompt überschlagen. Jens hatte ein bißchen Schmerzen in der Schulter und in der Hüfte. Das war alles.

Er war immer wieder im Krankenhaus, auch mal mit einer Alkoholvergiftung. Jemand hatte ihn stockbetrunken auf dem Bürgersteig gefunden."

Nach diesen Eskapaden und einer neuen Anzeige wegen Körperverletzung beantragten die Eltern beim Jugendamt eine Fremdunterbringung. Sie waren am Ende ihrer Kräfte. Das Jugendamt wiegelte ab und sprach über Pubertätsprobleme. Die Mutter berichtet: „Da habe ich zum Schluß gesagt: Wenn wir keine Hilfe kriegen, dann gehen wir an die Presse. Am nächsten Tag kam ein Anruf, sie hätten sich das überlegt."

Der Betreuer kam mit Jens allerdings nicht zurecht, so daß sich die Betreuung auf gelegentliche Telephonate beschränkte. Die Sozialarbeiterin unterbreitete auch keine weiteren Vorschläge, aber nach dem Einbruch, dem Autodiebstahl und den Zerstörungen stellten die Eltern in ihrer Verzweiflung einen Antrag auf geschlossene Unterbringung. „Wir sahen keine andere Chance," so die Mutter, „wir haben uns gegenseitig aufgerieben. Kai wurde damit nicht mehr fertig, wir auch nicht und Jens selber auch nicht. Der hat uns ganz klar gefragt: Was muß ich denn noch alles machen, damit ihr mich ins Heim steckt? Die Geschichte mit der Klauerei, da hat er den anderen sogar vorgeworfen: Warum habt ihr mich nicht gestoppt? Er war in einem Rausch und er sagte: Ich glaube, mir kann nur noch das Gefängnis helfen, da kann ich nicht mehr weglaufen. Es war ihm schon unangenehm, uns gegenüberzutreten. Deshalb ist er dann wieder nachts durch die Gegend gelaufen. Dann hat er sich einen anderen Jungen geschnappt, der ähnliche Probleme hatte. Die finden sich ja auch, die riechen sich. Die beiden sind dann losgezogen, sind ganz bis nach oben auf die Kräne geklettert. Wir haben Todesängste ausgestanden. Dann haben wir uns mit Jens sehr intensiv auseinandergesetzt und hatten den Eindruck, daß er versteht, warum wir wollten, daß er woanders untergebracht wird. Und er hat es dann ja auch angenommen."

Die Mutter fährt fort: „Wir haben ihn dann in ein Heim gegeben, eine Kinder- und Jugendhilfeeinrichtung auf dem platten Land. Wir haben ein paar mal das Gespräch mit dem Psychologen gesucht. Es kam auch immer mehr zum Ausdruck, daß er und der Leiter der Einrichtung die Diagnose anzweifelten. Zu einer Auseinandersetzung ist es aber nicht gekommen, weil Jens dann geflogen ist. Er hatte den Generalschlüssel geklaut. Das war schon der zweite Vorfall. Vorher hatte er rechtsradikale Parolen durch die Gegend gegrölt. Er hatte sich einfach an einen rechtsradikalen Kumpel gehängt, der dort auch untergebracht war, wahrscheinlich aus purer Langeweile. Viel später haben wir erfahren, daß die beiden mit homosexuellem Getue die Erzieher provoziert haben. Jens ist sehr begabt darin, gezielt nach Persönlichkeit zu provozieren. Er hatte einfach viel zu viel Langeweile.

In der Zeit fing er auch an, Butangas zu schnüffeln. Ich habe ihm die Dosen weggenommen. Dann hat er eine Weile aufgehört, wieder angefangen, wieder aufgehört, so geht das seither. Er will sich wohl betäuben."

Jetzt ist er in ein jugendhilfliches Projekt eingebunden, wo er noch einmal die Möglichkeit hat, seinen Schulabschluß nachzumachen. Bisher hält er sich da einigermaßen. Aber er weigert sich weiterhin, seinen Amphetamin-Saft zu schlucken und hat zunehmend Probleme mit dem Alkohol. Die Eltern hoffen, daß die Erzieher ihn da noch auffangen können.

ADHS-typische Entwicklung im Überblick

Ab Geburt: ausgeprägtes Schmusekind, schreit viel, häufige Koliken, geringes Schlafbedürfnis, „Sonnenschein" mit auffallender Distanzlosigkeit, fremdelte nie.

Ab dem 2. Lebensjahr: wild im Spiel, destruktiv, ausgeprägter Bewegungsdrang, starke Stimmungsschwankungen, sehr impulsiv und einfallsreich, kein Gefahrenbewußtsein, massive Wutanfälle, „kam nie aus der Trotzphase heraus"

Ab dem 4. Lebensjahr: neben den belastenden Symptomen immer wieder Zeichen von Hilfsbereitschaft und Gutmütigkeit, erhebliche Entscheidungsschwierigkeiten, sehr geringes Schmerzempfinden, ständig Unfälle, exzessives Nägelkauen, Probleme im Kindergarten durch ausgeprägte Unruhe, aggressive Ausbrüche

Ab dem Schulalter: Unruhe und Aggression nehmen zu, muß immer wieder aus der Schule genommen werden, ist immer Klassenclown, avanciert in kürzester Zeit zum Sündenbock, wird immer aggressiver

Ab dem 11. Lebensjahr: beginnt, die Schule zu schwänzen, klagt ständig über Langeweile, kicksuchendes Verhalten beginnt, Alkohol- und Nikotinkonsum

Ab dem 15. Lebensjahr: Diebstahl, Einbruch, Vandalismus mit der Clique, starker Alkoholkonsum bis hin zur Alkoholvergiftung, weiterhin ausgeprägte Hyperaktivität, sucht Rausch in der Geschwindigkeit, häufige Polizeikontakte, u.a. wegen Körperverletzung, beginnender Drogenkonsum (Butangas), extremes kicksuchendes Verhalten

Sekundäre Störungen

Oppositionelles Trotzverhalten, Störung des Sozialverhaltens, autoaggressive Störung, Nikotin- und Alkoholabhängigkeit

C. Neuhaus hat die Diagnostik einiger Crash-Kids supervidiert; bei ihnen konnte die Diagnose ADHS gesichert werden. Sehr viele andere, die immer wieder straffällig wurden, finden sich heute in deutschen Gefängnissen. Vielleicht hätte man mit der richtigen Vorgehensweise auch ihnen helfen können.

Wenn man sich die Geschichte von Jens ansieht, kommt man bei den Biographien der Crash-Kids ins Grübeln. Diese jugendhilfe- und therapieresistenten Kinder, die sich durch Getriebenheit, eine äußerst schwache Impulskontrolle im Verbund mit erheblichen Schulproblemen, sehr früh beginnender, schwerer Störung des Sozialverhaltens und kicksuchendes Verhalten auszeichnen, könnten sehr wohl ebenfalls an einem schweren ADHS leiden.

Antisoziale Spätstarter

Von antisozialen Spätstartern spricht man, wenn Aggression in Form von Körperverletzung oder kriminellem Verhalten erstmals nach dem 13. Lebensjahr auftritt. Sehr häufig liegt der Auslöser dafür in einem traumatischen Erlebnis, z.B. einer konfliktreichen Trennung der Eltern. Das gilt für alle Jugendlichen.

Liegt zusätzlich ein ADHS vor, dann hat ein 13jähriger schon eine beachtliche Menge an Risikofaktoren für das „Ausrasten" angesammelt. Er war schon als Kleinkind schwierig, unruhig, hat viel geschrien und kaputt gemacht und bereits einiges an Ablehnung erfahren. Mit großer Sicherheit hat er auch schon einiges an Prügel bezogen, weil den Eltern die Nerven durchgegangen sind. Prof. M. Döpfner, Köln, beschreibt die sich daraus ergebende Entwicklung folgendermaßen: „Eltern beginnen (meist sehr impulsiv) zu drohen, das Kind reagiert wieder nicht, sie werden schließlich ratlos und geben entweder nach oder werden ungezielt aggressiv. Beides hat zur Folge, daß mangelnde Regelbefolgung, oppositionelles und aggressives Verhalten des Kindes eher noch zunehmen. Das Kind wird nämlich durch das Nachgeben der Eltern letztendlich für sein oppositionelles Verhalten belohnt (negativ verstärkt) und es bekommt durch das Vorbild der Eltern am eigenen Leibe zu spüren, daß aggressives Verhalten sich lohnt, zumindest dann, wenn der andere schwächer ist. Vielleicht wird es zu Hause in besonders kritischen Situationen eher zum Nachgeben neigen; außerhalb der Familie, auf der Straße, wird es jedoch das in der Familie gelernte aggressive Verhalten gegenüber Schwächeren häufiger einsetzen."

Außerdem hat der Jugendliche während der Schulzeit zahlreiche Mißerfolgserlebnisse gehabt und befindet sich mitten in den Wirren der Pubertät. Das in der Pubertät gebildete männliche Geschlechtshormon Testosteron verstärkt die Neigung zu Aggressionen weiter, die bei hyperaktiven und impulsiven Jungen fast immer gegeben ist.

Jugendliche mit aggressiven Störungen sind keineswegs eine Ausnahmeerscheinung. Im Jahr 1997 wurden 48% aller Patienten der Frankfurter Klinik für Kinder- und Jugendpsychiatrie und Psychotherapie wegen einer Störung des Sozialverhaltens, eines hyperkinetischen Syndroms oder einer Kombination beider Störungen behandelt. In einer Übersichtsarbeit zu den biologischen Grundlagen impulsiv-aggressiven Verhaltens weisen K. Schmeck und F. Poustka darauf hin, daß Aggressivität ein sehr stabiles Merkmal ist, wenn es bereits im Kindesalter beginnt. Sie unterscheiden dabei zwischen impulsiv feindseligem und instrumentell feindseligem Verhalten. Das impulsiv-aggressive Verhalten zeichnet sich dadurch aus, daß es „ungeplant, affektiv, offen, eher reaktiv-defensiv, häufig mit körperlicher Gewalt einhergehend, oft mit negativen Konsequenzen für den Aggressor verbunden" ist. Als Leitgefühle werden Ärger, Wut und Angst angegeben. Das instrumentell-aggressive Verhalten zeichnet sich dadurch aus, daß es „kontrolliert, geplant, verdeckt, offensiv, mit gehäuften delinquenten Anteilen, oft mit positiven Konsequenzen für den Aggressor verbunden" ist. Die Leitgefühle bei diesem Typ sind „Selbstvertrauen und Machtgefühl".

Es handelt sich also bei den Vertretern der beiden Aggressionsformen um sehr unterschiedliche Persönlichkeiten. Dem ersten „passiert" die Aggression, er kann sie nicht steuern. Diese Form der Aggression findet sich gehäuft als Komplikation eines ADHS. Der Instrumentell-Aggressive setzt die Aggression hingegen gezielt ein, um sich einen Vorteil zu verschaffen. Bei ihm liegt keinerlei Schwäche der Impulskontrolle vor.

Die Autoren der Übersichtsarbeit weisen auch darauf hin, daß aggressives und dissoziales Verhalten zum überwiegenden Anteil genetisch bedingt ist, während die Umwelt nur einen relativ geringen Einfluß darauf hat. Kriminelles Verhalten hingegen wird jeweils zur Hälfte von den Genen und der Umwelt bestimmt. Auch zahlreiche große Studien, z.B. eine australische Studie mit 2682 Zwillingspaaren von Slutske, belegte einen bedeutsamen genetischen Einfluß auf Störungen des Sozialverhaltens. Das verantwortliche Gen scheint das veränderte 5HT1D-Rezeptorgen zu sein. Es reguliert die Freisetzung des Botenstoffs Serotonin im Gehirn. In einer Studie von Virkkunen zeigte sich, daß bei Strafgefangenen mit Störungen des Sozialverhaltens dieses Gen sehr viel häufiger (33%) verändert war als in der Kontrollgruppe (4,5%).

Aufgrund der gestörten Botenstoffregulation im Gehirn und der veränderten Hormonsituation in der Pubertät leiden Jugendliche mit ADHS nicht nur stärker unter den Kernproblemen ihrer Grundstörung. Sie bleiben aufgrund ihrer Reifungsverzögerung auch weiterhin sehr personenbezogen. Fällt in dieser schwierigen Phase die Familie auseinander, z.B. durch eine konfliktreiche Trennung der Eltern oder den Tod eines Elternteils, dann nimmt die Gefahr für eine ungünstige weitere Entwicklung ganz erheblich zu. Dennoch ist die Langzeitprognose bei Spätstartern etwas günstiger als bei Frühstartern.

Für Stefan, das klassische Beispiel für einen Spätstarter, wurde die zeitweilige Trennung des Stiefvaters von der Familie und der damit verbundene Kummer der geliebten Mutter der Auslöser für seine gewalttätige Karriere.

Es sei hier angemerkt, daß ein ADHS bei Stefan nicht offiziell diagnostiziert wurde. Es finden sich aber im gesamten Verlauf seiner Vorgeschichte alle charakteristischen Auffälligkeiten, so daß zumindest ein dringender Verdacht auf ein ADHS gerechtfertigt erscheint.

Zum Beispiel Stefan, der „untypische Schläger"

Fakten und alle Zitate aus der Autobiographie von Stefan H.: Mein Weg aus der Gewalt

Stefan ist offenbar genetisch doppelt belastet. Beide Elternteile weisen zumindest eine Teilsymptomatik des ADHS auf.

Der Vater ist ein stark zu Gewalt neigender Alkoholiker, die Mutter impulskontrollschwach und psychisch labil. Sie „mußte" mit 17 Jahren heiraten, weil sie schwanger war. Die Ehe hielt vier Jahre. Sowohl das erste Kind, eine Tochter, als auch ihren Sohn Stefan bezeichnet sie als „Verkehrsunfälle". Es gelang ihr nicht, einen fachgerechten Schwangerschaftsabbruch zu organisieren; ihre eigenen Abtreibungsversuche blieben ohne Erfolg. Als sie entdeckt, daß ihr Mann sie ständig betrügt, läßt sie sich scheiden. Zu diesem Zeitpunkt ist Stefan 1 Jahr alt.

Symptome in der frühen Kindheit

Schon zu diesem Zeitpunkt finden sich bei Stefan erste Hinweise auf ein ADHS. Er hat erhebliche Einschlafstörungen, weint im Schlaf, schreit laut auf, ist aber nicht weckbar. Die Mutter berichtet: *„Ich schüttelte ihn, aber er kam einfach nicht zu sich. Eine Kinderärztin verschrieb Stefan daraufhin ein Beruhigungsmittel, nur die Ursache wurde nicht geklärt."* Die Schlafstörungen halten an.

Stefan fängt sehr spät an zu sprechen und ist auch im Kindergarten von Anfang an auffällig. Wenn er auf dem Schoß der Kindergärtnerin sitzt, ist er nach Angaben der Mutter brav. *„Beachtete sie ihn mal 10 Minuten nicht, schmiß er sein Spielzeug durch die Gegend. ... Als mich die Kindergärtnerin hier in Köln auf sein Bedürfnis, Aufmerksamkeit zu erregen, seine Wutausbrüche und seine Sprachschwierigkeiten ansprach, ließ ich Stefan im Jugendpsychiatrischen Institut untersuchen. Dort stellte man fest, daß er sprachlich weit zurück war, intelligenzmäßig lag er sehr hoch."*

Die Kindergärtnerin beurteilt Stefan folgendermaßen: *„Stefan zeigte anfangs ein sehr auffallendes Verhalten, das Kind war ruhelos, machte Sachen kaputt und verhielt sich insgesamt zerstörerisch."*

Später schreibt sie: *„Innerhalb der Kindergruppe fällt Stefan auf durch stetes Bedürfnis, bei Ruhe laut zu schreien, er hat einen ausgeprägten Bewegungsdrang und seine Konzentrationsfähigkeit ist äußerst gering. Ich vermute, daß der Grund dieser Auffälligkeiten der Umzug von Frau H. nach Köln, die vorangegangene Scheidung und die dadurch veränderte Situation ist."*

Die Kernsymptome des ADHS wurden also bereits von der Kindergärtnerin beim Namen genannt: ausgeprägter Bewegungsdrang, Ruhelosigkeit, hohe Impulsivität, äußerst geringe Konzentrationsfähigkeit. Dennoch diagnostiziert der

Psychiater diffus eine „*Schädigung bereits im Mutterleib.*" Präziser wird die Diagnose nicht angegeben. Aufgrund der mißglückten Abtreibungsversuche gelangt die Mutter zu der Überzeugung, „*daß sie der Wahrheit sehr nahegekommen waren.*"

Der Psychiater empfiehlt als Behandlung logopädische Übungen. Daraufhin geht die Mutter zweimal in der Woche mit ihrem Sohn zu einer Logopädin. In der dritten Klasse stellt sich heraus, daß Stefan Legastheniker ist. Diese Teilleistungsstörung kommt häufig bei Kindern mit ADHS vor.

Die extreme Personenbezogenheit, die ebenfalls typisch für Kinder mit ADHS ist, war der Mutter bereits früh aufgefallen.

„*Stefan ist immer auf mich bezogen gewesen. Auch als ich wieder heiratete, blieb ich immer seine wichtigste Bezugsperson.*"

Die Mutter heiratet einen Rechtsanwalt. Stefan betrachtet den Stiefvater bald als seinen „richtigen" Vater. Er wird massiv auffällig, als der Stiefvater wegen einer anderen Partnerin für kurze Zeit die Familie verläßt. Er sieht, wie sehr seine Mutter leidet, denn sie unternimmt einen halbherzigen Suizidversuch mit „*ein paar Valium mehr.*" Sie rappelt sich wieder auf, „*aber von diesem Zeitpunkt an ist der Bruch bei Stefan. Die erste Straftat kam ja auch nach dem Auszug meines Mannes.*"

Als der Stiefvater zurückkommt, spricht Stefan fast 1 Jahr lang kein Wort mit ihm, und dann auch nur auf den Wunsch seiner Mutter. In der Schule gibt es zunehmend Probleme mit den Leistungen, aber auch durch Stefans ausgeprägten Gerechtigkeitssinn, den er leider ziemlich undiplomatisch zum Ausdruck bringt. Die Mutter „*mußte ... alle 4 Wochen in der Schule auf der Matte stehen, weil er sich bei der Lehrerin für Schulkameraden eingesetzt hatte.*"

Stefan erinnert sich an Ängstlichkeit, aber auch an aggressive Tendenzen während der Schulzeit.

„*Natürlich habe ich mich auch gerauft..... Ich war ein Hitzkopf und konnte nur sehr schlecht verlieren. Aus Wut über eine verlorene Tischtennispartie zerbrach ich den Schläger. Das passierte öfter.*"

Beginn der kriminellen Karriere

Nach der Rückkehr des zuvor schon nicht geliebten, aber nunmehr regelrecht gehaßten Stiefvaters verliert Stefan zunehmend die Kontrolle über sein Handeln. Ständig ist er in Prügeleien verwickelt, um seine Aggressionen abzubauen. Außerdem entwickelt er sehr schnell eine handfeste dissoziale Verhaltensstörung. Die Mutter versucht erfolglos, ihn davon abzubringen.

„*Es folgte eine Klopperei nach der anderen. Wir versuchten, vernünftig mit Stefan zu reden. Dann kamen diese Diebstahlsachen... Ich könnte gar nicht alles aufzählen.*"

Stefan hat auch auffällige Probleme, seine Impulse zu kontrollieren.

„*Wenn er etwas nicht sofort bekommt, was ihm zusteht, reagiert er mit Trotz......*"

Auf die Vorhaltungen der Mutter und seines sehr strengen Stiefvaters erwidert er nur:

„*Ich bin jetzt jung. Ich will jetzt was erleben.*"

Auch alle anderen Erziehungsversuche blieben fruchtlos.

„*Wie jeder Vater, jede Mutter haben wir von der Erziehung erwartet, daß die Kinder vernünftig sind, gehorchen, ihr Zimmer aufräumen... Ein unaufgeräumtes Kinderzimmer war für meine Mutter ein Graus. Wenn sie uns besuchte, hieß es immer: Wie sieht es denn hier aus?*"

Dennoch stellt sich die Mutter immer wieder schützend vor ihren Sohn, nicht hingegen vor ihre Tochter, die mehrere Selbstmordversuche hinter sich hat und wegen schwerer Depressionen und Magersucht seit Jahren psychiatrisch behandelt wird.

„*Ich habe beide nicht verwöhnt. Aber Stefan bekam mehr Aufmerksamkeit, weil er immer ein Problemkind war.... Er empfindet sehr feinfühlig.*"

Den Leidensdruck ihrer Tochter nimmt sie offenbar gar nicht wahr. Sie ist ebenso personenbezogen wie ihr Sohn.

Der biologische Vater

Stefan scheint sehr viel von seinem aggressiven, unsteten und verantwortungslosen Vater geerbt zu haben, bei dem Alkoholexzesse, Prügeleien und häufige Partnerwechsel zur Tagesordnung gehörten. Die Mutter sagt dazu:

„*Stefan wirkt arrogant, wenn er nicht weiterkommt, verletzt wird oder etwas nicht stimmt... Später sah ich die Parallele zu meinem Ex-Mann – Stefan ist ihm im Wesen unheimlich ähnlich.... Diese Arroganz, dieses Grinsen, dieser Jähzorn. Der Jähzorn war beim Stefan schon von kleinauf drin. Wir versuchten, ihn mit Erziehung hinzukriegen und dachten, wir hätten das ganz gut in den Griff gekriegt. Dann kam es mit 16 explosionsartig heraus.*"

Stefan bestätigt die Aussagen seiner Mutter über seinen biologischen Vater.

„*Er war ein Schläger. Wir haben scheinbar auch die gleichen Probleme gehabt....Mein Vater hat einmal beinahe jemanden erstochen, aber der ist nicht gestorben. Mein Vater hatte sehr viel Glück in seinem Leben, daß er nicht in den Kahn gegangen ist.*

Er hat 2 Lehren angefangen und abgebrochen. Die letzte, weil er kurz vor der Prüfung Theater mit dem Chef bekam....
Als ich mich so extrem entwickelte, glaubte meine Mutter, sie müsse den ganzen Film mit meinem Vater noch einmal sehen."

Impulsiver Selbstmordversuch

Als Stefan ohne Führerschein mit dem Auto einen Unfall baut, schluckt er aus Furcht vor den Folgen Tabletten, um sich umzubringen.

„Die Ärzte erklärten mir (der Mutter; A.d.A.) damals, es hätte keine Lebensgefahr bestanden. Es wäre nur eine Blitzidee von ihm gewesen, nur eine Panikreaktion, und nach der Behandlung wäre er wohl geheilt. ...Meine Tochter wollte mit 15 Jahren auch Tabletten schlucken.... Dann versuchte sie, sich die Pulsadern aufzuschneiden. Das haben wir natürlich verhindern können."

Stefan selbst beschreibt den Anlaß für den Selbstmordversuch so: *„Das war die schlimmste Zeit, die ich bis dahin erlebt hatte. Ich trauerte immer noch meiner ersten Freundin nach. Ich hatte Probleme auf der Arbeit, in der Familie, mit den Freunden, beim Fußball, und eine Gerichtsverhandlung wegen zwei gefährlicher Körperverletzungen stand noch offen. Ich hatte nichts von dem erreicht, was ich erreichen wollte. ... Ich fühlte mich nichts mehr wert. Mein Weg endete in einer Sackgasse.... Vor ein paar Minuten hatte ich mich von meiner zweiten Freundin getrennt.... Ich wußte gar nicht mehr, was ich machen sollte. Da kam mir der Gedanke: Nimm ein paar Tabletten, dann hast du es hinter dir.... Mir war es egal, ob ich lebte oder tot war."*

Trennungen und Übergänge gehören zu den Situationen, die bei Stefan stets zu einer Krise führen. Er verliert dann die Übersicht und wird völlig mut- und ratlos.

Diese Ausweglosigkeit ist bei allen ADHS-Jugendlichen zu finden, deren Leben mangels adäquater Behandlung aus den Fugen geraten ist. Sie wissen, daß etwas mit ihnen nicht stimmt, aber sie wissen nicht was und auch nicht, wie sie es ändern können.

Die behandelnden Ärzte machten sich nicht die Mühe, nach einem Grund für den Suizidversuch zu suchen oder eine psychiatrische Abklärung einzuleiten. Auch die Familie, zu der eine psychisch schwerkranke Schwester mit einem erheblichen Alkoholproblem und heftigen Eßstörungen im Alter von 17 Jahren und eine psychisch nur wenig belastbare Mutter gehören, wurde nicht unter die Lupe genommen.

Probleme mit dem Selbstbewußtsein

Seine schulischen Leistungen waren lange schlecht, nicht zuletzt infolge der Legasthenie, die erst in der dritten Klasse erkannt wurde. Erst als er an eine bestimmte Lehrerin gerät, geht es aufwärts.

„In der Hauptschule fand ich dann meinen Lernrhythmus. Das lag vor allem an einer Lehrerin, die sich sehr um mich kümmerte. Sie weckte meinen Ehrgeiz und innerhalb von zwei Jahren war ich Klassenbester...."

Der Übergang auf das Gymnasium führt zu neuen Problemen. Die Leistungen fallen wieder ab und die 11. Klasse schafft er auch beim zweiten Anlauf nicht. Das ist eine große Belastung für sein Selbstvertrauen, denn er hatte sich durchaus bemüht.

Als sicherstes Zeichen für Stefans niedriges Selbstwertgefühl sieht die Mutter sein Faible für teure und schnelle Autos.

„Bei Stefan mußte es von Anfang an ein GTI sein.... Er hat für sich selber eigentlich nicht das Wertgefühl... Er braucht die Blicke und die Aussagen von anderen."

Der Stiefvater und Rechtsanwalt interpretiert Stefans kriminelle Karriere so: *„Ich sage es ganz offen: Stefan hat eine ungeheure Dunkelziffer. In regelrechten Einbruchserien klaute er Autoradios, von dem Geld machte er große Sausen. ...Insgesamt hatte er etwa neun Verfahren wegen Körperverletzung...... Ich glaube, dahinter verbergen sich: Minderwertigkeitsgefühle und Angst. Stefan hat Angst vor der Konfrontation mit sich selbst."*

Gefühlsabstürze

Nach einem Fußballspiel, in dem Stefan glaubt, sein Bestes gegeben zu haben, sagt der Trainer zu ihm, er habe sich wie ein Kameradenschwein benommen. Das kränkt ihn sehr, er erlebt einen regelrechten Gefühlsabsturz.

„Ich war so traurig. Ich fühlte mich so verletzt. Er hatte mich Kameradenschwein genannt. Dabei war es für mich immer das Höchste, für die anderen einzutreten.... Ich hatte das schon einmal erlebt, wie ich war, wenn ich vor Wut heulte. Ich bin dann so extrem, daß ich gar nichts mehr sehe."

Trauer und Wut führen aber nie zum Nachdenken über seinen eigenen Anteil an dem Mißerfolg, sondern nur zu erneuter Aggression.

Der Einfluß der Clique

Freund Bashir, ein brutaler Schläger, wird für Stefan ab seinem 16. Lebensjahr Vorbild. Stefan beginnt außerdem mit dem Kampfsport Taekwondo und lernt sehr schnell, seinen gesamten Körper effektiv als Kampfmaschine einzusetzen.

„Der Kampfsport gab mir Selbstvertrauen oder was ich dafür hielt, und irgendwann haute ich dem ersten was vor die Birne, dann kam der zweite und dann kam der hundertste. Jeder, der was sagte, was mir nicht paßte, kriegte von mir auf's Maul. Ich ging aus jedem Kampf als Sieger hervor, und das baute mich immer mehr auf."

Stefan tritt einer Schlägerclique bei und profiliert sich gegen verfeindete Cliquen in wüsten Prügeleien, in denen er, wie es für ein ADHS typisch ist, seine eigene Kraft gar nicht einschätzen kann. *„Nur daß das, was ich als gleichberechtigte Strafe gedacht hatte, am Ende immer schlimmer ausfiel."*

Die Clique geht gezielt in Discos, um Schlägereien zu provozieren. Die Folgen für seine Zukunft sieht er mit keinem Blick. *„Mir tat's erst dann wieder leid, wenn die Szene zu Ende war.... Ich bin träumerisch durch die Welt weiter gelaufen und hab eigentlich nicht gesehen, was für Sachen ich eigentlich gemacht habe und was auf mich zukommen könnte dadurch."*

Kriminalität und der Kampf gegen die Langeweile

Stefan beginnt mit Seriendiebstahl, weil das gegen Regeln verstößt, die sein Stiefvater, der Anwalt, besonders hoch hält. *„Als Markenklamotten für uns wichtig wurden, haben wir die gezockt....Ich habe eigentlich immer Wege gesucht, wie ich mich den Regeln entziehen konnte.... So bin ich nach und nach in die Zockerszene hineingeraten."*

Die Einbrüche findet er aber auch spannend, er genießt sie geradezu.

„Das war immer so schön. Ich brauchte das manchmal, in ein Auto reinzugehen, dieses Kribbeln, es zu durchsuchen, zu erforschen, was für ein Radio drin ist und was sich sonst noch finden läßt. Es ist ein schönes Gefühl gewesen.... Innerhalb von einer Stunde holten wir acht Stück raus. ...

Erst nachdem ein Kumpel erwischt wird, hört er mit den Einbrüchen für eine Zeit lang auf, läßt sich dann aber in einem seelischen Tief wieder dazu überreden. Wieder sind die Auslöser eine Trennung und eine Übergangssituation.

Mangelndes Durchhaltevermögen

Nach der ersten abgebrochenen Ausbildung beginnt er eine Lehre in einer kleinen Konditorei. In dem Familienbetrieb gefällt es ihm zu Anfang gut, aber bald gibt es Probleme in der überbetrieblichen Ausbildung. Der Chef entläßt ihn, er wird aber von einer anderen Konditorei als Auszubildender übernommen.

Er selbst bedauert später sein mangelndes Durchhaltevermögen und macht es verantwortlich dafür, sein Traumziel, als Profifußballer zu spielen, nicht erreicht zu haben.

„Hätte ich damals mehr Geduld gehabt, wäre ich heute schon längst im Kader meiner Wunschmannschaft... Aber ich konnte nicht abwarten. Ich mußte immer alles sofort erreichen, so geht es mir auch heute noch.... Aber es ist schwer für mich, weil ich immer Unruhe im Bauch habe."

Erste Freiheitsstrafe

Inzwischen holt ihn die Vergangenheit ein. Mehrere Delikte werden zu einem Verfahren zusammengezogen. „Das Jugendgericht verurteilte mich wegen vorsätzlicher Körperverletzung und wegen Fahrens ohne Führerschein zu zwei Freiheitsarresten."

Wegen der Arreste muss er Fußballspiele am Wochenende absagen. Das trifft ihn sehr. Nachts in der Zelle hat er Angstzustände. „*Ich kann nicht eingesperrt sein. ... Mein Körper wehrt sich dagegen.... Und wenn ich dieses Gefühl bekomme, habe ich mich fast nicht mehr unter Kontrolle.*"

Neue Gewalttaten trotz bester Absichten

Er bekommt für die zwei gefährlichen Körperverletzungen 10 Monate auf Bewährung und will sich nicht mehr schlagen, kommt aber zufällig zu einer Prügelei hinzu. Einer mit Glatze will auf seinen Freund losgehen. „*Da schlug ich sofort zu....Und als dann auch noch eine Skin-Frau kam, die wollte ihm wohl helfen, sah ich schwarz und trat ihr in den Magen. Hinterher machte ich mir Vorwürfe, was ich getan hatte, denn eigentlich hatte ich mit diesem Kapitel abgeschlossen.*"

Er bekommt wieder eine Anzeige wegen Körperverletzung und entwickelt regelrechte Verfolgungsangst, daneben aber auch immense Gewaltphantasien. Seinen eigenen Anteil an der Situation sieht er hingegen noch immer nicht.

„*Die wollten mich hinter Gitter bringen. Und irgendwann hatte ich so viel Haß gegen das Gericht, gegen den Staat, gegen den Richter. Ich konnte in dieser Zeit Amokläufer verstehen. Früher hielt ich die für ein bißchen bescheuert. ... Aber manche wurden so weit getrieben, bis sie mordeten.*"

Er gerät erneut in eine Prügelei in einer Disco an dem Tag, als er die Anzeige für seine vermeintlich letzte Körperverletzung bekommt. Dabei verliert er wieder völlig die Kontrolle. Es wird aber auch klar, daß er nicht aus Bosheit zuschlägt, sondern weil er nicht anders kann. Seine schwache Impulskontrolle macht es ihm unmöglich, erst zu denken und dann zu handeln. Er kann auch seine grobe Kraft nicht dosieren, wenn er explodiert.

„*Als ich in der Anklageschrift las, daß er die Nase zigmal gebrochen hatte, tat es mir sehr leid.... Im Rückblick bin ich über mich selber erschrocken.*"

Er wird zu einer Gefängnisstrafe ohne Bewährung verurteilt. Seine Anwältin legt Berufung ein.

Stefan beantragt eine weibliche Bewährungshilfe, weil er glaubt, mit einer Frau besser reden zu können. Dem Antrag wird stattgegeben. Tatsächlich klappt die Kommunikation mit ihr.

„Ich merkte, daß sich einer für mich interessiert, und wenn ich das merke, dann versuche ich auch zu geben. Die Gespräche brachten mir sehr viel."

Späte Behandlungsversuche ohne Diagnose

Stefan läßt sich bereitwillig auf eine psychosoziale Betreuung im Jugendpsychiatrischen Institut ein und nimmt an einem Anti-Gewalt-Training teil. Der Anti-Gewalt-Trainer hält Stefan für einen „untypischen Schläger", weil er sehr viel mit dem Kopf regelt.

„Ihm schien Vieles bewußt zu sein, trotzdem geriet er in Situationen, in denen es aushakte. Zu diesen Situationen fand er keinen Zugang....

Er ist schneller, er machte auch den Eindruck, gewalttechnisch sehr erfahren zu sein. Aber er schlägt aus Angst, blinder Wut und weil er glaubt, anderen helfen zu müssen.... Er ist der Macher. Er bestimmt die Situation. Wenn man ihn abfragt, sagt er: Ich habe doch helfen müssen. ...Um zu retten, muß er zuhauen. Wenn er sich darüber im klaren ist, wird er Möglichkeiten finden müssen, nicht wieder in diese Helferrolle hineinzugeraten."

Stefan übt auf der Grundlage des Anti-Gewalt-Trainings und der psychologischen Gespräche neue Verhaltensmuster ein.

„Es gibt immer noch Situationen, in denen ich im ersten Augenblick denke: Soll ich oder soll ich nicht?... Ich beruhige mich selber, indem ich mir sage: Komm, Stefan, ruhig, ruhig! Oder meine innere Stimme mahnt mich: Hör mal, jetzt ist gut!...Aber es ist traurig, daß es so weit kommen mußte...".

Er setzt die innere Stimme ein, um seine Impulsivität zu bremsen, wie es im Verhaltenstraining im Sinne der Selbstinstruktion eingeübt wird.

Er bekommt Bewährung. Über den Richter schreibt er mit der für ein ADHS typischen Hypersensibilität: *„Auf meinen ersten Richter, den Meier, hatte ich so einen Haß. Aber dieser war ein Korrekter. Ich erkenne gute Menschen und schlechte Menschen. Bei den guten Menschen, die ehrlich denken und auch keine Vorurteile haben, akzeptiere ich auch, wenn sie mich kritisieren, solange sie ehrlich dabei sind, oder wenn sie sagen würden: Paß mal auf, hier ist echt keine Chance mehr, dir Bewährung zu geben. Ich merke, ob einer mir etwas will oder ob einer mir helfen will."*

ADHS-typische Entwicklung im Überblick

Ab Geburt: erhebliche Einschlafstörungen, anhaltende Schlafstörungen, Albträume, aus denen die Mutter ihn nicht wecken kann

Ab dem 3. Lebensjahr: auffällige Sprachentwicklungsverzögerung trotz guter Intelligenz, im Kindergarten aggressiv, ständig Aufmerksamkeit einfordernd,

Wutausbrüche, destruktives Spiel, schreit bei Ruhe laut auf, ausgeprägter Bewegungsdrang, geringe Konzentrationsfähigkeit, hohe Impulsivität, extreme Bezogenheit auf die Mutter, die ihn als sehr feinfühliges Problemkind beschreibt

Ab dem 7. Lebensjahr: extreme Personenbezogenheit, auch hinsichtlich seiner schulischen Leistungen, zunehmende Schulschwierigkeiten, ausgeprägter, zum Teil bizarrer Gerechtigkeitssinn, zunehmend aggressive Verhaltensweisen, gepaart mit Ängstlichkeit, kann keine Ordnung halten, kann keine Regeln einhalten

Ab dem 9. Lebensjahr: Legasthenie diagnostiziert, ständig in Prügeleien verwickelt, weil er glaubt, andere verteidigen oder beschützen zu müssen, Schulwechsel wegen Schulversagen

Ab dem 16. Lebensjahr: Seriendiebstahl, schwere Körperverletzung mit häufigen Polizei- und Gerichtskontakten, mehrere Verurteilungen, auf das Hier und Jetzt fixiert, lernt nicht aus Erfahrungen, kann gute Vorsätze nicht einhalten, schwere aggressive Entgleisungen, die er anschließend bedauert, kann seine Kraft nicht einschätzen, impulsiver Selbstmordversuch, ständig Unfälle

Sekundäre Störungen

Durch Aggression kompensierte Angststörung, schwere Störung des Sozialverhaltens

Wenig effektive Hilfe

Diese „Karriere" hätte wohl verhindert werden können, wären die so eindeutigen und stabilen Hinweise auf ein ADHS früh erkannt und Stefan rechtzeitig behandelt worden. Aber weder der jugendpsychiatrische Dienst noch die Richter und Anwälte, kein Bewährungshelfer und auch nicht der Anti-Gewalt-Trainer kannten offenbar dieses Störungsbild. Leider hat sich daran bis heute nicht viel geändert. Die Jugendgefängnisse fangen erst sehr langsam damit an, ihre Insassen auf ADHS zu untersuchen, obwohl es Studien gibt, z.B. von Prof. C. Adam in Köln, die bei bis zu 66% der sehr jungen Häftlinge mit ihren beeindruckenden Strafregistern zumindest eine Teilsymptomatik des ADHS gefunden haben.

Gewalt, wenn auch nicht immer so extrem wie bei Stefan, kommt bei ADHS deswegen so häufig vor, weil diese Jugendlichen an mangelnder Selbstkontrolle leiden. Winzige Kleinigkeiten genügen, um eine Explosion auszulösen. Bei Stefan konnte schon ein „schiefer" Blick eine Prügelei provozieren, vor allem in der Zeit, als der Stiefvater nach der Rückkehr von seinem Seitensprung erneut Regeln und Respekt einforderte.

C. Neuhaus beschreibt diesen Mangel der Selbstkontrolle folgendermaßen: „Wie das Kind mit ADHS **kann** der Jugendliche und junge Erwachsene es nicht aushalten, ungerecht behandelt zu werden. Er sieht weder die gesamte Situation mit allen Rahmenbedingungen noch seine „Schuld" an der Situation. Er sieht nur, daß er kritisiert wird. Der andere hat eine freche Lippe und – extrem emotional in der Situation, sieht er sofort rot und reagiert extrem."

In dem Anti-Gewalt-Training übt Stefan systematisch die Selbstregulation seiner Gefühle und Handlungen ein. Es gelingt ihm schließlich auch, neue Gewaltdelikte zu vermeiden. Aber er ist immer noch in Sorge, er könnte wieder explodieren.

„Trotzdem ist die Gewalt immer noch in mir. ... Die Gefahr, wieder Gewalt auszuüben, ist jeden Tag noch da. Obwohl ich sehr viel an mir gearbeitet habe, heißt es nicht, daß dieses Kapitel meines Lebens mit den letzten Sätzen dieses Buches abgeschlossen ist. Man sollte sich immer wieder mit sich selbst auseinandersetzen."

Eine zusätzlich zum Verhaltenstraining verabreichte medikamentöse Behandlung seines sehr wahrscheinlich vorliegenden ADHS würde ihm die Situation wohl leichter machen und die Gesellschaft mit größerer Sicherheit vor erneuten Gewaltakten schützen.

Einfluß instabiler Familienverhältnisse auf ein Kind mit ADHS

Für jedes Kind sind stabile Familienverhältnisse von großer Bedeutung für eine gesunde Entwicklung. Für ADHS-Kinder gilt das in besonderem Maße, weil sie mit Übergangssituationen, Trennungen und neuen Beziehungen nur sehr schwer zurecht kommen. Sie werden situationsabhängig noch verstörter und unleidlicher als sie ohnehin schon sind. Es kommt zu einer Wechselwirkung zwischen der Störung ADHS und dem gestörten Umfeld. Mit der Zunahme familiärer Risikofaktoren, und dabei steht eine Beziehungsstörung der Eltern an erster Stelle, nimmt auch regelhaft die Symptomatik eines ADHS zu. Es kommt neues, gravierendes Fehlverhalten hinzu, z.B. Diebstahlserien oder Prügeleien. Bei Mädchen entwickelt sich hingegen häufiger eine heftige Eßstörung. Diese Änderungen sind um so ausgeprägter, wenn der verbleibende Elternteil, in der Regel die Mutter, unter der Trennung sichtlich leidet oder gar depressiv wird. Studien haben gezeigt, daß eine psychische Störung der Mütter Kinder weit mehr belastet als eine des Vaters.

Die familiäre Instabilität nimmt ADHS-Kindern mehr noch als anderen Kindern die Orientierung und den Halt, ohne den sie gar nicht funktionieren können.

Ein weiteres großes Problem liegt darin, daß die Mutter-Kind-Beziehung bei ADHS-Kindern meist gestört ist. Die jahrelangen, vergeblichen Bemühungen, ein unbehandeltes ADHS-Kind zu angepaßtem Verhalten zu erziehen, hinterlassen bei Mutter und Kind natürlich Spuren. Die Mutter fühlt sich schuldig, weil es traditionell zu den Aufgaben der Frau gehört, gesunde Kinder zur Welt zu bringen und sie zu anständigen Mitgliedern der Gesellschaft zu erziehen. Erreicht sie dieses Ziel nicht, klagt sie sich selbst dafür an. Als Reaktion darauf reagiert sie mit vermehrtem Druck auf ihr Kind; manchmal verwöhnt sie es auch, indem sie nicht mehr auf der Einhaltung bestimmter Grenzen besteht. Es ist schwer für sie, die notwendige Distanz zu dem „Fehlverhalten" ihres Kindes zu wahren.

Bei der Mutter stehen Ohnmacht und eine allmählich wachsende Ablehnung im Vordergrund, bei dem Kind eine vermehrte Verlustangst gegenüber den Eltern aufgrund der zahllosen Auseinandersetzungen in der Vergangenheit. Das Kind spürt natürlich, daß es nicht vorbehaltlos geliebt wird, weil es nicht funktioniert und den Eltern immer wieder Kummer bereitet. Oft wird das ADHS-Kind auch direkt oder indirekt angeschuldigt, der Grund für die Trennung der Eltern zu sein. Da ADHS-Kinder oft genug gehört haben, daß sie an allem Schuld sind, nehmen sie diese Beschuldigung auch an und hassen sich selbst dafür.

Hinzu kommt, daß das Erziehungsverhalten gegenüber ADHS-Kindern oft von Inkonsequenz, Überdruß, Resignation, abnehmendem Interesse und exzessiven Strafaktionen geprägt ist und schon zu Betragensstörungen geführt hat. Wenn zu dieser äußerst schwierigen Hypothek noch der unterschwellig stets gefürchtete Verlust eines Elternteils hinzukommt, kann ein solches Kind eigentlich nur mit Kurzschlußhandlungen reagieren bis hin zum impulsiven Weglaufen oder einem Selbstmordversuch im Affekt. In einer solchen Situation verfestigt sich auch dissoziales Verhalten, das vorher in schwächerer Form schon vorlag. Das gilt insbesondere für den überwiegend impulsiv-hyperaktiven Typ. Bei ihm ist auch mit aggressiven Entgleisungen zu rechnen.

In sehr vielen der von uns untersuchten Fälle, bei denen es zum Eklat kam, war ein Trennungserlebnis vorangegangen. Meist handelte es sich um eine vorübergehende Trennung der Eltern oder um eine Scheidung, der sehr belastende Phasen mit Streitereien und nicht selten auch körperlicher Gewalt vorangingen. Der Verlust eines wie ambivalent auch immer besetzten Elternteils bedeutet ein einschneidendes Erlebnis und hinterläßt große Unsicherheit, auf die das ADHS-Kind auf typische Weise überreagiert, weil es Angst hat, auch vom zweiten Elternteil noch verlassen zu werden. Lediglich die regelmäßig prügelnden Elternteile hinterließen Erleichterung nach ihrem Weggehen.

Ganz kritisch wurde die Situation immer dann, wenn die Mutter nach der Scheidung mit einem neuen Partner aufwartete. ADHS-Kinder im Alter von 8 oder 9 Jahren verkraften das Eindringen eines Fremden in die nur mühsam und teilweise funktionierende Restfamilie einfach nicht. Ein 12jähriges, ausgeprägt hyperkinetisches Mädchen sagte bei einem Interview über den neuen Partner der Mutter: „Der hat mir überhaupt nichts zu sagen. Er nervt. Er soll endlich abhauen. Ich hasse ihn. Und ich hasse meine Mutter, weil sie diesen Typen hier anschleppt."

Auf solche Konstellationen reagieren unbehandelte ADHS-Kinder aufgrund ihrer mangelnden Selbstkontrolle, ihrer Impulsivität und ihrer extremen Stimmungsschwankungen mit Handlungen, deren Folgen sie gar nicht überschauen können.

Jürgens Vater verließ die Familie, als er selbst $1\,^1/_2$ Jahre alt war. Die Mutter, die ebenfalls unter einem ADHS leidet, hat in der Folgezeit wechselnde Partner. Als Jürgen acht Jahre alt ist, bekommt die Mutter ein weiteres Kind von einem neuen Partner, den Jürgen haßt. Auf die Geburt des Halbbruders reagiert er, der trotz guter Intelligenz die Sonderschule besucht, so aggressiv, daß die Mutter das Jugendamt einschaltet und auf einer Fremdunterbringung besteht. Sie sorgt sich um die Sicherheit des Neugeborenen. Jürgens ADHS wurde erst im frühen Erwachsenenalter erkannt.

Diesem Beispiel könnten zahlreiche weitere hinzugefügt werden. Solche oder ähnliche Berichte waren bei den Interviews mit alleinerziehenden Elternteilen absolut keine Seltenheit. Immer wurden die Entscheidungen impulsiv und unüberlegt getroffen, ohne daß die betroffenen Kinder die Folgen ihres Handelns auch nur ansatzweise bedacht hatten. Sie waren dennoch in jedem einzelnen Fall katastrophal, selbst wenn die Eltern oder Elternteile sich später sehr um die Kinder bemühten. Es scheint, daß nach dem „Durchbrennen der Sicherung" kaum noch eine Umkehr möglich ist.

Das Interview mit einem ehemaligen Punkrocker mit ADHS, der inzwischen in die bürgerliche Welt zurückgekehrt ist, macht die immense Bedeutung eines liebevollen und stabilen Elternhauses für die seelische und soziale Entwicklung eines Kindes mit ADHS besonders deutlich.

Zum Beispiel Mark

Mark ist auf dem Land groß geworden und verbrachte viel Zeit auf einem benachbarten Bauernhof, wo er bei der Ernte und der Viehversorgung helfen durfte. Das tat er mit großer Begeisterung, denn „bei uns zu Hause war es eher langweilig, da passiert halt nichts Großartiges in so einer normalen Familie."

Im Kindergarten war er sehr lebhaft, wurde aber nicht als störend empfunden, weil er jede Menge Ideen für Spiele hatte. Aber er hatte viele Unfälle, verletzte sich im Alter von fünf Jahren mit einem Messer das Auge, hatte ständig Blessuren durch Hinfallen, Fahrradunfälle, „die Knochen aufschürfen oder Räuber und Gendarm, da bin ich weggelaufen und in den Stacheldraht gerannt. Also, ich war sehr wild. Ich war immer in Aktion. Es war mir auch wichtig, daß was passiert. Ich hatte keine Lust auf Langeweile."

Die Schule verlief ohne dramatische Probleme. „Die Leistungen waren nie besonders gut, aber auch nie besonders schlecht. Ich bin immer so durchgekommen. Ich hatte jede Menge stabilisierender Faktoren. Rundum."

Die Orientierungsstufe absolvierte er im Nachbarort, zu dem er mit dem Bus pendelte. Er bekam eine Empfehlung für die Realschule. „Da bin dann auch hingegangen zusammen mit meiner jüngeren Schwester, die ältere war auf dem Gymnasium. Da war ich zwölf. Meine Schwester war Legasthenikerin, mit der hat meine Mutter gelernt. Ich habe des öfteren Briefe von der Schule bekommen, dreimal keine Hausaufgaben. Die Hausaufgaben habe ich, wenn überhaupt, auf dem Weg zur Schule oder in der Schule gemacht. Aber es gab natürlich ein paar Fächer, die ich nicht mochte, Physik und Mathe fand ich oft schlimm und die Lehrer, die ich hatte, waren auch nicht so toll. Wichtig war aber die Theater-AG von der 5. Klasse an. Diese Lehrerin hat wirklich Kreativität rausgekitzelt, dafür bin ich ihr heute noch dankbar."

Ab der 7. Klasse hat er nur noch Lehrer, die sein Interesse nicht halten können. Die Leistungen lassen nach. „Dann in der 9. Klasse mußte ich eine Ehrenrunde drehen aufgrund von Mathe und Physik und Französisch und in Deutsch hatte ich auch eine 5, da hatte ich auch keine Lust zu. Aufsätze waren in Ordnung, aber die Rechtschreibung nicht so."

Zu der Zeit, mit 14, fing das dann auch langsam an mit dem Punk. Meine damalige Schulfreundin, die mit mir zusammen Theater-AG gemacht hat, Marita, war die erste Punkrockerin, die ich kannte. Die und ihr Freund Max hatten so eine Art Vorbildfunktion für mich." Er gerät durch Zufall in die ersten Chaostage 1984 in Hannover und ist ganz begeistert. „Als ich die ganzen Punks da am Bahnhof sitzen sah, dachte ich: Mensch, ist das geil. Diese Provokation auf den Punkt zu bringen. Die, die ich kennen gelernt habe, waren alle total nett. Nicht dumpf und dämlich, sondern witzige und nette Leute."

Nach ein paar eher zufälligen Punkerlebnissen fühlte er sich ihnen allmählich zugehörig. Im Alter von 15 Jahren beginnt seine eigentliche Punkrock-Phase. In der Schule und zu Hause langweilt er sich. „Mit unserer Freizeit wußten wir auch nicht allzu viel anzufangen. Da hat man dann am Bahnhof gesessen und Bier getrunken, aber das fast jeden Tag. Das war, glaube ich, die gefährlichste Zeit, da stand ich kurz vor der Sucht, was Alkohol betrifft. Da wurde richtig gesoffen. Aber ich bin noch ganz normal zur Schule gegangen. Ich habe ganz selten geschwänzt, auch nie einen ganzen Tag, sondern stundenweise, wo ich dachte, da hast du jetzt keinen Bock drauf, das war in den meisten Fällen Physik oder Chemie."

Diese bedenkliche Phase der Langeweile und zunehmenden Leistungsverweigerung wird glücklicherweise durch Veränderungen in der Schule abgefangen. „Durch die Wiederholung der 9. Klasse habe ich ein paar wirklich gute Lehrer gekriegt. Da hat mir sogar Mathe Spaß gemacht. Die 9. Klasse habe ich dann im zweiten Anlauf geschafft und meine Punkrockparties nur noch nebenbei gefeiert. Am Wochenende bin ich eigentlich immer in Hannover gewesen, habe viel Zeit mit den ganzen Punks zusammen verbracht. Was man da macht? Man hängt zusammen rum, man unterhält sich über die Platten, die man gehört hat, es ist schon ein Rumhängen gewesen."

Mark sieht ganz klar, wie wichtig das Verhalten seiner Eltern damals für ihn war. „Meine Eltern haben immer gewußt, wenn sie mir einen Riegel vorlegen, dann kommt das Sturmlaufen. Ich bin ihnen heute noch dankbar, daß sie so offen waren."

Er beendet die Schule mit einem guten Realschulabschluß.

In der 10. Klasse hält er sich sehr viel in Hannover auf. Diese Zeit war für die Eltern besonders besorgniserregend. „Am Hauptbahnhof sitzen und Parties feiern, nur abhängen, saufen, rauchen, ein bißchen klauen gehört dazu, nicht wirklich schlimm, aber mal Kippen klauen war schon mit dabei.

Schlägereien gab es auch, regelmäßig. Mit den Feinden. Feinde waren Spießer und Faschos. Die Nazis haben 500 m von uns entfernt gesessen. Man lief sich da natürlich über den Weg, und das ging auch immer mit Provokation und Hauereien ab. Beide haben beide provoziert."

Drogen waren die ganze Zeit im Spiel. „Kiffen in erster Linie. In unserer Clique kaum Heroin. Es gab die Speed-Fraktion, das waren aber eher nicht die Bahnhofsleute, die hatten dafür keine Kohle. Hasch konnte man sich gerade noch so leisten, wir, die Ranzepunker am Bahnhof. Zwischendurch gab es dann ein paar Pillen, Rohypnol zusammen mit Koffies, damit das diesen Gegeneffekt hat, und dann noch ein paar Bierchen, das macht schon lustig. Auf jeden Fall fühlte man sich anders als sonst."

Im Laufe dieses Jahres erlebt er den drastischen sozialen Abstieg vieler seiner Bekannten durch Drogen, einige sterben auch.

„Durch die Nähe zum Bahnhof waren immer mal wieder welche dabei, die es auch härter getrieben haben, aber das sind dann auch gleich Junkies gewesen. Einer, das hat mich wirklich hart getroffen, Sven, hat Heroin immer abgelehnt, weil einen das kaputt macht. Wir haben die Leute um uns herum ja gesehen und wußten, daß das schief geht. Und dann hat Sven das wohl doch mal ausprobiert. Der war gleich tot. Ein paar von uns glauben, er hat einfach keinen Bock mehr gehabt. Zu der Zeit war er auch elend drauf. Er war eigentlich nur noch besoffen, komplett, hat gar nicht gearbeitet, hat in einem besetzten Haus gewohnt. Bei den anderen Leuten, die auf Heroin waren, hat man täglich damit gerechnet, daß das passiert. Aber nicht bei Sven."

Mark berichtet auch über verschiedene Punkrockszenen. „Da waren einmal die Leute am Bahnhof, die Ranzepunker, die sich ihren Tag daraus gemacht haben zu saufen und sonst gar nichts. Aber es gab auch die, die ein bißchen ideologisch waren und einen gewissen Anspruch hatten. Mit den politischen Leuten bin ich zusammen gesessen und habe Parties gefeiert, die waren einfach witziger. Da war ich garantiert nicht der einzige Hyperkinetiker. Die waren früher total schräg drauf, aber ganz viele von denen haben dann doch ihren Weg geschafft. Aber auch bei denen hat es einige gegeben, die über den Kamm gesprungen sind, gerade, was Drogen betrifft. Drogen sind immer ein ganz großes Ding bei denen gewesen. Alkoholismus ist ganz massiv dabei, es sind extrem viele Alkoholiker in der Szene."

Obwohl Mark so viel Zeit in der Szene verbringt, weiß er kaum etwas über das Privatleben oder die Probleme seiner Kumpels.

„Du erfährst insgesamt sehr wenig über die Leute, mit denen du da deine Zeit verbringst, weil die Geschichte, die sie haben, nicht das Wichtige ist, sondern eher das „Wir leben jetzt und hier". Es ist egal, was gestern war und es ist auch total scheißegal, was morgen ist. Das, was jetzt passiert, das ist wichtig."

Nach der Wiederholung der 9. Klasse absolviert Mark eine Ausbildung und schließt sie erfolgreich ab. Der Straßenpunk gehört danach im wesentlichen zur Vergangenheit.

Mark ist ausgiebig tätowiert. Auf die Frage nach den Gründen antwortet er:

„Tattoos habe ich, weil ich das saucool fand. Bei den Leuten in Hannover war einer dabei, der hatte sich eine klasse Tätowiermaschine selber gebaut mit allem drum und dran. Und im Zuge von Hepatitis, AIDS und so weiter war das natürlich hochgradig gefährlich. Mit dem haben wir dann Küchenparties gefeiert, man hat dann bei seiner Mutter in der Küche gesessen, und da hat er tätowiert."

Gelegentlich trifft er heute noch Leute aus seiner Punk-Zeit wieder, „aber das sind dann Zufallstreffer. Es ist nicht so, daß ich noch mal an den Bahnhof gehen würde. Das betrachte ich als eine Art Entwicklungsphase."

Mark ist sich ziemlich sicher, daß er viel mehr hätte schaffen können, wenn er sich in der Schule nicht so gelangweilt hätte. Trotzdem ist er einigermaßen zufrieden. Er hatte, wie er selbst sagt, „ nicht nur mit meinem Elternhaus großes Glück, sondern auch mit meinen sozialen Kontakten. Ich war nie Außenseiter, hatte immer Freunde, auch jetzt. Viele davon haben auch einen Knall. Sie sind fast alle künstlerisch was Besonderes. Alle reden total viel und schnell. Die sind halt alle ein bißchen schräg. Alles andere wäre auch langweilig."

Das Gefühl der Langeweile ist für Mark auch heute noch ein Problem.

„Ich kann natürlich gut mal einen ganzen Tag verbummeln, aber dann muß es auch wieder losgehen. Ich kann auch eine große Aufgabe übernehmen und sie gut machen, aber nur, wenn sie spannend ist. Wenn sie nicht spannend ist, dann bin ich eher ein bißchen halbherzig."

Auch Ordnung halten kann er bis heute nicht. „Unsere Wohnung ist aufgeräumt, da ist Britta hinterher, aber guck mal in mein Zimmer, sieh dir meinen Schreibtisch an, guck dir meinen Schreibtisch auf der Arbeit an, dann weißt du Bescheid. Das ist mein schwächster Punkt, wo mir auch Fehler passieren, weil ich dann die Übersicht verliere."

Mit Drogen, auch den legalen, hat er hingegen gar keine Schwierigkeiten mehr. „Ich habe mit 14 oder 15 angefangen zu rauchen, und ich habe zu der Zeit viel geraucht. Und auch schon tüchtig Bier getrunken. Das ist jetzt vorbei."

Rückblickend kommt er zu dem Schluß, daß seine Zukunft zwischen dem 14. und 16. Lebensjahr sehr gefährdet war und er es ohne die liberale Haltung seiner Eltern wohl kaum geschafft hätte.

„Wenn ich nicht so gefestigt gewesen wäre durch mein Elternhaus, hätte die Szene in Hannover schon ein Reinfall werden können. Absolut. Auf der Straße übernachten brauchte ich nicht. Ich konnte einfach immer nach Hause kommen. Meine Eltern waren immer da, wenn ich sie brauchte. Ich hätte auch gar keine Lust gehabt, auf der Straße zu leben oder im besetzten Haus. Ich habe gerne mal ein paar Nächte da verbracht, das war auch immer witzig, aber dann ging es immer wieder nach Hause. Ganz klar. Dafür hing ich viel zu sehr an meiner Familie."

ADHS-typische Entwicklung im Überblick

Im Kleinkindalter: sehr lebhaft und kreativ, kein Gefahrenbewußtsein, zahlreiche Unfälle, wildes Kind, immer in Aktion, langweilt sich schnell

Ab dem 7. Lebensjahr: leidliche Schulleistungen trotz erheblicher Aufmerksamkeitsstörungen, sehr personenbezogen, regelmäßig Hausaufgaben nur für die Lieblingslehrer, Rechtschreibprobleme, kann keine Ordnung halten, ist hochimpulsiv

12. Lebensjahr: Klassenwiederholung wegen schlechter Leistungen, weiterhin Probleme mit der Rechtschreibung, zunehmend Interesse an Fächern, die Kreativität erfordern, dabei keine Probleme mit der Aufmerksamkeit

Ab dem 14. Lebensjahr: Immenser Freiheitsdrang, dem die Eltern nachgeben, Ansätze zum Weglaufen von zu Hause, erheblicher Nikotin-, Haschisch- und Alkoholkonsum, experimentiert mit verschiedenen Drogen, Kampf gegen Langeweile, häufig in Prügeleien verwickelt, begeistert sich für Provokation, gelegentliches Schuleschwänzen, zunehmende Leistungsverweigerung, gelegentliche Diebstähle, fixiert auf das Hier und Jetzt

Ab dem 16. Lebensjahr: läßt sich unter hochriskanten Umständen ausgiebig tätowieren, schließt sich kreativen Leuten mit ähnlichem Temperament an, die ihren Weg aus der Punkszene suchen

Bis heute: Kann keine Ordnung halten, weder in seinem Zimmer noch auf seinem Schreibtisch, hat nach wie vor große Probleme mit der Aufmerksamkeit bei Aufgaben, die ihn langweilen

Nimmt die Störung zu?

In ärztlichen Vorträgen wird diese Frage meist verneint. Aber wie sollte sie nicht zunehmen, wo doch die kinderreichen Familien vornehmlich unter den sozial Schwächeren zu finden sind, bei denen sich auch die Risikofaktoren häufen. In den Vorstadtsiedlungen, wo bis zu 50% der Bewohner von der Sozialhilfe leben und der Risikofaktor Alkoholismus zur Tagesordnung gehört, leben garantiert zahllose Menschen mit einem unerkannten ADHS.

Risikofaktor sozialer Brennpunkt

Der Mannheimer Forscher Remschmidt fand 1996 in einer groß angelegten Studie deutliche Beziehungen zwischen einem ADHS und der sozialen Schicht (Unterschichtfamilien waren besonders häufig betroffen), männlichem Geschlecht, Störungen des Sozialverhaltens und hyperkinetischem Syndrom, wie das ADHS damals genannt wurde.

Klar ist auch, daß die Grundstörung ADHS und die schwierigen sozialen Verhältnisse sich in ihren Wirkungen potenzieren. Die dazugehörigen Auffälligkeiten wie schwache Schulleistungen, Schuleschwänzen, Drogenkonsum und kriminelle Karrieren gehören in sozialen Brennpunkten allerdings nicht zur Ausnahme und werden gar nicht mehr als Störung wahrgenommen. Und deswegen werden die ADHS-Kinder, die dort aufwachsen, auch nicht diagnostiziert. Sie dringen als Drogentote, Autoknacker, Gewalttäter oder jugendliche Intensivtäter ins bürgerliche Bewußtsein ein, nicht aber als behandlungsbedürftige Kinder und Jugendliche.

Risikofaktor gestörte Mutter-Kind-Bindung

R.A. Barkley, ein amerikanischer ADHS-Forscher, fand in einer Studie mit 100 hyperaktiven Kindern bei allen deutliche Hinweise auf ein gestörtes Mutter-Kind-Verhältnis, bei den 60 unauffälligen Kindern der Vergleichsgruppe war das Verhältnis nur in Ausnahmefällen gestört. Nach acht Jahren untersuchte er die inzwischen Jugendlichen erneut. Dabei zeigte sich, daß die Hyperaktiven weiterhin mehr Verhaltens- und Lernprobleme hatten als die Vergleichsgruppe. Die Kernsymptome Hyperaktivität, Impulsivität und Aufmerksamkeitsstörung waren weiterhin stark ausgeprägt. Die Mütter der hyperaktiven Jugendlichen berichteten über erhebliche familiäre Konflikte, während die betroffenen Jugendlichen selbst nicht öfter darüber berichteten als die Vergleichsgruppe. Die Beobachtung der Mutter-Kind-Beziehung ergab ausgesprochen kontrollierendes Verhalten und negative Bezugnahme von Seiten der Mütter der ADHS-Jugendlichen. Positive und bestärkende Maßnahmen waren stark vermindert. Auf Seiten der hyperaktiven Jugendlichen fiel eine feindselige und aggressive Grundhaltung gegenüber der Mutter auf.

Weitere Risikofaktoren

Das Risiko für dissoziale Handlungen steigt weiter durch die Orientierung an kriminellen Gleichaltrigen, frühen Drogenkonsum, berufliches und schulisches Versagen, soziale Ächtung und viele andere Faktoren. Vor allem aber ist zu bedenken, daß sozial schwache Eltern durch die gleichen Anlagefaktoren beeinträchtigt sein können wie ihre Kinder, also auch an einem ADHS leiden.

Gesichert ist, daß die Anhäufung von Risikofaktoren für dissoziales Verhalten bei gleichzeitig gegebenem ADHS mit oder ohne spezifische Lernstörung die Entwicklung einer dissozialen Verhaltensstörung wesentlich begünstigt.

Da ein unbehandeltes ADHS häufig zu schulischem und beruflichem Versagen führt, außerdem zu frühen „Selbstbehandlungsversuchen" mit Alkohol und Drogen, Impulsivkäufen, körperlichen Erkrankungen, schweren Depressionen und hoher Neigung zu Aggression, ist die Annahme, daß auch ADHS-Kinder aus soliden Familienverhältnissen in sozialen Brennpunkten enden können, mehr als eine wilde Hypothese. Und da ein ADHS erblich ist, dürfte es überdurchschnittlich häufig in diesen Brennpunkten vorkommen und sich auch überdurchschnittlich häufig replizieren bzw. durch den Risikofaktor „Alkohol während der Schwangerschaft" neu entwickeln.

ADHS und Jugendkriminalität

Zahlreiche Untersuchungen wurden durchgeführt zu den Faktoren, die bei der Entwicklung von Straffälligkeit eine Rolle spielen. Wie Th. Doreleijers, Den Haag, ausführt, gehören dazu in erster Linie Verwahrlosung, psychiatrische Störungen der Eltern, schwierige soziale und wirtschaftliche Verhältnisse, ein problembeladenes Umfeld wie z.B. das Leben in einem sozialen Brennpunkt, niedrige Intelligenz u.v.a.

All diese Faktoren können, müssen aber nicht gegeben sein, wenn ein Kind oder ein Jugendlicher mit einem ADHS straffällig wird. Die bisher vorliegenden wissenschaftlichen Fakten ergeben folgendes Bild.

Mehrere groß angelegte Studien haben gezeigt, daß 40% bis 50% der Kinder mit ADHS Verhaltensstörungen entwickeln. Dabei stellte man auch fest, daß diese Komplikation bei ADHS-Kindern aus problemlosen, intakten Familien seltener vorkommt, aber nicht ausgeschlossen ist. Hinzu kommt noch, daß Kinder mit ADHS oft unter speziellen Lernstörungen leiden und weniger Erfolge zu verbuchen haben. Die damit verbundene Frustration reicht auch bei einem Kind ohne ADHS schon aus, Verhaltensstörungen zu entwickeln.

Nun bedeutet Verhaltensstörung aber noch nicht automatisch Straffälligkeit. Forscher wie z.B. Manuzza haben herausgefunden, daß ADHD-Jungendliche stärker der Gefahr einer kriminellen Karriere ausgesetzt waren, wenn das unbehandelte ADHS bis ins Jugend- bzw. Erwachsenenalter fortbestand und die dissoziale Verhaltensstörung bereits im frühen Kindesalter begonnen hatte. Das war bei 50% der von Manuzza beobachteten 100 Jungen mit ADHS zwischen 12 und 16 Jahren der Fall. Von diesen 50% hatte wiederum die Hälfte Polizei- und Justizkontakte. Das ADHS führt also nicht per se zu kriminellem Verhalten; dafür ist die zusätzliche dissoziale Verhaltensstörung verantwortlich.

Eine umfassende Untersuchung von Moffitt (1990) zeigte ebenfalls, daß ein Viertel der Kinder und Jugendlichen mit ADHS straffällig wurde, und das in einem auffallend jungen Alter (11, 12 oder 13 Jahre).

In der Studie von Moser und Doreleijers im Jugendstrafvollzug hatte ein Drittel der 12- bis 14jährigen mit einer Erststraftat nachweislich ein ADHS, bei den 15- bis 17jährigen mit einer Erststraftat wurde die Störung nur bei jedem neunten Straftäter nachgewiesen. Außerdem hatten die Straftäter mit ADHS eine viel stärker belastete Vorgeschichte und ausgeprägtere Funktionseinschränkungen.

Bei dieser Studie zu ADHS in einem Jugendgefängnis in Den Haag fanden sich im Vergleich zu der Gruppe delinquenter Jugendlicher ohne ADHS folgende Unterschiede:

In der Vergangenheit	Kein ADHS	ADHS
Körperliche Gewalt	28%	71%
Stehlen	44%	79%
Problemverhalten in der Schule	39%	86%
Wutanfälle	31%	69%
Polizeikontakte	68%	93%
Disziplinprobleme	43%	77%
In der Gegenwart		
Problemverhalten in der Schule	50%	82%
Problemverhalten bei der Arbeit	20%	80%
Oppositionelles Verhalten	40%	87%
Anpassungsprobleme	24%	75%
„Kicksuchendes" Verhalten	35%	85%
Wutanfälle	19%	46%
Disziplinprobleme	59%	93%

Die Studienleiter untersuchten zwischen Dezember 1992 und Dezember 1993 insgesamt 108 jugendliche Straftäter in Den Haag (55% aller jugendlichen Delinquenten, die sich in diesem Zeitraum im dortigen Jugendgefängnis aufhielten). Es handelte sich fast ausschließlich um männliche Jugendliche (2 Mädchen). Bei 14% der Untersuchten fand sich ein ADHS nach den sehr strengen Diagnosekriterien des DSM-III (Diagnostic statistical manual, Abschnitt III). Nach den Kriterien des CAS (Child Assessment Schedule) waren 28% der Jugendlichen von einem ADHS betroffen. Die Eltern von 30% der Jugendlichen gaben erhebliche Aufmerksamkeitsprobleme in der Vergangenheit an. Die Delinquenten mit ADHS waren bei ihrer Ersttat insgesamt jünger als jene ohne ADHS, was wohl auf die mangelnde Impulskontrolle und die unkontrollierbaren Wutanfälle bei ADHS zurückzuführen ist.

Wie sieht nun ein solcher Straftäter mit ADHS aus? Nach Doreleijers ist „der jugendliche Delinquent ein auffallend junger Junge (12, 13 oder 14 Jahre), der impulsiv, ein Draufgänger ist. Er hat von klein auf Konzentrationsprobleme in der Schule und u.a. aufgrund dessen mäßige Lernerfolge. Zu Hause hat er – ebenfalls von klein auf – Konflikte mit den übrigen Familienmitgliedern, weil er ungehorsam ist, nicht warten kann, bis er an der Reihe ist, schnell aus der Haut fährt und mit seinem hektischen Verhalten für Irritationen sorgt. Er ist nicht in der Lage, Freundschaften zu schließen, wird schnell aggressiv, kennt keine Kompromisse, ist ein Loser. Er denkt verächtlich über sich selbst und läßt sich in der Hoffnung auf eine bessere soziale Position leicht von älteren Jungen mißbrauchen, die bösartig und darauf aus sind, die Wahrscheinlichkeit, dass sie selbst gefasst werden, dadurch zu verringern, dass sie den jugendlichen Draufgänger bei einem Einbruch oder Raub einsetzen."

Die Gefahr, von älteren Jungen für eigene Zwecke mißbraucht zu werden, besteht für alle ADHS-Kinder, weil sie nicht nur impulsiv, sondern im allgemeinen auch hilfsbereit und wagemutig sind und aufgrund ihrer Reifungsverzögerung die Folgen ihres Tuns gar nicht abschätzen können. Kommt zum ADHS aber eine dissoziale Störung hinzu, dann werden kriminelle Handlungen unter Umständen auch bewußt und in Kenntnis der möglichen Folgen ausgeführt. Nach Cantwell haben 40% der ADHS-Kinder auch im Erwachsenenalter noch Beschwerden in Form verschiedener sozial-emotionaler Probleme, während weitere 30% sich zu Erwachsenen mit schweren Persönlichkeitsstörungen und starkem Drogenmißbrauch entwickeln. Aufgrund dieser und weiterer Untersuchungen geht Doreleijers davon aus, daß sich „unter erwachsenen Häftlingen mit psychiatrischen Störungen viele ADHS-Personen befinden, bei denen diese Störung nie als solche identifiziert worden ist." Er schlägt deshalb vor, bei diesen Häftlingen eine Krankengeschichte sowohl durch Angaben des Betroffenen selbst als auch seiner Eltern und möglichst weiterer Bekannter, z.B. Nachbarn oder Lehrer, zu erheben und nach den typischen Auffälligkeiten für ADHS in der Säuglingszeit, Kindheit und Pubertät zu forschen. Er plädiert eindringlich für eine diagnostische Abklärung aller Kinder, die bereits im Kindergarten auffällig werden, weil nur die frühzeitige und richtige Behandlung sicher die Entwicklung einer dissozialen Verhaltensstörung und ein Abgleiten in die Kriminalität verhindern kann. Junge ADHS-Betroffene müssen seiner Ansicht nach mit einer Kombination aus medikamentöser Behandlung (Ritalin bzw. Medikinet oder Amphetamin) und speziellem Verhaltenstraining in der Schule begleitet werden, weil Kinder mit ADHS ein stark erhöhtes Risiko für unüberlegtes Handeln haben. Auch Elternschulung hält er für äußerst wichtig. Das gilt insbesondere, wenn in der Familie Faktoren vorliegen, die die Entwicklung einer antisozialen Verhaltensstörung begünstigen, z.B. eine psychiatrische Erkrankung, Gewalt und/oder Drogenmißbrauch (auch Alkohol) durch andere Familienmitglieder. Unbedingt sollten auch alle sehr jungen Tatverdächtigen auf ein ADHS hin untersucht und bei Bestätigung der Diagnose entsprechend behandelt werden. Schließlich ist eine intensive Versorgung bei Häftlingen angezeigt, die Drogen mißbrauchen und in deren Vorgeschichte hektisches Verhalten und Konzentrationsstörungen eine erhebliche Rolle gespielt haben.

Dieser Ansicht schließt sich auch R. Vermeiren aus Belgien an, der in einem Jugendgefängnis in Antwerpen 72 Häftlinge auf ADHS untersuchte. Nur zwei davon waren weiblich. Das Alter lag zwischen 12 und 17 Jahren. 30% hatten bereits eine Vorstrafe, etwa die Hälfte wegen Eigentumsdelikten, ein Viertel wegen der Kombination aus Gewalt und Eigentumsdelikten und jeweils 1/8 wegen Gewalttaten bzw. Drogenverkauf. Er wollte herausfinden, ob es Zeichen gibt, durch die sich Rückfalltäter früh identifizieren lassen. Dabei zeigte sich, daß die eigenen Angaben der Häftlinge dazu nicht geeignet waren, wohl aber die Angaben in den Elternfragebögen. Die Jugendlichen mit den höchsten Rückfallraten nach der Entlassung waren jene, die schon in früher Kindheit durch sprachliche Defizite und ausgeprägte Aggression in Verbindung mit Hyperaktivität, Impulsivität und Aufmerksamkeitsstörungen aufgefallen waren und in der Folge eine dissoziale Verhaltensstörung entwickelt hatten. Lediglich vier der ADHS-Betroffenen wiesen keine dissoziale Verhaltensstörung auf. Besonders hohe Rückfallraten waren mit zusätzlichem Drogenkonsum bei besonders jungen Tätern verbunden, da Drogenmißbrauch und Kriminalität im Sinne der Beschaffungskriminalität einander verstärken.

Auf den Lehrerfragebögen, die für 55 der Jugendlichen eingeholt werden konnten, ergaben sich in der Gruppe der Rückfalltäter ebenfalls deutliche Hinweise auf Konzentrations- und Verhaltensstörungen, häufiges Schuleschwänzen und mehrere Schulwechsel.

In der Gruppe der Rückfalltäter war bei elf Häftlingen ein ADHS diagnostiziert worden, in der Gruppe der nicht Rückfälligen hingegen nur bei fünf Personen.

Die geringsten Rückfallraten fanden sich bei jenen Jugendlichen, die ohne psychiatrische Auffälligkeiten waren. Sie vertreten wohl die große Gruppe der Jugendlichen, die nur gelegentlich während der Pubertät kleinere strafbare Handlungen begehen und sich danach völlig unauffällig entwickeln.

Aufgrund seiner Studienergebnisse kommt Vermeiren ebenfalls zu dem Schluß, daß Kriminalität bei ADHS-Kindern besonders früh beginnt und sich ohne Behandlung durch einen beständigen Charakter und zunehmende Schwere der Straftaten auszeichnet (persönliche Mitteilung).

Eine Untersuchung von Prof. Adam aus Köln in einer Jugendvollzugsanstalt ergab, daß bis zu 66% der Insassen eine Teilsymptomatik hyperkinetischer Störungen aufwies. 36% hatten dissoziales Verhalten und 27% eine dissoziale Persönlichkeitsstörung entwickelt, von der man erst nach Erreichen des 18. Lebensjahres spricht.

Die Befragung der Eltern dieser Jugendlichen ergab **in allen Fällen** den Beginn der ADHS-Symptomatik in der Vorschulzeit mit stetiger Zunahme.

Eine im August 2001 veröffentlichte Studie von Prof. M. Rösler vom Institut für gerichtliche Psychologie und Psychiatrie der Universitätsklinik Homburg-Saar liefert endlich auch Zahlen für Deutschland und belegt, daß das kriminelle Verhalten von Menschen mit unbehandeltem ADHS sich nicht auf die Jugendzeit beschränkt. Er untersuchte 244 Gefangene einer Justizvollzugsanstalt, 134 Patienten aus gerichtspsychiatrischen Kliniken, 677 Gutachtenfälle und 167 unauffällige Kontrollpersonen auf ein ADHS. Das mittlere Alter lag zwischen 34 und 39 Jahren. Es handelte sich ausschließlich um Männer. Die Diagnose wurde durch Analyse der ADHS-Symptome in der Kindheit mittels Wender Utah Rating Scale (WURS) gestellt. Dabei handelt es sich um einen international anerkannten diagnostischen Fragebogen mit 61 Fragen, die an deutsche Verhältnisse angepaßt wurden. Ein Wert von 47 oder mehr gilt als hochverdächtig für ein typisches ADHS.

Der Studienleiter teilte die Fälle nach Straftat in Gruppen ein und fand folgende Auffälligkeiten. Probanden, die gegen verkehrsrechtliche Bestimmungen verstoßen hatten, zeigten relativ niedrige WURS-Werte. „Leicht erhöhte Werte für kindliche HKS-Symptome wurden bei Betrügern und Personen gefunden, denen Tötungsdelikte zur Last lagen. Bei Raubdelinquenten, Sexualstraftätern und Personen, die gegen das Betäubungsmittelgesetz verstoßen hatten, konnten wir einen sprunghaften Anstieg der kindlichen HKS-Symptome beobachten." Je höher die WURS-Werte, desto höher lag auch die Zahl der Vorstrafen, während das Alter zu Beginn der kriminellen Karriere deutlich niedriger lag als bei Straftätern ohne ADHS.

Im einzelnen fand Prof. Rösler folgende Zahlen:

Straftat	Prozentsatz ADHS
Verkehrsdelikte	13%
Tötungsdelikte	22%
Drogendelikte	29%
Sexualstraftaten	31%
Raub	35%

Der Studienleiter kommt aufgrund seiner Ergebnisse zu dem Schluß, daß nicht nur die Wahrscheinlichkeit einer kriminellen Karriere bei unbehandelten ADHS-Kindern und -Jugendlichen höher ist. „Vielmehr steuert das Ausmaß des kindlichen HKS auch das Eintrittsalter in die Delinquenz. Je ausgeprägter das HKS, umso jünger ist das Delinquenzeintrittsalter." Ganz in Übereinstimmung mit anderen großen und seriös durchgeführten deutschen Studien, z.B. von Lay, fand auch Prof. Rösler, daß ein ADHS auch ein höheres Risiko für Rückfalltaten darstellt. Er weist nachdrücklich darauf hin, daß bei ca. einem Drittel aller Straftäter, die Sexual-, Drogen- und Raubdelikte begangen hatten, ein schweres ADHS vorlag und kommt zu dem Schluß, daß es höchste Zeit wird, diese Fakten zur Kenntnis zu nehmen und entsprechend in der Vorbeugung von Jugendkriminalität umzusetzen. Die sich immer deutlicher abzeichnenden Zusammenhänge zwischen ADHS im Kindes- und Erwachsenenalter, sozialem Mißerfolg, Randständigkeit und Straffälligkeit macht effektive vorbeugende Maßnahmen dringend erforderlich. Der Autor geht davon aus, daß eine frühe Erkennung des ADHS und eine konsequente, langfristige medikamentöse und psychotherapeutische Behandlung bei schwer auffälligen Kindern die Wahrscheinlichkeit späterer Fehlentwicklungen wesentlich vermindern würde. Er vertritt auch die Ansicht, daß bei konsequenter Behandlung eines bereits straffällig gewordenen Jugendlichen noch die Chance einer Umkehr besteht.

Spezielle Probleme mit der Impulsivität, Hyperaktivität und der Langeweile

Weglaufen aus dem Unterricht und Schule schwänzen

Die Kombination aus Langeweile, Frustration, innerer Unrast und hoher Impulsivität führt am häufigsten zum Weglaufen aus dem Unterricht.

Selbst für mäßig betroffene Kinder und Jugendliche kann der Unterricht zur Qual werden. Ein Mädchen mit ADHS formulierte es in einem Interview so: „In Physik habe ich erfahren, daß Langeweile physisch weh tun kann. Ich hätte heulen können vor Langeweile, besonders, wenn Versuche aufgebaut wurden, um etwas zu beweisen, was dann doch nie klappte. Als ich etwas mutiger wurde, habe ich dann unter der Bank Bücher gelesen oder mit dem Deutschaufsatz angefangen. Dann war es dann auszuhalten. Nach meiner Physiknote fragen Sie aber besser nicht."

Schwer betroffene Kinder, insbesondere jene, bei denen Impulsivität und Hyperkinetik im Vordergrund stehen, können diese Selbstdisziplin nicht aufbringen. Sie können es tatsächlich nicht. Wenn bei ihnen die Langeweile „physisch weh tut", rasten sie regelrecht aus. Sie springen auf, schreien ihr Unbehagen heraus, werfen Bücher auf den Boden, trommeln mit den Fäusten auf die Schulbank oder rennen auf den Schulhof. Die kleine Lena schloß sich in solchen Momenten in der Schultoilette ein und ließ sich nur durch ihre Mutter dazu überreden, wieder herauszukommen, weil sie dann mit ihr nach Hause gehen durfte.

Solches Verhalten zieht natürlich einen Verweis oder eine Strafe nach sich, oft auch eine Meldung beim Direktor. Dort wird dann die übliche Gardinenpredigt gehalten, die bei diesen Kindern gar nichts bringt und die sie gründlich hassen. Sie können sich ohne Therapie einfach nicht anders verhalten. Deswegen kommt auf die Frage des Lehrers oder Direktors nach dem Grund für ihr Ausrasten auch stereotyp die Antwort: „Ich weiß nicht." Und das glaubt ihnen keiner, obwohl es die reine Wahrheit ist. Die Kinder wissen nicht, daß sie an einer Hirnstoffwechselstörung leiden, die für ihr unangemessenes Verhalten verantwortlich ist. Leider, leider wissen die meisten Lehrer das auch nicht.

Die zornigen oder resignativen Reaktionen auf Seiten der Lehrer sind dann oft der Anlaß für ADHS-Kinder, impulsiv aus dem Unterricht fort und nach Hause zu laufen. Sie halten die Spannung, die sie in der Klasse mit ihrem Verhalten erzeugen, und die tiefe Frustration einfach nicht länger aus. Wenn man versucht, sich in ein solches Kind hineinzuversetzen, erahnt man vielleicht ein bißchen von dem Hexenkessel, der in ihm brodelt.

Zunächst haben ADHS-Kinder in der Schule schnell den Stempel, dumm und/ oder faul zu sein. Für solche Kinder interessieren die Lehrer sich nicht allzu sehr.

Da die Kinder aber durch störendes Verhalten auffallen, glauben die Lehrer, sie wollten Aufmerksamkeit erregen oder sich für Ermahnungen und Strafen rächen und reagieren entsprechend ablehnend.

Zum Beispiel Lasse

Lasse ist 10 Jahre alt. Er hat zu Hause unter Qualen seine Hausaufgaben gemacht, unter anderem, weil ihm das Schreiben mit dem Füller noch immer große Mühe bereitet. Ein guter Teil seiner Freizeit ist dabei aufgebraucht worden, in der andere Kinder draußen spielen durften. Außerdem konnte er am Vorabend lange nicht einschlafen und ist entsprechend müde. Nun sitzt er in der Schule und kann sich nicht mehr daran erinnern, was er gelernt hat. Der Lehrer spricht über Dinge, die für Lasse neu sind, für die anderen Kinder hingegen bekannt.

Lasse versucht verzweifelt, sich zu erinnern und zu konzentrieren, seine Gedanken schweifen aber immer wieder ab. Er wird aufgerufen und weiß die Antwort nicht, weil er schon die Frage gar nicht mitbekommen oder er das Gelernte wirklich vollkommen vergessen hat. Er sieht den Lehrer mit leerem Blick an, der Lehrer seufzt und sagt: „Na, das wäre ja auch ein Wunder gewesen...." und ruft einen anderen Schüler auf, der die Antwort mühelos hersagen kann. Lasse ist zutiefst beschämt und davon überzeugt, wirklich sehr dumm zu sein. Er grübelt darüber nach, warum die anderen die Antworten wissen und er nicht, obwohl er doch viel länger an den Schularbeiten sitzt. Dabei kippelt er heftig mit den Stuhl, der einmal fast umfällt, was ihm eine weitere Zurechtweisung des Lehrers einträgt, die fünfte oder sechste in dieser Stunde.

Durch das Grübeln ist er noch stärker vom Unterricht abgelenkt als durch sein ADHS allein, so daß er auch die zweite Frage des Lehrers an ihn nicht mitbekommt. Die Situation wiederholt sich. Der Lehrer fragt verärgert: „Hast du dich denn gar nicht vorbereitet?" Lasse ist nun alles zugleich: Überrascht von der Ansprache, verwirrt, weil er in Gedanken ganz woanders war, verzweifelt, weil er wieder versagt hat und wütend, weil er so viel Zeit mit den Hausaufgaben verbracht hat und sich vom Lehrer ungerecht behandelt fühlt. Die Tränen schießen ihm in die Augen, aber niemand soll sehen, daß er weint. Also läßt er alles stehen und liegen und rennt aus der Klasse nach Hause. Dort öffnet ihm aber niemand, weil die Mutter halbtags arbeitet. Sein Schlüssel ist in seiner Tasche in der Schule, aber dorthin will er auf keinen Fall zurück. Also stromert er durch die Gegend, bis die Mutter zwei Stunden später nach Hause kommt.

Lasse hat sich inzwischen etwas beruhigt und erzählt der Mutter von dem Vorfall. Er erklärt auch entschlossen, daß er nicht wieder zur Schule geht, zumindest nicht in diese. Die Mutter redet ihm gut zu, holt seine Sachen aus der Schule und will mit ihrem Sohn Hausaufgaben machen. Lasse sagt, er habe nichts auf. Die

Mutter telephoniert mit einem Klassenkameraden und bringt die Hausaufgaben in Erfahrung. Auch sie ist inzwischen genervt und sagt zu Lasse, er solle sie nicht anlügen und endlich lernen, seine Hausaufgaben zu notieren. Lasse kriegt einen Wutanfall und schreit, er habe nicht gelogen, er sei schließlich vor dem Ende der Stunde weggelaufen. Und dann steigert er sich immer weiter in seine Wut hinein und brüllt: „Ich gehe da sowieso nicht mehr hin. Nie mehr. Ich geh nicht mehr in diese Scheiß Schule. Die Scheiß Lehrer hassen mich sowieso alle." Und damit hat er gar nicht Unrecht, denn ohne Lasse ist der Unterricht wesentlich einfacher.

Lasse knallt die Tür zu und trampelt in ohnmächtiger Wut auf den Legosteinen seines kleinen Bruders herum. Er fühlt sich elend und allein gelassen. Er haßt den Unterricht, die Lehrer und auch seine Mutter, die sich auf die Seite der Lehrer stellt und ihn nicht versteht. Langsam beruhigt er sich, dann setzt er sich auf die zertrampelten Legosteine und weint darüber, daß er dumm und faul ist und eine Nervensäge obendrein.

In dieser Verfassung ist Lasse jeden Tag mindestens einmal, meist jedoch öfter. Es ist also nur natürlich, daß er allmählich richtige Angst vor der Schule hat, weil er die beschämenden und frustrierenden Situationen längst voraussieht. Deswegen beginnt er, Fächer, in denen er besondere Schwierigkeiten mit der Aufmerksamkeit hat, gezielt zu schwänzen. Der Lehrer ist heilfroh, daß der Störenfried eine Weile nicht kommt und meldet den Eltern das Ausbleiben nicht. Das Ende vom Lied: Lasse wird nicht versetzt – ein neuer Schlag für sein Selbstbewußtsein.

Glücklicherweise wurde Lasses ADHS kurz danach diagnostiziert und behandelt. Sein Intelligenzquotient liegt knapp unter dem Wert für Hochbegabte. Er geht jetzt gern zur Schule und erbringt gute Leistungen. Für ihn kam die Hilfe gerade noch rechtzeitig.

Weglaufen aus dem Unterricht und Schule-Schwänzen aus „Null-Bock"-Mentalität

Das Schuleschwänzen aus Angst muß natürlich strikt getrennt werden vom Schuleschwänzen aus Langeweile oder „Null Bock". Letzteres ist immer ein frühes und gravierendes Zeichen für die Entwicklung einer dissozialen Verhaltensstörung.

Zum Beispiel Sabine

Sabine war schon als Kleinkind ungewöhnlich unkonzentriert und ablenkbar. Sie bezeichnet sich selbst als „Schulversager" und hatte wegen ihrer mangelhaften Leistungen erhebliche Probleme mit ihren Eltern und den Lehrern. Lediglich der Kunst- und der Musiklehrer beklagten sich nicht: In ihren Fächern heimste Sabine regelmäßig Einser ein und beteiligte sich rege und interessiert am Unterricht.

Die Schule wurde für sie immer mehr zur Plage; sie begann zu schwänzen und im Alter von 15 Jahren, Haschisch zu rauchen. In den folgenden Monaten kamen gelegentlich LSD und Kokain hinzu.

Sabine ging nur noch sporadisch zur Schule, brach den Schulbesuch ein Jahr vor dem Abitur ganz ab und begann mit Unterstützung der geduldigen Eltern eine Ausbildung als Graphikerin. Obwohl sie drei mal die Lehrstelle wechselte, schaffte sie den Abschluß. Die mündliche Beteiligung am Unterricht war gleich Null, aber ihre hohe Kreativität rettete die Prüfungen.

Mit 20 Jahren begann ihr Heroinkunsum. Das Geld für die Drogen besorgte sie sich mittels Beschaffungskriminalität, die ihr drei Haftstrafen eintrug. Insgesamt verbrachte die ungewöhnlich kreative und intelligente junge Frau vier Jahre im Gefängnis. Nach der Entlassung begann sie jedesmal sofort wieder, Heroin zu spritzen. Eine Arbeitsstelle fand sie nicht mehr.

Bald nach Aufnahme in das Methadonprogramm im Jahre 1995 stabilisierte sich Sabines Zustand, sie bekam wieder Arbeit und heiratete auch. Sie litt aber weiterhin unter Konzentrationsstörungen, hoher Ablenkbarkeit und ausgeprägten Stimmungsschwankungen, so daß der Arzt ihre Eltern ausführlich nach Auffälligkeiten in Sabines Kindheit befragte. Da sich sehr viele Hinweise auf ein ADHS ergaben, ließ er Sabine testen. Nach Bestätigung der Diagnose ADHS gab er ihr zusätzlich zu dem Substitutionsmittel Subutex auch – in kleinen Dosen über den Tag verteilt – Ritalin. Darunter stabilisierte sich Sabines Zustand. Die Subutex-Dosis konnte reduziert werden, die Stimmungsschwankungen gingen zurück, ihre Leistungen im Beruf besserten sich und als Folge davon auch ihr Selbstbewußtsein. Die jetzt 37jährige Frau fühlt sich zum ersten Mal in ihrem Leben rundum wohl.

Sie hat den Weg in ein geordnetes Leben noch einmal geschafft, weil ihre Begabung aureichte, um trotz früher Schulverweigerung und Problemen mit den Lehrstellen noch eine abgeschlossene Ausbildung zu erreichen. Menschen mit weniger Talent wären wohl auf der Strecke geblieben.

Autoaggressive Handlungen

Das stetige Gefühl der Unrast, die zunehmenden Auseinandersetzungen mit den Eltern, Lehrern und den als Vorbilder hingestellten Geschwistern und Klassenkameraden führt spätestens in der Pubertät zu heftigen Spannungen, die abgeführt werden müssen. Dazu werden die erstaunlichsten Maßnahmen ergriffen und zum Teil in feste Rituale eingebunden.

Am häufigsten kommt das Tätowieren mit einer Rasierklinge vor, bei Mädchen ebenso wie bei Jungen. Eine spät diagnostizierte und behandelte junge Frau mit ADHS erklärte das bei einem Interview folgendermaßen: „Es war wohl so, daß ich den inneren Schmerz sichtbar machen wollte. Es sollte außen so aussehen wie innen. Aber es war auch Erleichterung, den Schmerz habe ich nicht negativ erlebt. Ich schlitze auch heute noch gelegentlich, wenn es mir sehr schlecht geht. Aber das ist nur noch selten der Fall."

Der Kinder- und Jugendpsychiater Prof. Klaus Resch beschreibt die Situation vor dem „Schlitzen" im Deutschen Ärzteblatt folgendermaßen: „Ein immer unbändiger werdender Wunsch beherrscht das Bewußtsein, verbindet sich mit vitalem Leeregefühl und Benommenheit: Sich schneiden, um dies alles zu beenden! Es kommt zur Selbstentfremdung im Sinne von Depersonalisation und Derealisation. Das Selbst wird dabei in einen wahrnehmenden und einen handelnden Teil aufgespalten. Die Zunahme des Spannungsgefühls führt zu weiteren dissoziativen Erlebnisweisen mit Trancezuständen, Amnesien, Körpergefühls- und Bewegungsstörungen. Die entscheidende Phase der tatsächlichen Umsetzung in die Gewebeschädigung wird häufig von Amnesie und Analgesie begleitet. Der Schnitt wird gesetzt. Während das Blut rinnt, fühlt der Patient ein Gefühl der Erleichterung und des Wohlbefindens. Er erlebt ein kurzes personales Erwachen. Das Spannungsgefühl erscheint momemtan wie gelöscht. Zunehmend bauen sich jedoch negative Gefühle des Ekels, der Scham und Schuld wieder auf. Angst vor entstellenden Narben und vor dem negativen Echo der Umgebung unterbrechen das erleichternde Gefühl. Der Circulus vitiosus wird erneut aufgeladen." Er weist auch darauf hin, daß Selbstverletzung das Ausmaß einer Sucht annehmen kann. Die Spannungsabfuhr durch Selbstverletzung scheint also ebenso wie Drogenkonsum dem Versuch einer Selbstbehandlung zu entsprechen.

C. Neuhaus weist nachhaltig darauf hin, daß die Abgrenzung einer Psychose von einem schweren ADHS mitunter nur durch sorgfältige Beobachtung gelingt. „Gerade in der Pubertät und im jungen Erwachsenenalter gibt es bei ADHS in der Verzweiflung auch mal ‚psychotisch anmutende Exzesse'; sie treten ohne Halluzinationen, magisches Denken und lockere Assoziationen auf, aber mit Vorstellungen ‚ganz eigener Art' und mit impulsivem Hineinsteigern."

Die Selbstverletzung könnte dazu ebenfalls passen.

Ohrringe werden selbst an den empfindlichsten Körperstellen angebracht, Nase, Augenbrauen, Augenlider, Lippen, Zunge, Brustwarzen, Bauchnabel, Schamlippen, Vorhaut. Nichts ist zu extrem, um gegen die inneren Spannungen anzugehen.

Manchmal steht aber hinter dem abstrus angebrachten Schmuck auch ein anderes Motiv. Manche Jugendlichen mit ADHS sind davon überzeugt, daß ihr Äußeres für ihre Schwierigkeiten verantwortlich ist und versuchen, dieses mit Schmuck zu verbessern. Sie wollen ja gefallen und verstehen nicht, warum ihnen das nicht gelingt.

Besonders bei Mädchen mit ADHS nimmt der Wunsch nach einem schöneren Körper nicht selten die Form einer heftigen Eßstörung an. Eines der Mädchen mit ADHS, die wir interviewten, begann bei einem Gewicht von 49 kg bei 163 cm Körperlänge mit einer Null-Diät, die sie drei Wochen durchhielt. Danach stopfte sie sich voll, erbrach alles wieder und entwickelte nach und nach das Vollbild einer Bulimie. Um sich für die Freßattacken zu strafen, trieb sie exzessiv Sport und ging danach jeden Abend noch eine Stunde joggen.

Bei anderen steht der Wunsch nach Zugehörigkeit zu einer bestimmten Gruppe, z.B. den Punks, im Vordergrund der Motive. Das sind diejenigen, die sich Sicherheitsnadeln durch die Wangen, die Nase oder die Ohrmuscheln ziehen, auch wenn sich die Stellen immer wieder entzünden. Diese Jugendlichen, die nie das Gefühl hatten, irgendwo dazuzugehören, versuchen auf diese Weise, zumindest äußerlich Teil einer Gruppe zu werden.

Manchmal werden diese selbstdestruktiven Handlungen aber auch vorgenommen, um das quälende Gefühl der Langeweile zu vertreiben oder als schiere Provokation.

Wieder andere kauen an ihren Fingernägeln, bis die Fingerkuppen bluten, weil sie die inneren Unruhe anders nicht ertragen, oder reißen ständig an den Haaren.

Impulsive Selbstmordversuche

Angelika hatte die Realschule trotz ihrer in der Pubertät weiter zunehmenden Aufmerksamkeitsstörungen noch durchgestanden, wenn auch mit großen Problemen und magerem Ergebnis. Die Lehrer hatten viel Verständnis für ihre Unruhe gezeigt und ihr erlaubt, in der letzten Reihe zu sitzen und während des Unterrichts aufzustehen, wenn sie es nicht mehr auf dem Stuhl aushielt.

Nach der mittleren Reife hatte sie nur noch einen Gedanken: Weg von zu Hause. Die Kämpfe mit dem verhaßten, prügelnden Stiefvater um jede Kleinigkeit, die impulsiven Ohrfeigen der selbst betroffenen Mutter, der ewige Streit der Eltern untereinander, all das hatte sie satt. Sie bewarb sich in einem Krankenhaus um eine Ausbildungsstelle zur Krankenschwester, weil sie im angegliederten Schwesternheim als Schülerin wohnen konnte. Geschafft, dachte sie erleichtert, aber das war ein Fehlschluß.

Zum einen mußte sie ihr Zimmer mit einer Mitschülerin teilen. Das führte zu Problemen, weil Angelika schon seit Kindertagen schwere Einschlafstörungen hatte und abends noch lange las. Das Licht störte ihre Zimmergenossin. Außerdem rauchte Angelika bereits bis zu zwei Schachteln Zigaretten am Tag, wodurch ihre nicht rauchende Mitbewohnerin sich verständlicherweise ebenfalls gestört fühlte.

Zum zweiten herrschten in dem Schwesternheim eiserne Regeln. Licht aus um 22.00 Uhr, kein Besuch auf dem Zimmer, feste Schul- und Stationszeiten, Ausgang nur mit Genehmigung, Regelverstöße wurden streng sanktioniert. Sehr bald fühlte Angelika sich wie im Gefängnis und hatte ein unbändiges Bedürfnis, auszubrechen. Ihr Freiheits- und Bewegungsdrang wurden täglich stärker. Sie ging deshalb abends auch ohne Erlaubnis weg. Von diesen Ausgängen kam sie aufgrund ihres mangelhaft ausgebildeten Zeitgefühls ständig nach 22 Uhr zurück. Nach 3 Verwarnungen wurde ihr Ausbildungsverhältnis beendet. Eine Riesenauseinandersetzung mit den Eltern blieb natürlich nicht aus.

Sie bewarb sich bei einem anderen Krankenhaus, wurde angenommen und bekam dort ein Einzelzimmer. Das hielt sie für einen großen Fortschritt, wurde jedoch bald eines Besseren belehrt. Die Aufsichtsschwester, die für die Betreuung der Schwesternschülerinnen zuständig war, ging um 22.00 Uhr durch alle Zimmer, betete mit ihren Schützlingen und löschte das Licht. Danach drehte sie regelmäßig Kontrollrunden, um diejenigen zu erwischen, die das Licht wieder angeschaltet hatten. Also lag Angelika wach und unruhig im Dunkel und grübelte.

Zu grübeln gab es reichlich. Sie war zu der Erkenntnis gelangt, daß sie für den Beruf der Krankenschwester ungeeignet war; die körperliche Nähe zu den Patienten war ihr ausgesprochen unangenehm. Ihr fiel aber keine andere Ausbildung ein, bei der man außerhalb des Elternhauses wohnen konnte, und dorthin wollte sie auf keinen Fall zurück. In dem Heim fühlte sie sich aber auch extrem unwohl und gefangen. Also begann sie wieder damit, sich direkt von der Station aus wegzuschleichen, um auf ihren einsamen Spaziergängen nach einer Lösung für ihre Probleme zu suchen. Natürlich wurde sie wieder erwischt und streng verwarnt. Sie fühlte sich immer unfreier und fing an, die Patienten, ihren Job, ihr Zimmer, die Vorschriften, vor allem aber die Aufsichtsschwester aus tiefster Seele zu hassen. Die Schulschwester haßte Angelika ihrerseits, weil sie „noch nie eine so renitente Schülerin" gehabt hatte. Als sie Angelika erneut erwischte, als sie weit nach der vorgeschriebenen Zeit in das Heim zurückkam, meldete sie das der Oberschwester, die am nächsten Tag fristlos das Ausbildungsverhältnis kündigte. Die Eltern würden ihre Tochter noch am gleichen Abend abholen.

Angelika nickte und sagte, sie würde packen. Dann ging sie in ihr Zimmer, schloß ab und nahm zwei Packungen Valium, die sie wegen ihrer Schlafstörungen schon vorher hatte mitgehen lassen. Die Schulschwester fand sie einige Zeit später. Sie wurde verarztet und einem Psychiater vorgestellt. Auf die Frage nach dem Grund für ihren Selbstmordversuch antwortete sie: „Weil hier kein Platz für mich ist." Der Psychiater wiegelte ab: „Es gibt doch auch noch andere Krankenhäuser." „Nein", sagt sie, „ich meine überhaupt. Ich passe nirgendwo hin."

Eine weitere psychiatrische oder psychologische Begleitung fand nicht statt. Als ihr ADHS nach vielen Jahren diagnostiziert wurde, hatte sie insgesamt fünf Selbstmordversuche hinter sich, zum Teil impulsiv begangen, zum Teil in Phasen schwerer Depression, von denen sie drei nur zufällig und knapp überlebt hatte. Wegen der Depressionen war sie mehrmals in psychiatrischer Behandlung gewesen, aber niemand hatte die richtige Diagnose gestellt. Sie trank jeden Abend größere Mengen Alkohol und nahm zusätzlich Schlaftabletten, um einschlafen zu können, rauchte drei Schachteln Zigaretten täglich und war ein ausgeprägter Workaholic.

Wir interviewten sie nach Einleitung der Therapie ihres ADHS noch einmal und fragten sie nach den Gründen für ihre Selbstmordversuche. Die Antwort lautete: „Ausweglosigkeit, nicht unbedingt durch äußere Probleme. Ich hatte ja Erfolg, ich hatte einen guten Freundeskreis. Nein, es war so, daß ich mir manchmal einfach selbst zuviel wurde. Die ständige Anspannung, die Gefühlsabstürze, die Streitereien mit Vorgesetzten, die Widersprüche in mir, die langen depressiven Phasen, die Direktheit, die ich im Nachhinein selbst als Taktlosigkeit erkannte. Ich war im wahrsten Sinne des Wortes zu Tode erschöpft."

ADHS-typische Entwicklung im Überblick

Während der gesamten Kindheit: ausgeprägter Bewegungsdrang, erhebliche Aufmerksamkeitsstörungen, schwankende Schulleistungen, ausgeprägte Personenbezogenheit, hohe Impulsivität, schwere Schlafstörungen, Probleme mit körperlicher Nähe, schwere und lang anhaltende depressive Phasen

Ab der Pubertät: erheblicher Nikotinkonsum, ausgeprägte Probleme mit Regeln und unbändiger Freiheitsdrang, weiterhin starker Bewegungsdrang, schwere Depressionen

Ab dem 17. Lebensjahr: zwei vom Arbeitgeber beendete Ausbildungen, ständige Regelverstöße, gleichzeitig aggressive und depressive Störung, impulsive Selbstmordversuche, beginnender Alkoholkonsum, Schlafmittelabhängigkeit, Workoholic

Sekundäre Störungen

Aggressiv-depressive Störung mit Überwiegen schwerer depressiver Phasen und hoher Suizidalität, erhebliche Suchtproblematik

Aggression und Gewalt

Hat sich die Aggression zwischen Eltern und dem ADHS-Jugendlichen richtig hochgeschaukelt, dann prügeln nicht nur Eltern ihre Kinder, weil ihnen die Nerven durchgehen. Auch die Jugendlichen schlagen in einem Moment des „Ausrastens" zu. Es ist die für das Syndrom charakteristische Impulskontrollschwäche, die in Situationen ohnmächtiger Wut zu solchen Handlungen führt. Der ADHS-Jugendliche bereut typischerweise sofort seine Tat und ist geradezu entsetzt über sich selbst, sofern das Schlagen nicht bereits Ausdruck einer dissozialen Verhaltensstörung ist.

Liegt eine Störung des Sozialverhaltens bereits zusätzlich vor, dann kommt es keineswegs nur bei Jungen zu gewalttätigen Entgleisungen.

„Wenn sie hier randaliert hat, mußte ich den Notarzt rufen" berichtet Helenas Mutter. „Im Krankenhaus ist sie zum Teil fixiert worden, weil sie Ärzte tätlich angegriffen hatte. Wenn sie getobt hat, habe ich versucht, sie in ihr Zimmer zu bringen und sie zu beruhigen. Ihre Geschwister haben mich unterstützt, die haben mit aufgepaßt. Ich hätte das sonst nicht schaffen können.

Beim letzten Mal, als sie hier war, hat sie wieder getobt. Damit ich ein bißchen Schlaf bekam, hat mein 17jähriger Sohn dann auf sie aufgepaßt. Er hat sie mit in den Keller genommen, damit ich das Geschrei nicht so höre. Sie ist auch extrem unruhig, geht hin und her, macht dies und jenes. In solchen Situationen muß jemand bei ihr sein und auf sie aufpassen. Einfach ins Zimmer sperren kann man sie auf keinen Fall. Dann springt sie aus dem Fenster, das hat sie schon gemacht. Sie ist auf der Kellertreppe gelandet, und ich hatte Angst, sie ist tot.

Sie hat in der Wut solche Kräfte, daß sie alles kurz und klein schlägt. Den Fernseher hat sie auf den Boden geknallt. Wenn sie tobt, ist sie nicht zu halten. Auch ohne Drogen wohlgemerkt."

Die Rede ist von einer 17jährigen Jugendlichen mit ADHS, deren Lebensgeschichte in dem Kapitel „Attraktion der Straßenszenen und Cliquendruck" ausführlich vorgestellt wird.

Erhöhte Unfallgefahr

Einer der Jugendlichen, die wir interviewten, ist auf der Unfallstation im nahen Krankenhaus längst namentlich bekannt. Einer der Ärzte sagte zu dem 17jährigen Sebastian vor kurzem, „ich könnte mich mit einem 82jährigen vergleichen, was die Zahl der Röntgenbilder anbelangt."

Die Mutter eines 16jährigen Jugendlichen antwortete auf die Frage, ob es Knochenbrüche in der Vergangenheit gegeben habe: „Ohne Ende, alles. Schulter, Arm, Finger, Handgelenke, Sprunggelenk, alles. Im Krankenhaus haben wir ein Abo."

Im Deutschen Ärzteblatt vom 27.8.2001 erschien eine Untersuchung aus Schleswig-Holstein zur Unfallhäufigkeit von ADHS-Kindern. Die Autorin, Dipl.-Psych. H. Grützmacher, faßt die Ergebnisse einer 10-Jahres-Beobachtung von drei Kinderarztpraxen im Schleswig-Holstein zusammen. Während in der gesunden Vergleichsgruppe die mittlere Unfallhäufigkeit 0,58 Unfälle pro Kind betrug, fanden sich in der ADHS-Gruppe 2,22 Unfälle. Die Unfallrate bei ADHS war also gegenüber der Vergleichsgruppe um das 3,8fache erhöht. Die Häufigkeit von Unfällen mit leichten Verletzungen lag bei ADHS um den Faktor 2,9 höher als in der Vergleichsgruppe, die Unfälle mit mittelschweren Verletzungen um den Faktor 3,7 und die Unfälle mit schweren Verletzungen sogar um den Faktor 6,3.

Kinder mit ADHS erleiden also nicht nur insgesamt deutlich häufiger Unfälle, sondern sie tragen auch deutlich häufiger schwere Verletzungen davon.

Der Grund für die hohe Unfallrate liegt zum einen darin, daß Kinder mit ADHS nicht auf die „innere Bremse" treten können. Sie schießen in ihrer Impulsivität und Unterschätzung der Gefahr weit über das Ziel hinaus. Auf der anderen Seite genießen sie häufig Risiko und Geschwindigkeit und führen gefährliche Situationen daher auch gern selbst herbei.

Kick-Suchen im Hochrisikoverhalten und in kriminellen Handlungen

Um die Langeweile zu vertreiben und etwas Neues und Spannendes zu erleben, suchen viele ADHS-Jugendliche den „Kick", indem sie sich kopfüber in gefährliche Situationen begeben. Sie setzen völlig unbedenklich ihr Leben auf's Spiel, um dem tristen Alltag zu entfliehen. Gefahren unterschätzen sie grundsätzlich, ihre Kraft können sie nicht richtig einschätzen und der Hunger nach Aufregung ist unstillbar. Deswegen ist auch das möglichst schnelle Fahren ohne Fahrerlaubnis sehr beliebt. Ein 14jähriger, der sich immer wieder das Auto seines Vater „ausleiht", um damit umher zu rasen, ist keine Seltenheit. Und diese Jungen fahren meist sehr gut. Zum Drama kommt es erst, wenn sie Geschwindigkeit und Risiko unterschätzen, einen Unfall bauen und dann impulsiv und in Panik wegrennen.

Viele ADHS-Kinder und -Jugendliche begehen auch impulsiv Diebstähle, weil sie etwas, das ihnen gefällt, sofort haben möchten. Zum Perspektivwechsel, nämlich ihre Taten mit den Augen des Geschädigten zu sehen, sind sie aufgrund ihrer seelischen Entwicklungsverzögerung noch gar nicht fähig. Einzelne, gelegentliche Diebstähle von Kleinigkeiten sind insgesamt noch kein Drama. Die meisten Jugendlichen lassen einmal im Kaufhaus etwas mitgehen, entweder impulsiv oder um ihren Mut unter Beweis zu stellen. Sie legen dieses Verhalten aber mit zunehmender Reife von selbst ab.

Seriendiebstahl bei Jugendlichen mit ADHS ist hingegen auf eine zusätzlich vorliegende dissoziale Störung zurückzuführen.

Die Attraktion der Straßenszenen und der Cliquendruck

Für ADHS-Kinder sind die Straßenszenen und besetzten Häuser deswegen so attraktiv, weil sie glauben, dort gäbe es ein Leben ohne Regeln. Sie können so lange aufbleiben wie sie wollen. Es gibt keine Schule und keine Hausaufgaben, keine Anweisung, das Zimmer in Ordnung zu halten und keine Essenszeiten. Der ungemeine Drang nach Selbstbestimmung kann hier verwirklicht werden, der bei ADHS-Kindern früher beginnt und weit ausgeprägter ist als bei anderen Pubertierenden. Außerdem gibt es an jeder Ecke Drogen und Alkohol, Substanzen, mit denen sie sich besser fühlen. Khantzian wies schon 1985 darauf hin, daß der Versuch der Selbstbehandlung einer psychischen Störung das wichtigste Motiv für Drogenkonsum darstellt und im Rang weit vor Eskapismus, Euphorie oder Selbstzerstörung liegt.

Es kommt immer wieder vor, daß Eltern, die über ADHS nicht informiert sind, in bester Absicht die falschen Maßnahmen wie Stubenarrest ergreifen, um die Risiken für ihr Kind zu vermindern. Die üblichen Erziehungsmethoden greifen bei ADHS-Kindern nicht, sondern verstärken nur noch den Drang nach Freiheit, der meist zugleich eine Flucht vor ihren Mißerfolgen darstellt.

Hanna Permien schreibt in ihrer Studie über Straßenkinder: „Eine nur sehr kleine Gruppe von acht Jugendlichen erlebte in ihrer Kindheit zwar leichtere Dauerbelastungen in ihrer Familie und/oder sozialem Umfeld, ihre Straßenkarriere scheint aber vor allem durch begrenzte Krisen und Konflikte mit der Pubertät und durch die Attraktivität bestimmter Szenen ausgelöst worden zu sein." Wie schade, daß man die Jugendlichen, bei denen „ein Disco-Verbot oder Streß mit dem Vater wegen zu langen Wegbleibens... zum Auslöser für das Abhauen" wurde, nicht auf ein ADHS untersucht hat.

Zum Beispiel Helena

Die 1983 von einer ausländischen Mutter geborene Helena kam im Alter von vier Monaten zu ihren Adoptiveltern. Über die biologischen Eltern und den Schwangerschaftsverlauf ist nichts bekannt.

Im Haushalt der Adoptiveltern, im folgenden Eltern genannt, wuchs Helena mit sechs Geschwistern auf, mit denen sie sich gut verstand. Sie war kein Schmusekind, aber auch nicht auffallend abweisend. Schon früh schrie sie nachts auf, weil sie Albträume hatte. Ansonsten entwickelte sie sich körperlich weitgehend unauffällig, war allerdings erst mit acht oder neun Jahren trocken.

Auffällig waren ihre ausgeprägten Stimmungsschwankungen, die auch heute noch bestehen. Die Mutter berichtet, daß Helena ein ängstliches und anklammerndes Mädchen war, das schon als kleines Kind depressiv wirkte. Einerseits war sie verträumt und abwesend, andererseits hatte sie ein sehr geringes Gefahrenbewußtsein und war auffallend impulsiv. „Im Straßenverkehr", so die Adoptivmutter, „hat sie sehr viel Glück gehabt, sonst würde sie wohl nicht mehr leben."

Mit ihren Wutanfällen konnte Helena die ganze Familie aus dem Gleichgewicht bringen. Ihre ausgeprägte motorische Unruhe fiel bereits im Kindergarten auf und führte ab der 2. Schulklasse zu ernsthaften Problemen. Sie besuchte die Schule bis zum 11. Lebensjahr. Hausaufgaben konnte sie nur mit Hilfe der Mutter erledigen, weil Helena ausgesprochen lustlos und unmotiviert war. Lediglich Sport machte ihr Spaß, obwohl sie motorisch eher ungeschickt war und keine großen Erfolge erzielte.

Die Schulleistungen waren von Anfang an schlecht, so daß sie ab der 2. Klasse im Einzelunterricht extra gefördert wurde. Dennoch wurde sie nicht versetzt.

„Da fing es an" berichtet die Mutter. „Sie wurde aus der Klasse herausgenommen, weil sie so unruhig war und die anderen Kinder damit ansteckte." Helena erhielt wieder Einzelunterricht zur individuellen Förderung. Dabei zeigte sich, daß sie auch an einer Rechenschwäche litt. Außerdem hatte sie schon immer extreme Probleme mit der Aufmerksamkeit. Das Schreiben fiel ihr schwer, weil sie den Stift sehr verkampft hielt. Außerdem vergaß sie ständig Schulsachen, kleine Aufträge, Spielzeug, Jacken u.s.w. Aber sie hatte immer Freunde und wurde oft eingeladen.

Die Mutter berichtet: „Ihr Trotzverhalten hat sie mit ihrem Charme immer wieder ein bißchen wett gemacht, auch außerhalb der Familie. Auf der einen Seite ist sie so ruppig und unmöglich, auf der anderen Seite kann sie dann wieder ganz charmant sein. Aber sie hatte schon ein ausgeprägtes Trotzverhalten im Vergleich zu ihren Geschwistern."

Ab dem 11. Lebensjahr schwänzte Helena die Schule, einerseits, weil die Leistungen immer schlechter wurden und sie Angst vor dem Versagen hatte, andererseits wegen einer ausgeprägten „Null-Bock"-Haltung.

„Ihr Sozialverhalten" so die Mutter, „war ganz unterschiedlich. Mal war sie freundlich, hilfsbereit und großzügig, dann auch wieder das genaue Gegenteil. Das war ebenso wechselhaft wie ihre Stimmungen."

Helena neigte schon früh zu Aggressionen, konnte aber auch lieb und lustig sein. Die Pubertät fing bei ihr mit 10 Jahren an. Ihr ADHS wurde im Alter von elf Jahren diagnostiziert.

„Für Helena war das viel zu spät", erzählt die Mutter. „Sie hat schon mit zehn Jahren angefangen zu rauchen, nicht nur Zigaretten, sondern auch Haschisch und Marihuana. Daran hat das Ritalin nichts mehr ändern können. Und mit elf Jahren war sie das erste Mal ohne jede Ankündigung eine Woche lang weg. Ich wußte eine ganze Woche lang nicht, wo mein Kind war. Ich habe die Polizei eingeschaltet und Suchaktionen gestartet. Wir sind hier fast verrückt geworden. Dann kam sie zurück, lief aber in immer kürzeren Abständen wieder weg. Jedesmal haben wir sie gesucht, und irgendwann tauchte sie plötzlich wieder auf, als sei nichts gewesen. Und dann kam der Zeitpunkt, ab dem sie gar nicht mehr nach Hause kam. Ich habe sie immer nach dem Grund für ihr Wegbleiben gefragt, aber sie sagte nur, sie weiß es selbst nicht. Sie hat sich auf der Straße mit Leuten getroffen, Drogen genommen, dort hatte sie keine Verpflichtungen, das war ihr wichtig. Keine Regeln. Kein Druck. Ihren ersten Freund hatte sie mit zwölf Jahren. Schwangerschaftsverhütung war für sie kein Thema. Dafür war und ist sie viel zu impulsiv und vergeßlich. Ich bin nur dankbar, daß sie noch nicht schwanger geworden ist."

Die Mutter hatte schon vor der Diagnose ADHS dafür gesorgt, daß Helena Psychotherapie erhielt, weil das Mädchen zunehmend Schwierigkeiten hatte und bereitete. Außerdem hatte sie bemerkt, daß ihre Tochter Drogen nahm, erfuhr aber erst später, daß es sich bereits zu diesem frühen Zeitpunkt um Heroin handelte.

Gleich nach der ADHS-Diagnose und der Therapieeinleitung ging die Mutter mit Helena wiederum zur Familienberatungsstelle, weil sie dachte, ihre Tochter brauche einfach mehr als nur ein Medikament. Auf Anraten der Sozialpädagogen begann sie mit einer Psychotherapie. Da gab Helena sich freundlich und gesittet, das konnte sie durchaus mal sein, so daß die Therapeutin die Behandlung beendete, weil sie keinen Handlungsbedarf sah. Die Sozialpädagogen waren der Ansicht, nun sei ja alles in Ordnung. Die Mutter wandte ein: „Sie hat aber doch diese Schwierigkeiten in der Schule und zu Hause, das ist doch nicht normal." Die Erziehungsberatung war anderer Ansicht.

Um auf keinen Fall etwas zu versäumen, was Helena helfen könnte, brachte die Mutter sie danach zu einer Kinderpsychologin. Das Mädchen war zeitweilig stark depressiv und sagte in diesen Phasen fast täglich: Ich bringe mich um. Ich gehe ins Wasser. „Das gehörte in der Zeit zum Alltag," berichtet die Mutter.

Das Ritalin führte bei Helena keine Veränderungen herbei, weder in der Schule noch zu Hause. „Allerdings bin ich nicht ganz sicher," so die Mutter, „ob sie die Tablette auch wirklich geschluckt hat. Wir haben es ungefähr ein Jahr lang probiert, aber die Schwierigkeiten nahmen ständig zu. Sie blieb in immer kürzeren Abständen weg, nahm immer mehr Drogen oder hatte neue Drogen ausprobiert. Sie ist gekommen und gegangen, wie es ihr paßte. Zum Teil war sie gut drauf und manchmal ging es ihr schrecklich schlecht durch die Drogen. Sie nimmt auch Heroin, aber sie raucht es. Sie nimmt alles quer Beet: Koks, LSD, Valium, Heroin, alles."

Als Helena 13 Jahre alt war, hatte sie sich dem Einfluß der Mutter völlig entzogen. Sie lebte zum Teil mit Punk-Cliquen auf der Straße, zum Teil in besetzten Häusern oder sie schlief in alten Autos, manchmal auch in einem Hotel. Die Mutter erinnert sich: „Sie lag im Grunde in der Gosse. Sie ist irgendwo aufgefunden worden und ins Krankenhaus gekommen, weil es ihr so schlecht ging von den Drogen. Sie war völlig abgemagert, weil sie nicht aß und kaum schlief. Sie war ganz viel in verschiedenen Krankenhäusern, immer wieder. Mal für einen Tag, mal für eine Woche, mal für ein paar Wochen, mal für Monate. So hat sich das hingezogen bis vor einem Jahr. Da ist sie dann in eine geschlossene Erziehungseinrichtung in Süddeutschland gekommen. Da ist sie nach einem dreiviertel Jahr im Juli aber wieder abgehauen, weil ihr dort alles nicht paßte, die Regeln, die Pflichten. Sie hatte dort auch Unterricht, aber es fiel auf, daß sie sich nicht längere Zeit konzentrieren konnte, nach wie vor nicht. Sie hat sich wirklich bemüht. Das haben die Betreuer auch gesagt. Aber sie ist einfach nicht in der Lage dazu. Auch rechnen kann sie nach wie vor nicht bis auf ganz einfache Aufgaben. Arbeiten, zum Beispiel in der Küche, kann sie nur eingeschränkt. Nicht acht Stunden, sondern vielleicht drei. Dann rastet sie aus. Dann kann sie einfach nicht mehr. Sie sollte für die Gruppe in der Einrichtung mal Baguettes machen und hat es nicht geschafft. Das hat sie natürlich fürchterlich frustriert. Die anderen in der Klasse konnten das alles, auch mit dem Unterricht, und sie konnte viele, auch ganz einfache Sachen eben nicht."

Obwohl Helena keinen Rat annimmt, hält sie den Kontakt zur Mutter aufrecht. Sie ruft von sich aus an und kommt gelegentlich auch kurz nach Hause. „Das letzte Mal war wieder eine Katastrophe", erzählt die Mutter. „Es ging ihr sehr schlecht. Ihr Freund wußte überhaupt nicht, was er mit ihr machen sollte, deswegen sind sie auch hier hergekommen an dem Abend. Sie wußte nicht mehr, wer sie ist und wer wir sind und war total durchgedreht. Sie hatte auch Wahnvorstellungen, zum Beispiel, daß Insekten über sie herkrabbeln. Aber dann hat sie geschlafen und am nächsten Morgen ging es wieder. Da wußte sie, daß sie hier ist und wer sie ist, nicht super, aber zumindest wußte sie, was sie wollte, hat auch gegessen und getrunken. Wenn ihr Drogenrausch extrem ist, dann ißt und trinkt sie auch nichts."

Insgesamt war Helena mit Unterbrechungen ca. zwei Jahre in stationärer psychiatrischer Behandlung oder in geschlossenen Erziehungseinrichtungen, ohne daß ein Erfolg zu verbuchen gewesen wäre. Sie gab sich gelegentlich durchaus Mühe, einen guten Eindruck zu machen, aber die Tests, die die Psychologen mit ihr durchführten, fielen immer schlecht aus. Sie leidet immer noch unter erheblichen Wahrnehmungsstörungen.

„Manchmal denkt sie an die Zukunft", sagt die Mutter, „sie wollte mal eine Ausbildung als Kellnerin machen, aber jetzt ist sie ja wieder unterwegs, auf der Straße. Ich habe aber den Eindruck, es geht ihr einigermaßen. Das ist ihr gewohntes Leben, sie lebt so seit sechs Jahren. Das ist für uns nicht normal, aber für Helena ist das normale Leben nicht normal. Kürzlich hat sie auch gesagt, sie suche einen Therapieplatz zum Drogenentzug, aber das glaube ich erst, wenn sie einen hat.

Sie hat mal kurzfristig am Methadon-Programm teilgenommen. Vielleicht war sie überdosiert, sie war jedenfalls total aufgedreht. Für viele ist es sicherlich gut, aber für sie war es das nicht.

Sie hat erheblichen Suchtdruck, aber eher im Kopf. Sobald sie wieder auf der Straße ist, konsumiert sie irgendwas. Das verlangt die Clique ja schon. Wer da nichts konsumiert, ist Außenseiter."

Immer wieder hatte die Mutter versucht, Helena nach Hause zu holen, resignierte aber irgendwann. „Hier ging es wirklich nicht mehr, weil sie immer wieder diese extremen Ausraster hatte und Sachen kaputt geschlagen hat und höllisch randaliert hat. Geschrien und randaliert. Ich hätte sie nicht einmal festhalten können. Das war immer sehr schwierig. Das war eine große Belastung für die ganze Familie."

Als regelrechten Terror empfand die Mutter, daß sie ständig auf böse Überraschungen gefaßt sein mußte, auch und vor allem nachts. „Man wußte nie, wann und in welchem Zustand sie auftaucht. Telephonate nachts, damit ich sie bei der Polizei abhole. Da konnte man auch nichts mit ihr anfangen, weil sie auch in der Zelle Randale gemacht hat, weil sie einfach durchgedreht ist. Unterwegs wollte sie unbedingt aus dem Auto klettern. Sie ist auch ein paar mal vergewaltigt worden, ein oder zwei der Täter wurden gefaßt und verurteilt. Sie war auch im Gefängnis, aber eher, weil die Richterin wollte, daß sie von der Drogenszene weg kommt als daß das Delikt so schwerwiegend gewesen wäre. Wir wußten ja nicht mehr, was wir mit ihr machen sollten. Es war der absolute Horror."

Helena hat erhebliche Schleimhautschäden im Hals vom Kokainschnupfen, aber sie hat keine Hepatitis (Leberentzündung) und ist HIV-negativ. „Ich habe immer noch ein ganz kleines bißchen Hoffnung, daß sie doch noch mal die Kurve kriegt", sagt die Mutter. „Es könnte immer noch ein kleines Wunder geschehen. Helena hat eigentlich Power und Energie, sie könnte es schaffen, wenn sie wollte. Aber es wäre bestimmt sehr schwierig. Sie hat sechs Jahre auf der Straße gelebt in einem Alter, in dem man noch sehr prägsam ist. Es ist enorm schwer, in ein normales Leben mit Schule und allem wieder reinzukommen. Vielleicht wird sie krank oder schwanger und nutzt das für einen Neubeginn."

Wir fragten die Mutter, an welcher Stelle ihr am besten geholfen worden sei bei den extremen Problemen mit Helenas Erziehung. Darauf sah sie uns etwas ratlos an und sagte: „Hilfe? Weder der Kinderarzt noch die staatlichen Stellen noch das Wilhelmstift noch sonst jemand haben die Probleme ernst genommen. Von ADHS wollten sie schon gar nichts wissen. Der psychiatrische Dienst vom Bezirksamt hat gesagt, ich sei diejenige, die eine Therapie braucht. Ich sei der Grund für Helenas Probleme. Auch das Amt für soziale Dienste sagte, Helena läuft nur weg, weil ich sie mißhandle. Oder weil ich mich ihr gegenüber verkehrt verhalte. Sie hält es zu Hause nicht mehr aus, das arme Kind.

Ich war ja nicht abgeneigt, eine Therapie zu machen, ich habe ja eine gemacht. Aber ich habe gedacht: Wenn es an mir liegt, dann müßten die anderen Kinder ja ähnliche Probleme haben. Die müßten dann ja auch alle weglaufen wollen. Aber die sechs anderen waren alle normal.

Hilfe zur Erziehung habe ich in Anspruch genommen, ebenso alles andere, was das Jugendamt und sonstige öffentliche Stellen angeboten oder angeraten haben. Alles. Helena hatte sehr nette Betreuer, aber sie ließ niemanden an sich heran. Ich denke, ihre Geschwister und ich waren die einzigen, mit denen sie sich wirklich unterhalten hat, auch über Probleme, über das, was sie denkt und fühlt. Anderen hat sie eher eine Rolle vorgespielt. Sie kann sehr charmant sein, und wenn sie dann mitkam und im Amt freundlich war, dann war man immer sehr angetan von ihr.

Wir waren auch im Institut für Kindesentwicklung. Akupunktur haben wir versucht. Ich habe wirklich alles versucht, was mir eingefallen ist. Das Jugendamt hat nichts weiter dazu beigetragen als die Empfehlung, ich solle mich therapieren lassen. Ich fühlte mich häufig wirklich angegriffen, auch von der Polizei, weil die immer sagten: Wieso passen Sie nicht auf Ihre Tochter auf? Ich sagte dann: Ich kann sie doch nicht anketten. Ich kann doch nicht Tag und Nacht zu Hause sein.

Wie ich aus der ganzen Sache hervorgegangen bin, kann ich noch gar nicht sagen. Solange sie auf der Straße lebt, denke ich die ganze Zeit: Wo ist sie, was macht sie, mit wem ist sie zusammen, lebt sie überhaupt noch? Das sind die Fragen, die mir ständig durch den Kopf gehen."

Auf die Frage, ob sie glaubt, daß Helena es schaffen wird und die Straße hinter sich läßt, antwortet die Mutter. „Glauben kann ich es zur Zeit nicht. Aber ich wünsche mir wirklich, daß sie es irgendwann doch noch schafft, einen Therapieplatz zu organisieren bzw. erst mal einen zu wollen. Sonst machen die Drogen sie kaputt.

Sie hat schon viel Schweres erlebt, insbesondere in der Zeit der Trennung von meinem Exmann. Aus meiner Sicht haben wir uns aber trotz all der Schwierigkeiten immer gut verstanden und haben auch jetzt noch eine Mutter-Kind-Beziehung. Sie ruft an, wenn ich Geburtstag habe und sagt: Mama, ich habe dich ganz doll lieb. Wie geht es dir? Das ist nicht zweckgebunden, sie hat hier nie Geld bekommen, sondern immer nur Essen und ein Bett. Sie hat mir eher was gegeben als weggenommen. Ich habe noch Kleidung von ihr hier, und sie hat gesagt: Mama, du kannst alles anziehen. Mir paßt einiges davon und sie hat nette Sachen. Da ist sie wirklich großzügig und möchte mir eine Freude machen."

Zur Zeit ist Helena allerdings wegen eines geringfügigen Vergehens wieder auf der Krankenstation eines Untersuchungsgefängnisses in der Nähe von München untergebracht. Ihr Gesundheitszustand hatte sich infolge starken Drogenkonsums akut verschlechtert.

ADHS-typische Entwicklung im Überblick

Ab dem 1. Lebensjahr: Alpträume, ängstlich-klammernd

Ab dem 3. Lebensjahr: ausgeprägte Stimmungsschwankungen, verträumt, abwesend, geringes Gefahrenbewußtsein, impulsiv, Wutanfälle, motorische Unruhe, Aufmerksamkeitsprobleme, Trotzverhalten, aggressiv

Ab dem 6. Lebensjahr: auffallend verkrampfte Stiftführung, motorische Störungen

Ab dem 7./8. Lebensjahr: ernsthafte Schulprobleme wegen der motorischen Unruhe, lustlos und unmotiviert bei Hausaufgaben, Rechenschwäche, Sitzenbleiben, Verlieren sämtlicher Sachen

Ab dem 8./9. Lebensjahr: endlich trocken

Ab dem 11. Lebensjahr: Schuleschwänzen, Null-Bock-Haltung, Versagensängste, rauchen (Zigaretten, Hasch + Marihuana), Weglaufen von zu Hause,

Ab dem 12. Lebensjahr: härtere Drogen wie: Heroin rauchen, Kokain sniffen, LSD, Valium

Ab dem 13. Lebensjahr: hat sich dem Einfluss der Mutter völlig entzogen, neue Familienfindung in der Clique auf der Straße,

Sekundäre Störungen

Schwere Störung des Sozialverhaltens, Depression mit Suizidankündigung, Drogenabhängigkeit

Das Zeitfenster der ADHS-Kinder

Jugendliche mit ADHS leben im Hier und Jetzt und denken nicht an die Folgen ihres Tuns, wie das Beispiel Helena zeigt. Das liegt daran, daß sie durch ihre Hirnstoffwechselstörung und die damit verbundene Entwicklungsverzögerung ein sehr kleines Zeitfenster haben. Unter Zeitfenster versteht man den individuellen zeitlichen Rahmen, den ein Mensch überblicken und für sich organisieren kann. Je größer das Zeitfenster ist, desto genauer kann die Zukunft vorausgesehen werden durch den Vergleich mit Erfahrungen aus der Vergangenheit.

ADHS-Jugendliche haben maximal das Zeitfenster eines zwei Jahre Jüngeren. Vergleiche mit Erfahrungen aus einer weiter zurückliegenden Vergangenheit sind ihnen also kaum möglich. Eine Woche ist für sie eine Ewigkeit her und längst dem Vergessen anheimgefallen. Das „Jetzt" steht zur Verfügung, sonst nichts. Das ist für die Entwicklung der Verhaltenssteuerung extrem hinderlich, weil die Möglichkeit, aus Erfahrungen zu lernen, nur sehr eingeschränkt vorhanden ist.

Zur Zukunftsplanung sind Jugendliche mit ADHS somit kaum fähig. C. Neuhaus nennt sie „zukunftskurzsichtig". Sie weist auch darauf hin, daß „das bewußte Wahrnehmen eines Individuums im Zeitverlauf auch Selbstwahrnehmung" bedeutet. „Der Wahrnehmungsstil des ADHS bedeutet, nur im Hier und Jetzt zu leben, d.h. eigentlich ständig in der Krise, weil alles immer wieder ‚neu' ist."

Da der ADHS-Jugendliche ferner nicht in der Lage ist, die Perspektive zu wechseln und auch noch mit 16 Jahren alles nur aus seinem Blickwinkel sieht, bleibt seine Wahrnehmung von Ich und Welt verzerrt. Er selbst ist in der Pubertät oder auch schon früher absolut davon überzeugt, frei und unabhängig leben zu können, während die Eltern oder Sozialarbeiter das keineswegs so sehen. Daher fühlt er sich von ihnen unangemessen kontrolliert und gegängelt, unterdrückt und unverstanden. Das gilt zwar für alle Pubertierenden, aber nicht derart extrem wie für Pubertierende mit ADHS.

Erschöpfungszustände

Durch das renitente und abweisende Verhalten kommt es natürlich immer wieder zu Streit und an Härte zunehmenden Auseinandersetzungen, in denen der oder die ADHS-Jugendliche nicht nur arrogant behauptet, allein klarzukommen, sondern auch jeden Rat abwehrt und entwertet. Phrasen wie „Ihr habt doch keine Ahnung" oder „Laßt mich doch einfach in Ruhe" gehören zum Standard. Andererseits beklagen sich aber sofort, wenn man sich „nicht richtig um sie kümmert". Es ist diese merkwürdige Ambivalenz zwischen der Forderung nach Selbstbestimmung und kindlicher Anspruchlichkeit, die Jugendliche mit ADHS kennzeichnet.

Durch die ständigen Spannungen in ihrem Umfeld sind die Jugendlichen zwischendurch immer wieder tief erschöpft und treten den inneren Rückzug an. In dieser Zeit sind sie gar nicht ansprechbar. Auch die kleinste eingeforderte Leistung wird dann als unerträglicher Streß empfunden.

Für Eltern ist es in solchen Phasen schier unmöglich, sich ihren Kindern gegenüber „richtig" zu verhalten. Deswegen sollten Kommunikationsversuche nicht über ein kurzes Gesprächsangebot hinausgehen. Der Jugendliche braucht Abstand, um sich wieder einigermaßen „einzupendeln" und kommunikationsfähig zu werden. Je eher Eltern dieses Bedürfnis akzeptieren, desto einfacher wird das Leben für beide Parteien. Aufforderungen wie: „Aber Du mußt doch etwas essen!" sind reiner Sprengstoff und sollten tunlichst unterlassen werden, auch wenn die Sorge der Eltern durchaus nachvollziehbar ist. Aber: Jugendliche verhungern nicht einfach, während sie in ihrem Zimmer schmollen! Zurückhaltung ist in diesen Phasen das magische Wort.

Zum Beispiel Boris

Boris brach mit 16 Jahren die Schule ab und lief von zu Hause weg. Die Eltern gingen ihm auf die Nerven. Er wollte seine Freiheit und seine Ruhe haben, trampte mehrere Jahre durch die Welt und verdiente sich seinen Lebensunterhalt, indem er auf der Straße Musik machte. Wenn das Geld nicht reichte, bettelte oder klaute er zusammen, was er zum Leben brauchte.

Nach seinem Berufswunsch gefragt, sagte er immer nur: Irgendwas mit Musik. Tatsächlich schloß er trotz des regelmäßigen Konsums „weicher" Drogen eine Musikausbildung ab, wenn auch mit erheblicher Verspätung, und fand sogar Arbeit. Dennoch begann er im Alter von 29 Jahren, Heroin und Kokain zu spritzen. Darunter verschlechterte sich sein Gesundheitszustand drastisch, er magerte bis auf das Skelett ab und erkrankte an Hepatitis C, einer chronisch verlaufenden, infektiösen Leberentzündung, die sehr schwer zu behandeln ist. In diese Zeit fielen auch seine ersten kriminellen Handlungen. Arbeiten konnte er in diesem Zustand nicht mehr.

Aufgrund seiner Hepatitis C wurde er schließlich in das Methadonprogramm aufgenommen und konnte nach einigen Monaten seine Arbeit wieder aufnehmen. Darin war er stets erfolgreich gewesen; lediglich die dazugehörenden organisatorischen Aufgaben hatten ihm schwer zu schaffen gemacht. Seine ausgeprägte Unruhe und Zappeligkeit blieben aber bestehen, so daß der behandelnde Arzt ihn auf ein ADHS hin untersuchen ließ. Der Verdacht bestätigte sich. Diese Diagnose, die – frühzeitig gestellt und fachgerecht behandelt, seine Gesundheit hätte erhalten können – erhielt er im Alter von 36 Jahren.

Zukunftspläne behandelter Jugendlicher mit ADHS

Bei rechtzeitig behandelten Kindern und Jugendlichen mit ADHS, denen solche fatalen Lebensstationen erspart blieben, stellt sich die Zukunft schon früh recht konkret dar.

Sebastian, 17 Jahre alt, wird nach langen Jahren der Frustration in der Schule und dissozialen Verhaltens in der Clique seit einem Jahr erfolgreich behandelt. Auf die Frage nach seinen Zukunftsplänen antwortete er uns: „Ich habe jetzt ein klares Ziel vor mir: den Realschulabschluß. Danach will ich was mit Computern machen, und das kann ich jetzt auch schaffen. Ich glaube, das Gröbste habe ich überstanden."

Sven, 16 Jahre alt und seit einiger Zeit in kompetenter Behandlung, hat ebenfalls ziemlich konkrete Vorstellungen von seinem weiteren Leben: „Ich freue mich schon auf meine Ausbildung. Ich würde gerne Polizist werden oder Mechaniker. Ich möchte nicht im Büro sitzen oder so. Ich möchte mit Leuten zu tun haben. Ich glaube, daß ich das jetzt kann."

Jan, jetzt 14 Jahre alt, seit einem Jahr in Behandlung, möchte sich beruflich noch nicht festlegen. Aber er sagt: „Ich bastle gerne, an meiner Mofa oder an Motoren oder am Radio oder so. Ich denke, irgendwas in der Richtung werde ich später auch beruflich machen."

Sarah, 14 Jahre alt und seit 2 Jahren in Behandlung, hat schon ein ganz klares Ziel: „Was mit Sport. Auf jeden Fall!"

Alle behandelten Jugendlichen, die wir interviewt haben, sahen eine Zukunft vor sich, die sie aktiv gestalten wollten. Sie hatten realistische Pläne, die ihrem Leistungsvermögen und ihren Neigungen entsprachen, und sie freuten sich auf deren Verwirklichung.

Drogenabhängigkeit infolge eines vorzeitigen Therapieabbruchs

Kinder mit ADHS machen nahezu ausnahmslos eine Superpubertät durch. Unter diesem von C. Neuhaus geprägten Begriff versteht man die üblichen Pubertätsprobleme, die durch die ADHS-typischen Besonderheiten massiv verstärkt werden und Formen annehmen, die eine Auseinandersetzung mit den Jugendlichen nahezu unmöglich machen. Sie sind in dieser Zeit noch weniger kontrollierbar, die Stimmungsschwankungen nehmen in unglaublichem Maße zu und die Impulsivität führt zu höchst gefährlichem Risikoverhalten. Obwohl die Hyperaktivität in dieser Zeit oft zurückgeht, besteht die innere Unruhe in starkem Maße weiter, der Wunsch nach Entspannung wird also stärker. Das ist insofern problematisch, als das Experimentieren mit Drogen zu höchst gefährlichen Erkenntnissen führt. Es scheint, daß Jugendliche mit ADHS nach dem Konsum von Suchtmitteln in stärkerem Ausmaß Wohlgefühl und Euphorie empfinden als Konsumenten ohne ADHS und sind daher begierig auf eine rasche Wiederherstellung dieses Zustands. Ein heroinabhängiger Jugendlicher formulierte den Zustand in einem unserer Interviews mit den Worten: „Mit Heroin habe ich mich zum ersten Mal rund gefühlt." Das hängt wohl vor allem mit dem schlechten Selbstbewußtsein der Jugendlichen zusammen. Darin liegt vermutlich auch der Grund, daß Süchtige mit ADHS extreme Probleme haben, vom Drogenkonsum wieder loszukommen. Der Schritt vom Experiment zur Sucht ist bei ihnen sehr viel kleiner als bei anderen.

Aufgrund des überzogenen Selbstbestimmungs- und Freiheitsdrangs lehnen behandelte Jugendliche mit ADHS im Alter von 12 oder 13 Jahren oft die weitere Einnahme von Methylphenidat ab, insbesondere, wenn sie sich gut entwickelt haben und keine aktuellen Probleme vorliegen. Sie wollen es dann „ohne" schaffen, „in der Clique braucht das auch keiner".

Seltener liegt ein zusätzlicher Grund für die vorzeitige Beendigung der Therapie vor, nämlich daß Methylphenidat in der Pubertät bei einigen Betroffenen zu depressiven Verstimmungen führt. Das sollte dem behandelnden Arzt **unbedingt** mitgeteilt werden. Manchmal reicht eine Dosisreduktion, um diese unerwünschte Wirkung rückgängig zu machen. Eventuell muß Methylphenidat aber auch mit einem Serotonin-Wiederaufnahmehemmer oder einem anderen Antidepressivum kombiniert werden.

Es ist unendlich wichtig, die medikamentöse Behandlung des ADHS **zumindest bis zum Ende der Pubertät** fortzusetzen, wenn die Symptomatik weiter besteht, obwohl das nicht ganz einfach ist. Mit Beginn der Pubertät verbringen die Jugendlichen immer weniger Zeit zu Hause und können daher nicht jedesmal an die Einnahme erinnert werden. Sie müssen die Tabletten mitnehmen und vergessen sie dann oft. Auch auf Klassenreisen ist die regelmäßige Einnahme nur gewährleistet, wenn ein zuverlässiger Mitschüler oder ein verständiger Lehrer sie überwacht.

Daß eine drei- oder vierjährige Stimulanzienbehandlung in der Kindheit bei schwer Betroffenen ADHS-Patienten nicht ausreicht, zeigten schon Untersuchungen aus den frühen siebziger Jahren, z.B. von Mendelson 1971 und von Stewart 1973. Sie überprüften die Entwicklung von 108 Kindern mit ADHS im Alter von 12 bis 16 Jahren fünf Jahre nach Beginn der medikamentösen Therapie mit Methylphenidat oder Amphetamin. Die meisten hatten die medikamentöse Behandlung nach drei bzw. vier Jahren beendet. Etwa die Hälfte der Jugendlichen hatten sich hinsichtlich Hyperaktivität, Ablenkbarkeit, Impulsivität und Irritierbarkeit etwas gebessert. Sie hatten auch weniger Probleme zu Hause und in der Schule als vor der Behandlung. Dennoch litten 70% weiterhin unter Unruhe, Konzentrationsproblemen und Impulsivität. 59% hatten zumindest einen Polizeikontakt wegen antisozialen Verhaltens gehabt, 18% wurden vor dem Jugendgericht wegen einer Straftat belangt. 5% der Jugendlichen war drogensüchtig. 58% waren ein- oder mehrmals in der Schule nicht versetzt worden und 25% besuchten spezielle Förderschulen. 54% hatten ein sehr niedriges Selbstwertgefühl, 39% waren in unterschiedlichem Ausmaß depressiv und 46% völlig vereinsamt und ohne Freunde. 15% hatten häufig über Selbstmord gesprochen oder sogar schon einen Selbstmordversuch hinter sich. Eine auf wenige Jahre begrenzte Behandlung eines ausgeprägten ADHS während der Kindheit, so die Autoren, reicht also in aller Regel nicht aus, um der Entwicklung antisozialen Verhaltens mit einiger Sicherheit vorzubeugen. Auch das Schulversagen und emotionale Probleme wie Depressionen können nur verhindert werden, wenn die Medikation so lange fortgesetzt wird, bis der Jugendliche oder junge Erwachsene seine Störung definitiv überwunden hat. Das kommt aber, wie inzwischen bekannt, nur bei 30% der Betroffenen vor.

Ein weiteres Problem liegt darin, daß zusätzliche Störungen wie Depressionen, Angsterkrankungen oder dissoziale Störungen erst im Laufe der Pubertät massiv durchbrechen und ebenfalls behandelt werden müssen. Das Selbstbewußtsein der Jugendlichen ist dann oft schon so geschädigt, daß eine Psychotherapie und unter Umständen auch weitere medikamentöse Maßnahmen unumgänglich sein können. Im Prinzip bedarf jedes ADHS einer individuellen Behandlung. Mit der einfachen Einnahme von Methylphenidat ist es – sofern schon sekundäre Störungen vorliegen – keinesfalls getan.

Liegen zusätzliche psychiatrische Erkrankungen vor, muß geduldig nach der richtigen Kombinationstherapie gesucht werden. Manchmal sind drei oder vier Anläufe nötig, um die optimale Therapie zu finden. Geduld ist also angesagt bei diesen schwierigen Jugendlichen, die „keine Lust auf Pillen haben" und nicht mehr gegängelt werden wollen. Viele haben keine Krankheitseinsicht, andere können aufgrund ihres chaotischen Temperaments oder ihrer Vergeßlichkeit die Medikamente nicht zuverlässig einnehmen.

Zu berücksichtigen ist ferner, daß die Pubertät bei Jugendlichen mit ADHS aufgrund der seelischen Reifungsverzögerung sehr lange anhalten kann. C. Neuhaus weist nachhaltig darauf hin, daß sich bei Jugendlichen mit ADHS Selbstkontrolle und Selbstregulation erst zwischen dem 18. und dem 24. Lebensjahr entwickeln – wenn überhaupt!

Das folgende Beispiel zeigt, was geschehen kann, wenn die medikamentöse Therapie zu Beginn der Pubertät abgebrochen wird.

Zum Beispiel Susanne

Susanne fiel bereits in der Entbindungsklinik durch exzessives und schrilles Schreien, geringes Schlafbedürfnis, Trinkschwierigkeiten und Ablehnung von

Körperkontakt auf. Sie war alles andere als ein Schmusekind, dafür aber ein unglaubliches Energiebündel. Beim Wickeln – so die Mutter – „strampelte sie, daß der Tisch wackelte. Sie war unermüdlich und sehr anstrengend, auf der anderen Seite aber auch sehr freundlich, sie lachte viel und war ausgesprochen niedlich."

Als Susanne sieben Monate alt ist, zieht die Familie ins Ausland. Dort erobert die Kleine mit ihrem strahlenden Lächeln die Herzen in ihrer neuen Umgebung im Sturm. Sie fremdelt nicht, hat keine Angst, sie ist eine richtige kleine Draufgängerin. Mit einem Jahr beginnt sie fast ohne Krabbelphase zu laufen, ist sehr aufgeweckt, will alles erkunden und wissen, hört aber nicht zu und macht, was sie will. Sie springt in diesem Alter auch das erste Mal vom 1-Meter-Brett und strampelt allein an den Rand des Beckens. Ihr Freiheitsdrang scheint sich schon mit 1 $^1/_2$ Jahren zu zeigen, als sie ohne jede Hilfe den Kindersitz im Auto öffnet. Sie mag nicht angeschnallt sein.

Mit zwei Jahren will sie unbedingt den internationalen Kindergarten besuchen. Die Eltern melden sie mit einigen Zweifeln dort an, aber sie geht tatsächlich gern und ohne Trennungsängste hin. Die Betreuerinnen beschreiben sie als freundlich und offen bis distanzlos, aber auch unruhig und leicht aggressiv. Außerdem bringt sie keine Sache zu Ende.

Susanne ist 3 $^1/_2$ Jahre alt, als die Familie nach Deutschland zurückkehrt. Die Klagen aus dem neuen Kindergarten lassen nicht lange auf sich warten: Das Mädchen hört nicht zu, befolgt keine Anweisung, stört andere, ist motorisch extrem unruhig, redet viel und kann sich nicht in ein Spiel vertiefen.

Inzwischen wurde ein kleiner Bruder geboren, der wegen einer schweren Erkrankung fast täglich dem Kinderarzt vorgestellt werden muß. Susanne, die bei diesen Arztbesuchen dabei ist, fällt auch dort durch ihre Unruhe auf. Sie räumt Regale aus und spielt mit medizinischen Instrumenten, obwohl der Arzt sie mehrfach ermahnt.

Spielzeug wirft sie immer sehr schnell wieder weg, ist ungeduldig und hört nicht zu. Auf die Eltern wirkt sie so rastlos, abwesend und zerstreut, daß sie ihre Tochter schließlich bis zum 5. Lebensjahr an einer Spieltherapie teilnehmen lassen. In dieser Zeit erleidet Susanne asthmaähnliche Anfälle, erkrankt an Pseudo-Krupp und entwickelt Allergien gegen Geflügel, Hausstaub und Erbsen.

Im Alter von sechs Jahren wird die Diagnose ADHS gestellt. Susanne ist also in der glücklichen Situation, bereits bei der Einschulung richtig behandelt zu werden, nämlich medikamentös bei gleichzeitiger und fachgerechter psychologischer Betreuung. Sie hat noch keine sekundären Probleme entwickelt, Schulversagen bleibt ihr erspart, auch deswegen, weil sie sich in der Vorschulzeit bereits selbst das Lesen und Schreiben beigebracht hat.

Mit Beginn der medikamentösen Behandlung stellen die Eltern sehr positive Veränderungen fest. Susanne erledigt plötzlich von sich aus Dinge, die sie vorher nicht konnte oder wollte: Sie räumt ihr Zimmer auf, spielt versunken, baut komplizierte Konstrukte mit ihren Legosteinen und ist sehr stolz auf das Ergebnis. In der Schule ist sie ruhig, konzentriert, nimmt aktiv am Unterricht teil, erledigt ihre Hausaufgaben ohne Probleme und hat Freunde. Am Spätnachmittag ist es allerdings mit diesem Glück vorbei, weil dann die Wirkung des Medikaments nachläßt. Außerdem hat Susanne erhebliche Einschlafprobleme, die sich aber unter einer geringen Dosis eines Antidepressivums deutlich bessern.

Die Schulzeit verläuft bei dem hochbegabten Mädchen unkompliziert. Mit 11 Jahren besucht sie das Gymnasium, erbringt dort gute bis sehr gute Leistungen und hat keinerlei soziale Probleme. Weil es ihr in jeder Hinsicht gut geht, sie aber unter Methylphenidat depressiv wird und plötzlich unter starken Stimmungsschwankungen leidet, beschließt sie mit 13 Jahren, einen Auslaßversuch zu machen. Und damit beginnt die Tragödie.

Sie findet jetzt alles entsetzlich langweilig. Sehr bald kommen Klagen über auffälliges Verhalten in der Schule. Wegen eines Zwischenfalls wird sie von einer Klassenreise nach Hause geschickt. Sie schließt sich sehr schnell Außenseitergruppen an, weil ihr auffälliges Verhalten die „normalen" Klassenkameraden befremdet, driftet dann in problematische Randgruppen ab und bereitet erhebliche Erziehungsprobleme. Da die Eltern über ADHS sehr gut informiert sind, reißt die Kommunikation in der Familie aber nicht ab. Dennoch wirkt Susanne oft schlecht gelaunt und klagt immer wieder über Langeweile. Sie hat zwar sportliche Interessen, will aber keinem Verein beitreten, weil dort „alle blöd" sind. Sie ist auch künstlerisch begabt und malt gern, bringt allerdings kein Bild zu Ende. Die schulischen Leistungen lassen drastisch nach, der Haschischkonsum beginnt.

Als Susanne 14 $^1/_2$ Jahre alt ist, zieht die Familie nach New York. Dort besucht sie eine internationale Schule mit englischer Tradition und sehr strengen Regeln. Gleich zu Anfang berichten die Lehrer, sie sei zwar gut erzogen und nicht aufsässig, aber desinteressiert und beteilige sich nicht am Unterricht. Ihre Freizeit verbringt sie mit Cliquen, die Diebstahl und Drogenhandel als praktische Einnahmequelle betrachten. Wegen Problemverhaltens werden in der Schule immer wieder disziplinarische Maßnahmen ergriffen, gegen die sie aber immun zu sein scheint.

Die Eltern wollen dieser Entwicklung nicht tatenlos zusehen und stellen ihre Tochter einem in Sachen ADHS sehr erfahrenen Arzt vor. Der rät zu erneuter Therapie mit Methylphenidat, mit der Susanne einverstanden ist. Der Erfolg ist phantastisch: Sie arbeitet in der Schule wieder mit, die Leistungen werden deutlich besser, die Lehrer sind erstaunt, die Eltern glücklich. Das sind sie aber schon sehr bald nicht mehr, denn sie entdecken, daß Susanne nicht nur Ritalin einnimmt, sondern gleichzeitig sehr hohe Dosen Heroin schnupft, die sie von einem Schulkameraden bezieht. Trotzdem hat sich offenbar eine zielgerichtete Motivation eingestellt. Susanne verbessert ihre Leistungen in allen Fächern um zwei Noten und erhält sogar eine Auszeichnung.

Die Eltern sind fassungslos. Um weiteren Drogenkonsum zu verhindern, holt die Mutter sie jeden Tag von der Schule ab und nimmt sie mit nach Hause. Susanne hat striktes Ausgangsverbot.

Nach dem Ende des Schuljahres stellt die Mutter Susanne in einer kinder- und jugendpsychiatrischen Klinik in Deutschland vor, die sich mit ADHS gut auskennt. Dort wird wegen des Drogenkonsums von einer erneuten Ritalinbehandlung abgeraten und die Unterbringung in einem strengen Internat empfohlen.

Die Eltern folgen diesem Rat und melden Susanne in einem entsprechenden Internat an. Sie hat seit der Abreise von New York keine Drogen mehr genommen, erhält von ihrem Kinderarzt wieder Ritalin und hat im Internat einen guten Start. Leider kommt sie dort in Kontakt zu einem älteren Mitschüler, der die Drogenszene in der benachbarten Stadt kennt und ihr dort Zugang zu Ecstasy und dann auch zu Heroin verschafft, das sie aber noch nicht spritzt. Susanne konsumiert nicht regelmäßig, sondern in Abhängigkeit von ihrer finanziellen Situation.

In den Ferien besucht sie ihre Eltern und ihren Bruder in New York und besorgt sich sofort wieder Heroin. Das Ritalin nimmt sie nur noch unregelmäßig – sie vergißt oft die Mittagsdosis.

Um das Umfeld für ihre Tochter günstiger zu gestalten, zieht die ganze Familie vorzeitig nach Deutschland zurück. Susanne wohnt wieder zu Hause und besucht ihr altes Gymnasium, wo sie sich zunächst gut hält. Allerdings setzt sie das mit Ferienarbeit verdiente Geld sofort wieder in Heroin um. In diese Ferien fällt auch der erste Kontakt mit der Polizei. Sie wird vor der Disco mit 9 Ecstasy-Tabletten in der Tasche erwischt. Ihre Strafe besteht in 50 sozialen Arbeitsstunden, die als Erziehungsmaßnahme gedacht sind. Dennoch konsumiert sie auch weiterhin je nach Geldlage Heroin.

Die Eltern melden sie deswegen bei einer Suchtexpertin zur Psychotherapie an. In dieser Zeit nimmt Susanne kein Ritalin ein. Nach etwa einem dreiviertel Jahr verkündet die Suchtexpertin, Susanne sei nicht therapierbar, sie arbeite nicht mit und sei desinteressiert und verschlossen. Obwohl die Mutter ihr zahlreiche Studien zum Thema ADHS und Sucht ausgehändigt hatte, bestreitet die Psychologin jeden Zusammenhang.

Nach Beendigung der Therapie bei dieser „Expertin" beginnt Susanne, Heroin zu spritzen, wenn auch mit längeren Pausen von ein bis zwei Monaten zwischen den einzelnen Injektionen.

Die Eltern bringen Susanne zu einer Neurologin, die mit verschiedenen, aber sehr niedrig dosierten Antidepressiva vergeblich versucht, eine Stabilisierung des Zustandes ihrer Patientin herbeizuführen.

Susanne wird wegen nachlassender Leistungen umgeschult und schafft ihre Mittlere Reife mit zufriedenstellenden Noten. Sie wird emotional stabiler und will selber „weg von den Drogen". In dieser Zeit macht sie ihren Führerschein. Leider hat sie sich noch nicht vollständig von ihrer problematischen Clique distanziert, wird bei einer illegalen Aktion von der Polizei erwischt und stürzt emotional wieder vollkommen ab. Sie wird schwer depressiv und spritzt in immer kürzeren Abständen Heroin. Das Geld dafür leiht sie sich bei Klassenkameraden, Verwandten und Bekannten zusammen. In dieser Zeit bekommt sie Kontakt zu einer Gruppe von Süchtigen, die jede Droge nehmen, die ihnen in die Finger kommt. Susanne hat durch diese polytoxikomane Gruppe Zugang zu allen möglichen Ersatzdrogen, die von einem niedergelassenen Arzt verordnet werden. Er ist der heiße Tip in der Szene, wenn jemand auf Entzug ist. Morphin-Lösung, Valoron, Rohypnol – alles ist in großen Mengen auf Privatrezept zu haben.

Susanne lernt in dieser Zeit aber auch Patrick kennen, der nicht raucht, nicht trinkt, keine Drogen nimmt und vegetarisch lebt. Er möchte ihr helfen und unterstützt sie in ihrem Willen, von den Drogen loszukommen. Die Eltern suchen die Drogenberatung auf und rufen jeden Fachmann an, der ihnen genannt wird, aber niemand kann ein ADHS und Drogensucht gleichzeitig behandeln. Statt fachgerechter Hilfe bekommt die Mutter von den meisten „Experten" zu hören, sie sei die allein Schuldige an Susannes Zustand, weil sie nicht aufhöre, ihre Tochter zu bevormunden. Sie müsse loslassen, damit Susanne lernen könne, die Verantwortung für ihr Tun selbst zu übernehmen. Das ADHS spiele überhaupt keine Rolle bei der Drogensucht. Die Mutter zerbricht fast an ihren Schuldgefühlen.

Sie nimmt sich eine Auszeit von drei Wochen, um Freundinnen im Ausland zu besuchen und sich ein wenig zu erholen. Als sie zurückkommt, ist Susanne der Führerschein entzogen worden. Außerdem muß sie 600,– DM Geldstrafe zahlen, weil sie unter Drogeneinfluß Auto gefahren ist. Sie nimmt inzwischen fast täglich Heroin und zusätzlich größere Mengen Beruhigungsmittel mit hohem Suchtpotential, zieht sich sehr zurück und verliert zunehmend das Interesse an ihrem sozialen Umfeld.

Als sie nach einer kurzen Phase der Besserung mit einem gefälschten Rezept erwischt wird, stürzt sie emotional wiederum rasant ab. Sie schwänzt die Schule; der Arzt, der als heißer Tip in der Drogenszene bekannt ist, schreibt ihr die Entschuldigungen. Als die Schule vom örtlichen Apotheker darüber unterrichtet wird, daß Susanne fixt, wird sie fristlos von der Schule verwiesen.

In der folgenden Zeit häufen sich Anzeigen wegen illegalen Drogenbesitzes, Rezeptfälschungen, Rezept- und Stempeldiebstahl in einer Arztpraxis, obwohl sie den Stempel unaufgefordert wieder zurückbringt und sich telephonisch bei dem Arzt entschuldigt. Eine Gerichtsverhandlung folgt der anderen. Susanne ist an der Grenze ihrer Kräfte, schon weil sie zu Hause immer wieder einen kalten Entzug durchmacht. Die Mutter findet sie eines Morgens mit der Spritze in dem noch abgebundenen, schwarz angelaufenen Arm. Susanne bricht zusammen, weint schrecklich und sagt: „Ich bin so schlecht!" Der Mutter bricht es fast das Herz, ihre Tochter so zu sehen.

Zweimal wird Susanne danach mit einem Atemstillstand in öffentlichen Toiletten gefunden, wo Fremde sie mit Ohrfeigen ins Leben zurückholen. Dann fährt sie mit einem Drogenkumpel nach Frankfurt, um sich neuen Stoff zu besorgen. Die beiden werden mit 5 g Heroin von einer Zivilstreife erwischt. Die verzweifelten Eltern versuchen nun noch mehr, Susanne vor sich selbst zu schützen und halten sie im Haus fest. Ihr Tag-Nacht-Rhythmus ist vollständig durcheinander, in der Familie herrschen Anspannung und Angst, Unruhe und Gereiztheit. Normale Familienabläufe sind nicht mehr möglich. Alle sind ständig auf böse Überraschungen vorbereitet.

Erst als Susanne erneut von einem Psychologen betreut wird, von dem sie sich gut verstanden fühlt, willigt sie in einen stationären Entzug ein. In der Woche, die bis zur Klinikaufnahme zu überbrücken ist, nimmt Susanne Codein als Ersatzdroge, das ihr aber nicht hilft. Es folgt ein Versuch mit Ritalin, 2 Tabletten morgens und eine abends. Außerdem nimmt sie morgens 1 Tablette des Antidepressivums Paroxetin (Seroxat) aus der Gruppe der Serotonin-Wiederaufnahmehemmer. Unter dieser Behandlung ist sie einsichtig und ruhig, leidet aber bei Nachlassen der Wirkung verstärkt unter Entzugssymptomen. In diese Zeit fällt eine erneute Beschaffungsfahrt nach Frankfurt, bei der sie aber nicht erwischt wird.

Nach einer Woche in der Klinik ist Susanne entgiftet und hat wieder Hoffnung. Sie will es schaffen! Aber sie hat in der Klinik natürlich auch Kontakte zu vielen Hardlinern der Drogenszene. Sie erzählt der Mutter, auf der Station sei über nichts anderes als Drogen gesprochen worden und natürlich auch über Beschaffungsmöglichkeiten für die Zeit nach dem Klinikaufenthalt.

Wieder zu Hause wird sie immer unruhiger. Die Gerichtsverhandlung wegen des Besitzes von 5 g Heroin rückt näher. Die Eltern machen sich große Sorgen, ob

Susanne durchhält, aber sie schafft es. Die Strafe wird für zwei Jahre zur Bewährung ausgesetzt. Der Staatsanwalt selbst hat sich dafür ausgesprochen, weil er sah, daß die Eltern sich sehr um ihre Tochter bemühen und jede therapeutische Möglichkeit ausschöpfen. Susanne bekommt eine sehr verständige Bewährungshelferin und hält die Bewährungsauflagen strikt ein, die in stichprobenhaften, unangekündigten Urinuntersuchungen auf Drogen und in der Beendigung der Schule bestehen.

Susanne besucht nun eine Fachoberschule und bemüht sich sehr. Ihr sitzt die Bewährung im Nacken; sie weiß, daß bei einer erneuten Straftat Gefängnis droht. Aber der Suchtdruck läßt sie nicht zur Ruhe kommen. Sie zieht schließlich wieder los und besorgt sich Beruhigungsmittel und Ersatzdrogen, bis die Eltern sie zum zweiten mal zur Entgiftung ins Krankenhaus bringen. Ein Arzt, der mit den Eltern bekannt ist, erklärt sich bereit, Susanne anschließend mit Codein zu substituieren. Dieses Mal kommt sie damit zurecht, wohl, weil sie abends zusätzlich ein Schlafmittel erhält und daher einschlafen kann. Die Schule und das anschließende Praktikum in einer neurologischen Klinik schafft sie gut, aber sie will oder muß die Codeindosis erhöhen. Auch nimmt sie hin und wieder zusätzlich etwas anderes ein. Der Arzt, der die Substitution durchführt und überwacht, wird langsam unruhig und befristet seine Maßnahmen bis zum Abitur.

Dann hören die Eltern von einer Klinik in Süddeutschland, wo im Rahmen einer Studie Süchtige nach der Entgiftung mit hochdosierten Kortikosteroiden behandelt werden, um das „Suchtgedächtnis" rückgängig zu machen. Die Eltern setzten alle Hoffnung auf diese Studie und bringen Susanne in den Ferien nach einer „schrecklichen Absturzwoche" dort hin.

Sie wird zwei Wochen lang entgiftet und bekommt dann zwei sehr große Kapseln Kortikosteroide, die sie aber nicht verträgt. Sie muß sich nach jeder Einnahme übergeben und fühlt sich krank. Susanne kann also an der Studie nicht teilnehmen.

Die Eltern holen sie wieder nach Hause, resignieren aber noch nicht. Sie haben erfahren, daß seit Jahresbeginn 2001 ein neues Medikament zur Substitution in Deutschland zugelassen ist, Subutex, ein partieller Morphinagonist und -antagonist. Der Hausarzt läßt sich überreden, unter Supervision eines in Sachen Substitution sehr erfahrenen Arztes einen Versuch zu wagen.

Nach ca. zwei Wochen dieser Substitution erleidet Susanne einen großen epileptischen Anfall, wird für zwei Wochen in einer neurologischen Klinik behandelt und auf das Antiepileptikum Valproinsäure eingestellt. Die Substitution wird fortgesetzt und zeigt erste Erfolge, so daß die Dosis langsam heraufgesetzt wird. Nach der Dosissteigerung kann Susanne auch auf die zusätzliche Einnahme von Beruhigungsmitteln verzichten. Allerdings raucht sie jetzt zwischen 30 und 40 Zigaretten pro Tag.

„Mittlerweile ist Ruhe eingekehrt", berichtet die Mutter mit großer Erleichterung. Susanne ist sehr viel zu Hause, hat keinerlei Kontakt mehr zur Szene, zieht sich aber sehr zurück, ist wortkarg und arbeitet nächtelang exzessiv am Computer. Sie hat ihre Leidenschaft für Computergraphik und -design entdeckt und möchte sich darin auch beruflich qualifizieren. Das hochbegabte Mädchen ohne Abitur wurde allein aufgrund ihrer Arbeitsproben von einer privaten Universität als Studentin akzeptiert. Sie hat also die Chance, trotz ihrer schulischen Berg- und Talfahrt ein Hochschulstudium zu absolvieren und Erfolg in ihrer beruflichen Nische zu finden.

Soziale Kontakte pflegt Susanne zur Zeit kaum, nicht einmal mit ihrem jüngeren Bruder mag sie sich auseinandersetzen, mit dem sie sich immer sehr gut verstand. Nur Patrick, ihr Freund, kommt noch.

„Wir sind sehr froh, daß sie jetzt sicherer ist", sagt die Mutter, „auch wenn sie nicht mehr so lebenslustig wirkt wie früher. Sie kann sich noch nicht gut Ziele setzen, vergißt viel und schläft sehr wenig. Aber das liegt natürlich vor allem daran, daß ihr ADHS zur Zeit nicht behandelt wird." Sie sucht nun nach einem Psychiater oder Neurologen, der Susanne helfen kann, auch diese Hürde noch zu nehmen.

ADHS-typische Entwicklung im Überblick

Ab dem Säuglingsalter: exzessives und schrilles Schreien, geringes Schlafbedürfnis, Trinkschwierigkeiten, Ablehnung auf Körperkontakt, hyperaktiv

Ab dem 1. Lebensjahr: Laufen lernen ohne Krabbelphase, impulsiv, kein Gefahrenbewusstsein

Ab dem 2. Lebensjahr: keine Trennungsängste im Kindergarten, offen bis distanzlos, aber auch unruhig und leicht aggressiv, kann Dinge nicht zu Ende ausführen

Ab dem 3. Lebensjahr: kann nicht zuhören, befolgt keine Anweisung, stört andere, motorisch extrem unruhig, redet viel, Konzentrationsschwäche beim Spielen, ungeduldig, rastlos, abwesend und zerstreut

Ab dem 7. Lebensjahr: ADHS-Therapie, keine Schulschwierigkeiten

Ab dem 14. Lebensjahr: nach Therapieabbruch fast sofort haltlos, sozial auffällig und drogenabhängig

Sekundäre Störungen

Störung des Sozialverhaltens, schwere Drogenabhängigkeit

Besonderheiten der Entzugsbehandlung bei drogenabhängigen Menschen mit ADHS

Wir haben diese Fallgeschichte deswegen so ausführlich vorgestellt, weil sie klar macht, daß auch ADHS-Jugendliche, die während der Kindheit in den besten Händen waren und alle Unterstützung bekamen, in der Pubertät noch abstürzen können, wenn die Behandlung zu früh abgesetzt wird. Es ist von großer Bedeutung, daß Eltern ihre pubertierenden, alles besser wissenden ADHS-Kinder nachdrücklich über diese Gefahren aufklären, um sie vor dem Absturz zu bewahren, auch wenn sich das in der Regel als vergebliche Liebesmüh herausstellt.

Ferner macht Susannes Geschichte deutlich, was in zahlreichen wissenschaftlichen Studien als ADHS-typisch bestätigt wurde: Drogensüchtige Jugendliche mit ADHS beginnen früher mit dem Drogenkonsum, und der Entzug dauert entschieden länger als bei Süchtigen ohne ADHS. Wilens, Biederman und Mick untersuchten 130 Patienten mit ADHS und Drogenmißbrauch und 71 Jugendliche mit Drogenmißbrauch, aber ohne ADHS. Die Süchtigen mit ADHS hatten bei gleichem Durchschnittsalter der Gruppen bereits drei Jahre länger Drogen konsumiert als die Vergleichsgruppe, weil sie früher mit dem Konsum begonnen hatten. Die durchschnittliche Zeit bis zur vollständigen Aufgabe des Konsums betrug in der ADHS-Gruppe 144 Monate, in der Gruppe ohne ADHS 60 Monate. Das galt für Mädchen und Jungen in der ADHS-Gruppe gleichermaßen, während in der Gruppe ohne ADHS die Mädchen schneller den Konsum aufgaben als die Jungen. Auch das ist ein wesentlicher Unterschied und muß bei der Entzugstherapie unbedingt berücksichtigt werden. Außerdem stellten die Studienleiter fest, daß zusätzliche psychische Störungen wie eine dissoziale Betragensstörung keinen zusätzlichen Risikofaktor für Drogenmißbrauch darstellen. Das höchste Risiko geht von der Grundstörung selbst aus, dem ADHS.

Die folgende Tabelle zeigt weitere erhebliche Unterschiede zwischen den beiden Gruppen.

	ADHS+Drogen	Drogen ohne ADHS
Beginn des Drogenkonsums vor dem 18. Lebensjahr	48%	30%
süchtig	75%	59%
Kombinierter Drogen- und Alkoholmißbrauch	53%	24%
Zusätzliche psychische Störungen (schwer) gesamt	71%	43%
davon		
Angststörungen	39%	18%
Dissoziale Störungen	34%	18%
Antisoziale Persönlichkeitsstörung	29%	20%

Es sind also nicht nur die bekannten Gefahren des Drogenmißbrauchs, die komplizierend zum ADHS hinzutreten, sondern auch die Besonderheiten des Verlaufs und das schlechte Ansprechen auf Entzugsmaßnahmen aufgrund des ADHS, die zu einer schlechten Prognose führen. Die Autoren berichten zwar, daß in beiden Gruppen schließlich 80% der Patienten clean wurden, aber eben mit der o.g. erheblichen Zeitverzögerung in der ADHS-Gruppe. Die Gefahr eines Rückfalls ist bei ADHS-Jugendlichen mit ausgeprägter Impulsivität besonders hoch.

Ungewollte Schwangerschaften

Mädchen mit ADHS haben ein deutlich erhöhtes Risiko für eine ungewollte Schwangerschaft. Die hohe Impulsivität, die andere Qualität des Verliebtseins, das bis zum Verschmelzungswunsch reicht, die Sucht nach Harmonie, die sich angesichts der vielen Auseinandersetzungen entwickelt hat, und ein schwaches Selbstwertgefühl führen dazu, im entscheidenden Augenblick nicht „nein" sagen zu können.

Da vorausschauendes Verhalten ihnen sehr schwer fällt, nehmen nur wenige Mädchen, die zu Hause wohnen, die Pille. Darüber hinaus haben sie oft schon in so frühem Alter ihre ersten sexuellen Kontakte, daß die Eltern einfach noch nicht damit rechnen und daher auch nicht auf Verhütungsmaßnahmen drängen.

Der von einem ausgeprägten ADHS betroffene Vater eines Mädchens, das wir interviewten, war bei der Geburt des ersten Kindes 13, seine Frau, die an einem reinen ADS leidet, 15 Jahre alt. Inzwischen haben die beiden zehn Kinder, von denen sechs ebenfalls an einem ADHS leiden. Auf die Frage, ob sie denn all diese Kinder wirklich gewollt hätten, antwortete die Mutter: „Nein, wir wollten fünf, aber dann sind es irgendwie mehr geworden."

Besonders problematisch ist eine ungewollte Schwangerschaft immer bei süchtigen Mädchen mit ADHS, zum einen, weil sie meist den Substanzmißbrauch auch während der Schwangerschaft fortsetzen, zum anderen, weil sie in völlig chaotischen Verhältnissen leben und meist den Kontakt zu den Eltern abgebrochen haben.

Zum Beispiel Ramona

Die heute 24jährige Frau wurde als Säugling adoptiert. Ihre biologischen Eltern lernte sie nie kennen. Mit 14 Jahren lief sie von zu Hause weg und lebte zunächst auf der Straße. Sie begann fast unverzüglich mit Drogenkonsum und lernte während ihres Straßenlebens „alle" Drogen kennen, wie sie selbst sagt.

Im Verlauf der neun Jahre, in denen sie als Prostituierte arbeitete, trug sie vier Schwangerschaften aus. Alle Kinder wurden zur Adoption freigegeben. Sie schaffte es einfach nicht, eine Schwangerschaft sicher zu verhüten.

Ihr ADHS wurde erst im Alter von 23 Jahren diagnostiziert, als sie in das Methadon-Programm aufgenommen wurde; dem behandelnden Arzt waren ihre ungeheure Unruhe und Sprunghaftigkeit aufgefallen. Auch erzählte sie immer wieder Geschichten, die sich gegenseitig widersprachen, weil sie die vorherige Version vergessen hatte. Der Arzt, dem die Zusammenhänge zwischen ADHS und Sucht geläufig waren, ließ sie ausgiebig testen. Die Ergebnisse der Untersuchungen bestätigten seine Verdachtsdiagnose ADHS. Daher kombinierte er das Substitutionsmittel mit einer Ritalin-Therapie. Unter dieser Kombination konnte die Methadon-Dosis um ca. 25% reduziert werden. Ramona wurde deutlich ruhiger und konzentrierter. Sie war in der Lage, mit dem Arbeitsamt Kontakt aufzunehmen und eine Umschulung zu planen. Ihr Arzt hält diese Pläne für realistisch. Sie ist seit Einleitung der Therapie auch nicht mehr schwanger geworden.

Distanzlosigkeit und sexuelle Übergriffe

Viele Kinder und Jugendliche mit ADHS haben ein ausgeprägtes Problem mit Nähe und Distanz. Reizoffen und interessiert an allem, was neu und spannend ist, gehen sie auf jeden zu und mit jedem mit. Ermahnungen der Eltern, um keinen Preis in ein fremdes Auto einzusteigen, sind vergessen in dem Moment, wo ihnen etwas Interessantes in Aussicht gestellt wird. Dann sind sie „emotional an der Angel", wie C. Neuhaus es formulierte, und folgen arglos jeder Aufforderung. Da sie oft kein Gefühl für körperlichen Abstand haben und sich ungehemmt auf jeden Schoß setzen, vermitteln sie auch das Gefühl, sich anzubieten. Wenn sie dabei an den Falschen geraten, sind sexuelle Übergriffe geradezu vorprogrammiert. Für sexuellen Mißbrauch stellen diese Kinder Hochrisikofälle dar.

Auch Lenas Mutter machte sich deswegen große Sorgen. Sie hatte „schreckliche Angst, daß sie irgendwann mißbraucht wird, weil sie ja mit jedem mitging, und ich konnte sie doch nicht den ganzen Tag unter Kontrolle behalten."

Andererseits sollte nicht übersehen werden, daß in der Gruppe der Sexualstraftäter, die Prof. M. Rösler in seiner Studie untersuchte, bei 31% ein ADHS diagnostiziert wurde. Die Störung macht manche Betroffene nicht nur zu leichten Opfern, sondern zumindest einen Teil der männlichen Jugendlichen auch zu Tätern. Leider ist vielen Sozialarbeitern, die diese schwierigen Jugendlichen betreuen, nicht nur diese Gefahr, sondern auch viele andere, die mit ADHS in Verbindung stehen, noch weitgehend unbekannt.

Blinde Sozialarbeiter?

Es erscheint ganz unverständlich, daß Sozialarbeiter, die oft genug mit ihren konventionellen sozialpädagogischen Maßnahmen bei bestimmten Familien, Kindern und Jugendlichen scheitern, dafür keine Erklärung suchen, daß sie sich nicht weiterbilden und nicht Hilfe bei anderen Fachgruppen suchen. Es liegt viel und sehr gute Literatur zu allen Facetten des ADHS vor, das zumindest unter dem Begriff „Zappelphilipp, Träumsuse" inzwischen jedem in der öffentlichen Erziehung und Betreuung Tätigen bekannt sein dürfte.

Vielleicht liegt die Erklärung darin, daß Sozialarbeiter im Alltag so stark mit der Arbeit in sozialen Brennpunkten eingedeckt sind, daß sie nicht einmal mehr das Minimum ihrer Aufgaben bewältigen können, geschweige denn Zeit für Weiterbildung hätten. Ein Beispiel dafür ist die folgende Geschichte einer Sozialarbeiterin, die wegen Verletzung ihrer Sorgfaltspflicht verurteilt wurde, weil in einer von ihr betreuten Familie ein Kind infolge von Vernachlässigung starb. Die Fakten und alle Zitate sind der Entscheidungsdokumentation des Schöffengerichts Osnabrück entnommen (Az.: StA Osnabrück 11 Js 1761/94).

Vermüllung und Vernachlässigung

Die damals 31jährige Diplom-Sozialpädagogin aus Osnabrück wurde am 23.12.1994 von der Staatsanwaltschaft Osnabrück angeklagt wegen fahrlässiger Tötung durch Unterlassung. Zu dem Zeitpunkt war sie schon fast zwei Jahre lang in der Obdachlosen-Sozialarbeit des allgemeinen Sozialdienstes tätig. „Im Rahmen dieser Aufgaben war sie zuständige Sachbearbeiterin des allgemeinen Sozialdienstes und Jugendamtes der Stadt Osnabrück für die Familie T." Die „unvollständige Problemfamilie", die sie betreute, bestand aus der 18jährigen Mutter, einem 2jährigen Sohn und dem Kindsvater, der die Familie aber verließ, als die Mutter erneut schwanger wurde. Als Grund gab er an, daß seine Partnerin sich nicht genug um den Haushalt und das Essen kümmere.

Bereits vor der Geburt des zweiten Kindes gab es zwischen der Sozialarbeiterin und Frau T. immer wieder Gespräche wegen der zunehmenden Verwahrlosung des Haushalts. Die Sozialarbeiterin hatte jede erdenkliche Hilfe angeboten von einer Haushaltshilfe zu Lasten der Krankenkasse bis hin zur sozialpädagogischen Familienhilfe, Sozialhilfe und Jugendhilfe. Frau T. lehnte alle Angebote ab, weil sie „keine fremde Person in ihrem Haushalt haben wollte."

Nachbarn erbarmten sich während des Krankenhausaufenthaltes von Frau T. anläßlich der Geburt des zweiten Kindes und räumten ihre Wohnung auf, die „unglaublich verdreckt gewesen sei. Man habe bergeweise Müll aussortiert und weggeworfen." Unter anderem fanden sie eine Babyflasche mit Milchresten und Maden unter dem Bett, Töpfe mit verschimmelten Essensresten über die Wohnung verteilt, ebenso schmutzige Windeln. Auch auf die mangelhafte Pflege des Sohnes, der zu dieser Zeit bei seinem Vater war, wurde hingewiesen. Der Junge war im Windelbereich so wund, daß er teilweise blutete. Die Mutter war nach Ansicht des Kindsvaters „zu faul, um den Haushalt ordentlich zu führen." Mit diesen Vorwürfen konfrontiert, verwies Frau T. auf die Belastungen durch die Schwangerschaft und beteuerte, sie würde ihren Haushalt in Zukunft wieder ordentlich führen.

Die Sozialarbeiterin, der von den Nachbarn vorgeworfen wurde, sie greife bei Frau T. nicht durch, vermerkte in der Akte, ihre Klientin stehe mit allen Beteiligten in einem verdeckten oder offenen Konflikt. Die Sorge der Nachbarn um die Kinder sei nur vorgeschoben. Diese Beurteilung stellte sich später als fatal heraus.

Anfang Februar 1994 zog Frau T. mit ihren beiden Kindern in eine Notunterkunft, die aus einem Zimmer, einer Küche und einem Bad bestand. Auch diese Wohnung war innerhalb kürzester Zeit völlig verkommen. Als Grund gab Frau T. an, die Kinder nähmen sie zu sehr in Anspruch. Ihr wurde daraufhin eine sozialpädagogische Familienhilfe vorgeschlagen, die ihr beim Erlernen der Hausarbeit und der Kinderversorgung zur Seite stehen sollte. Frau T. bat sich Bedenkzeit aus.

Zwei Tage später brachte sie ihre inzwischen vier Monate alte Tochter mit Fieber ins Krankenhaus. Ursache des Fiebers war eine schwere, ausgedehnte Pilzinfektion, die von den Achseln bis in die Kniekehlen reichte. Der behandelnde Arzt wies die Sozialarbeiterin darauf hin, daß der Zustand des Kindes auf langfristige Vernachlässigung schließen lasse. Mehrere anonyme Anrufe sowohl bei der Sozialarbeiterin als auch im Krankenhaus mahnten ebenfalls an, daß die Kinder zu Hause stark vernachlässigt würden und sich bereits wieder Müllberge in der Wohnung befänden.

Auch die Mutter von Frau T. meldete sich bei der Sozialarbeiterin und teilte ihr mit, die Unsauberkeit ihrer Tochter sei entsetzlich; das kleine Mädchen müsse die Windeln ihres älteren Bruders tragen.

Frau T. erklärt sich nach dem Krankenhausaufenthalt der Kleinen bereit, nun eine sozialpädagogische Familienhilfe anzunehmen und wünscht sich dafür eine jüngere Frau. Ihre Wohnung sei ein „Schlachtfeld".

Die Sozialarbeiterin besichtigt die Wohnung und findet Hundekot und schmutzige, zerrupfte Windeln auf dem Fußboden. „Essensreste, Krümel und Abfall waren verstreut, schmutziges Geschirr, zum Teil mit Schimmel bedeckt, war in der Wohnung verteilt, die Kinderbetten waren nicht bezogen und verschmiert, die Toilette bis zum Rand verstopft." Die Sozialarbeiterin hilft Frau T. beim Aufräumen und ruft den Klempner.

Frau T.s Mutter fordert, daß man ihrer Tochter die Kinder wegnehmen solle. Die Sozialarbeiterin setzt jedoch auf Familienhilfe. Sie handelt damit buchstabengetreu nach den Grundsätzen der Sozialarbeit, wie sie ihr in der Ausbildung vermittelt wurden. Oberstes Gebot, so lernt man dort, ist es, möglichst nicht in das Elternrecht einzugreifen.

Als Frau T. ihre kleine Tochter aus dem Krankenhaus abholen kann, wird ihr von einer Kinderschwester sorgfältig vorgeführt, wie Kinderpflege auszusehen hat. Es folgen praktische Übungen mit Frau T.

Der behandelnde Arzt bietet Frau T. an, jederzeit mit den Kindern vorbeizukommen, wenn sie Probleme oder Fragen habe. Er bietet ihr auch an, auf Kosten der Krankenkasse eine Haushaltshilfe zu verordnen. Außerdem weist er nachhaltig darauf hin, daß das kleine Mädchen mindestens zwei Stunden täglich von einer erfahrenen Fachkraft versorgt und gepflegt und ihr Gesundheitszustand ständig kontrolliert werden müsse. Um diese Fachkraft kümmert sich die Sozialarbeiterin nicht. Sie setzt weiter auf die sozialpädagogische Familienhilfe.

Frau T. erklärt sich nun bereit, eine Familienhilfe anzunehmen, „um ihrer Faulheit entgegenzuwirken, sie brauche Druck und einen Tritt in den Hintern", um den Haushalt und die Kinder zu versorgen. Sie wisse zwar, wie sie die Arbeiten zu erledigen habe, bekomme dies allerdings nicht organisiert. „Wenn ihr einmal der Haushalt über den Kopf gewachsen sei, ignoriere sie ihn vollständig und flüchte lieber zu den Nachbarn oder in die Stadt."

Die Sozialarbeiterin erwähnt in ihrem Bericht unter anderem, daß Frau T. ihren Sohn kaum bändigen kann. Er trage „ungehindert zur Schaffung des Chaos im Haushalt bei". Außerdem, so der Bericht weiter, läßt Frau T. sich sehr leicht aus dem Gleichgewicht bringen und gerät daher häufig in Krisensituationen, die schnell eskalieren. Schon kleine Anlässe wie Unzufriedenheit mit sich selbst oder Quengeln der Kinder enden in abrupten Beziehungsabbrüchen mit „allen" Freunden und Verwandten, „in völliger Überforderung, in Starrheit, Handlungsunfähigkeit und Vernachlässigung der Kinder". All diesen sehr typischen und ausgeprägten, wenn auch nicht spezifischen Anzeichen für ein ADHS wird in der Folge mit Familienhilfe begegnet.

Es werden Ziele erarbeitet, denen Frau T. sich durch Üben annähern soll. Um Frau T. Ordnung zu lehren, unternimmt die Familienhelferin folgende Schritte:

„Pläne erstellen, Terminpläne, Putzpläne, Zeitpläne u.s.w.

Reflektion des Erlernten

Aufzeigen von Notwendigkeiten

Maßstäbe erarbeiten und diese umsetzen lernen

Zusammenhänge analysieren, aufzeigen und verändern

Konkrete Schritte müssen mit Beginn der sozialpädagogischen Familienhilfe miteinander erarbeitet werden."

Die Versorgung der Kinder und die Kontrolle ihres Gesundheitszustandes gehören tatsächlich nicht zu den Aufgaben der Familienhilfe.

Drei Tage später, am 28.3., teilt Frau T. der Sozialarbeiterin mit, sie habe nun wieder einen Freund. Sie wirkt zufrieden und macht Zukunftspläne. Leider sieht die Sozialarbeiterin nicht die große Gefahr, die mit der neuen Beziehung einher geht, daß nämlich für die Kinder nun noch weniger Zeit und Aufmerksamkeit zur Verfügung stehen wird.

Am 18.4. 1994 erklärt Frau T., sie sei zur Zusammenarbeit mit der ihr inzwischen vorgestellten Familienhilfe einverstanden, die an drei Tagen pro Woche vorbeikommen solle. Am 29.4. fährt die Sozialarbeiterin in Urlaub, nachdem sie sich bei der Familienhilfe rückversichert hat, daß Familie T. regelmäßig aufgesucht und gut versorgt wird.

Die ersten Besuche erscheinen erfolgversprechend, aber als die Familienhilfe Frau T. und die Kinder am 2.5. zu einem vorher vereinbarten Arztbesuch abholen will, bleibt die Tür verschlossen. Auch am Nachmittag desselben Tages und am Folgetag öffnet Frau T. nicht. Am 5.5. erreicht die Familienhilfe Frau T. in der Wohnung. Zu diesem Zeitpunkt sei „die Küche relativ aufgeräumt" gewesen. Nach den Kindern sieht die Familienhilfe nicht. Sie vereinbart für den 6.5. erneut einen Arzttermin, steht jedoch am nächsten Tag wieder vor verschlossener Tür.

Am frühen Nachmittag des 7.5. bittet Frau T. eine Nachbarin, sich ihre Tochter anzusehen. Diese ruft sofort den Notarzt, der aber nur noch den Tod des kleinen Mädchens feststellen kann. Sie ist an den Folgen grober Vernachlässigung gestorben.

„Bei der Obduktion am 9.5. wurde festgestellt, daß L. an Herz-Kreislaufversagen bei hochgradiger Auszehrung und Austrocknung auf nicht natürliche Weise verstorben ist. Es fehlte praktisch jegliches Fettgewebe. Weiterhin fanden sich ausgedehnte Spuren von Vernachlässigung in Form von ausgedehnten flächigen Hautdefekten im Genital- und Beckenbereich sowie in großen Anteilen des Rückkens. Der 64 cm lange Säugling wog 3.673 Gramm."

Die Wohnung befindet sich zu diesem Zeitpunkt wieder in katastrophalem Zustand. In allen Räumen sind „extreme Schmutzanhaftungen und starker Urin- und Kotgeruch wahrnehmbar. In der Dusche stand eine verdreckte Katzentoilette, in allen Räumen lag ungewaschene Kleidung am Boden. In der Küche standen größere Mengen schmutzigen Geschirrs, auf dem Boden lagen Speisereste. Eine als Wickeltisch in der Küche dienende Kommode und die Kinderbetten waren durch Urin- und Kotanhaftungen extrem verdreckt." Bleibt die Frage, ob die Küche am 5.5. tatsächlich „relativ aufgeräumt" war und was man darunter zu verstehen hat.

Das Urteil

Die Schuld an dem Tod des Mädchens wird vom Schöffengericht Osnabrück der Sozialarbeiterin angelastet. Sie hätte sich um die tägliche, mindestens zweistündige Fachpflege des Kindes kümmern müssen, die der Arzt vor der Entlassung aus dem Krankenhaus als unabdingbar angesehen hatte. Sie hätte auch sehen müssen, daß die Familienhilfe unerfahren und wenig durchsetzungsfähig war. Sie hätte wissen müssen, daß die Kinderversorgung nicht Aufgabe der Familienhilfe ist. Sie hätte nicht in Urlaub fahren dürfen, ohne sich von dem Gesundheitszustand der beiden Kinder zu überzeugen. Sie hätte die Fremdunterbringung der Kinder veranlassen müssen. Sie hätte den Warnungen der Mutter von Frau T., von mehreren Nachbarn, vom Onkel und vom Vater des Kindes und den anonymen Anrufen mit Hinweis auf die Vernachlässigung der Kinder mehr Gewicht geben müssen.

Hier möchte man hinzufügen: Vor allem aber hätte sie das Vermüllungssyndrom der Frau T. als sehr wahrscheinlichen Hinweis auf ein schweres ADHS interpretieren müssen, um wirksame Maßnahmen einleiten zu können.

Frau T. war im Alter von 16 Jahren bereits einmal Mutter geworden. Diese Schwangerschaft war mit hoher Wahrscheinlichkeit ungewollt. Auch danach hatte sie nicht verhütet, obwohl ihr bereits mit einem Kind der Haushalt über den Kopf wuchs. Sie hat selbst auf ihre Probleme hingewiesen, nämlich daß es ihr unmöglich sei, den Haushalt zu organisieren, daß sie ihn ignoriere, wenn er ihr über den Kopf wachse. Sie hat sich auch selbst als faul bezeichnet, sie könne sich nicht aufraffen, etwas zu tun, man müsse sie „in den Hintern treten." Die Sozialarbeiterin hatte in der Akte vermerkt, daß bei Frau T. schon geringe Belastungen mit abrupten Beziehungsabbrüchen und „in völliger Überforderung, in Starrheit, Handlungsunfähigkeit und Vernachlässigung der Kinder" enden. Sie war, wie der Kinderarzt in der Klinik feststellte, durchaus in der Lage, ihren Kindern Zuwendung zu geben, nur mit der konsequenten Versorgung war sie völlig überfordert.

Diese Problemkonstellation ist außerordentlich typisch für ein ausgeprägtes, unbehandeltes ADHS. Außerdem leidet offenbar auch der Sohn an einem ADHS, denn Frau T. kann ihn nicht bändigen; er trägt zu dem Chaos in der Wohnung erheblich bei.

Die Sozialarbeiterin hat in dieser kritischen Phase sehr häufig Gespräche mit Frau T. geführt, sie wiederholt besucht, sie auch mehrfach in ihrem Büro empfangen, ihr immer wieder eine Haushaltshilfe angeboten und ihr sogar beim notdürftigen Aufräumen der Wohnung geholfen, und das, obwohl sie „41 Familien mit 80 bis 100 Kindern zu betreuen" hatte, „die in sozialen Brennpunkten leben und in denen meist ähnlich verheerende Verhältnisse herrschen wie bei Frau T."

Das bedeutet bei 160 Arbeitsstunden im Monat, von denen mindestens 20 Stunden für An- und Abfahrt und nochmals mindestens 20 Stunden für die schriftliche Aktenführung abzuziehen sind, knappe drei Stunden pro Monat und Problemfamilie. Das ist an sich schon lächerlich wenig. Die Sozialarbeiterin hat für Familie T. zumindest im Frühjahr 1994 entschieden mehr Zeit aufgebracht.

Obwohl dem Richter diese Fakten bekannt sind, verurteilt er die Sozialarbeiterin zu einer Geldstrafe. Sie soll also dafür zahlen, daß sie in der Ausbildung nichts über ein insbesondere bei sozial schwachen Familien weit verbreitetes Störungsbild gelernt hat und es daher auch nicht erkennen konnte, als sie es mit all seinen Symptomen, Begleit- und Folgeerscheinungen vor sich sah.

Hinzu kommt, und auch das sieht der Richter durchaus, daß den Studenten der Sozialpädagogik in der Ausbildung immer wieder eingebleut wird, „höchste Zurückhaltung bei Eingriffen in das Elternrecht" zu üben. Als vornehmstes Ziel wird ihnen vermittelt, „bei den betroffenen Familien vor allem um Vertrauen und um Entgegennahme von Hilfen zu werben und möglichst nicht aktiv zu werden." In der Verhandlung wird der Sozialarbeiterin dann aber zum Vorwurf gemacht, daß sie sich sorgte, ob Frau T. eine Familienhilfe wohl akzeptieren würde, und sich nicht um die Fremdunterbringung der Kinder kümmerte.

Die Angeklagte ging in Berufung und wurde vom Oberlandesgericht Oldenburg freigesprochen. Gegen diesen Freispruch legte die Staatsanwaltschaft des Oberlandesgerichts Oldenburg Beschwerde ein. Das Verfahren wurde allerdings überraschend und endgültig von der 4. Strafkammer des Landesgerichts Osnabrück am 11. Dezember 1996 endgültig eingestellt.

ADHS und Vermüllung

ADHS-Fachleute sind sich inzwischen einig, daß nahezu alle Menschen mit Vermüllungssyndrom, die nicht an einer Psychose, einer schweren Depression oder Senilität erkrankt sind, an einem ausgeprägten ADHS leiden. Man bezeichnet sie als „Messies". Das Wort leitet sich von dem englischen Begriff „mess" (extreme Unordnung) ab.

Marianne Bönigk-Schulz, eine selbst Betroffene, die ihr Problem allerdings inzwischen überwunden hat, beschreibt Messies folgendermaßen: „Das Chaos ist das Prägnanteste: Das innere Chaos, das sich nach außen zeigt....Messies fühlen sich zunehmend überfordert, oft reizbar, und sie haben Schwierigkeiten, sich zu entspannen. Sie leiden unter Konzentrationsstörungen, haben Denkblockaden und Depressionen, sie fühlen sich psychisch erschöpft, sie grübeln viel, haben Selbstzweifel und sind unsicher. Oft haben sie Angst vor Sozialkontakten, und mit dem Rückzug aus dem Bekanntenkreis beginnt die Isolation. ... Messies versuchen, sich überanzupassen oder sie sind überaktiv, sind energie- und hoffnungslos, und ihnen macht ihre Lustlosigkeit und Arbeitsunlust stark zu schaffen.... Das Erleben von Unlust und Unsicherheit, nicht warten können, schnell verzagen, scheinen tiefliegende Ängste vor Verlust von Zuneigung zu sein." Ob man sich dieser Interpretation nun anschließt oder nicht, es finden sich jedenfalls in dieser Charakteristik wichtige Übereinstimmungen mit dem Störungbild ADHS. Annemarie L., die sich in der Ausbildung zur Therapeutin befand, als sie ihre Daten in die Internetseiten der Selbsthilfegruppe stellte, arbeitete mit einer Gruppe von 25 Messies, von denen 21 auch an einem diagnostizierten ADHS litten. Die Selbsthilfegruppe nennt auch die folgenden Zahlen zu psychischen Zusatzstörungen bei Messies:

Es leiden an:	Messies	Normal
Depressionen	42,55%	1– 9%*
Eßstörungen	34,04%	1– 3%*
Ängsten	24,82%	3–13%*

* je nach Definition

In der Information für Fachleute finden sich die folgenden Aussagen: „Auf die Überforderung hin schotten sich Messies mit der Zeit systematisch von der Umwelt ab. Parallelen zum Aufmerksamkeitsdefizitsyndrom werden hier deutlich. Viele ADSler sind auch Messies und umgekehrt."

„Außenstehende erleben Messies als leicht ablenkbar und ohne Durchhaltevermögen.... Deshalb wird Vieles abgebrochen, weil anderes als Dringender eingestuft wird. Vieles wird wegen der Dringlichkeit anderer Angelegenheiten auch von vorn herein als provisorisch konzipiert, was wiederum nach einer späteren ordentlicheren Ausführung verlangt und dem „jetzigen" Fertigmachen entgegensteht. Dies alles führt zu einer permanenten Erhöhung des Unerledigten bzw. Anforderungsbergs."

„Messies brauchen Hilfe, **wohlgemerkt keine Haushaltshilfe**, denn das würde ihr Problem nicht lösen! Im Gegenteil: der Privatbereich/Wohnung ist oft stark schambelastet, Eingriffe/Verletzungen in diesem Bereich müssen entsprechend vermieden werden." (http://members.aol.com./messies/ffachleute.html)

Es ist schon erstaunlich, daß Laien besser als ausgebildete Sozialarbeiter wissen, wie häufig ein ADHS mit Messietum verbunden ist und wie man Änderungen der Situation **nicht** herbeiführen kann. Eine Haushaltshilfe ist geradezu das Gegenteil effektiver Hilfe für einen Messie. Was ein Messie wirklich braucht, ist ein Coach, also jemanden, der ihm Gesellschaft leistet beim Aufräumen, der ihm Mut macht, weiterzuarbeiten, der kleine Tips beim Aussortieren, Ablegen und Verstauen gibt und ihn bei Laune hält. Ein Coach lobt das, was erledigt wurde und mäkelt nicht an dem herum, was noch zu erledigen ist. Die Scham- und Schuldgefühle des Messies sind dem Coach bekannt; er verstärkt sie nicht, sondern hilft, sie zu überwinden. Der Coach hilft bei der Aufstellung einer Aufgabenliste für den Tag und untersützt den Messie psychisch bei der Einhaltung des Plans. Aber er greift nie ein. Der Messie muß mit der richtigen Hilfe seine eigenen Fähigkeiten selbst erkämpfen.

Sehr häufig reicht jedoch das Coaching allein nicht aus. Bei einem ADHS als Ursache für das Messietum ist eine medikamentöse Therapie mit Methylphenidat meist unabdingbare Voraussetzung für einen Erfolg. Bei gleichzeitig vorliegender Depression kann zusätzlich auch die Medikation mit einem antriebsfördernden Antidepressivum erforderlich sein. Unter dieser Medikation kann eine Verhaltenstherapie dann oft erst greifen.

Eine Reportage des NDR über Messies, die am 16.6.2001 ausgestrahlt wurde, hat diesen Zusammenhang ebenfalls deutlich gemacht. Dort wurden Personen besucht, deren Wohnung so vollgestopft und unaufgeräumt war, daß nur noch ein kleines Eckchen auf dem Sofa frei war, um sich hinzusetzen. Eine der besuchten Frauen, eine alleinerziehende Mutter, sagte: Wenn ich hier ein bißchen beiseite rutsche, dann paßt gerade noch meine Tochter hin." Bei ihr wurde ein ADHS diagnostiziert und eine Ritalintherapie eingeleitet. Darunter konnte sie das Chaos in Angriff nehmen und die Wohnung Schritt für Schritt entmüllen und aufräumen. Ohne das Medikament hat sie die Übersicht nicht; sie „kann es dann einfach nicht", wie sie selber sagt.

Ein Musiker, ebenfalls mit einem diagnostizierten ADHS, lehnte eine medikamentöse Behandlung für sich ab; er wollte es „so schaffen". Seine Wohnung war bei dem letzten Besuch der Reporter noch zugemüllter als bei dem ersten Besuch. Das lag daran, daß er unter Androhung einer Kündigung seine Sachen vom Dachboden geholt und sie nun ebenfalls in der Wohnung verstaut hatte.

Das Thema Unordnung ist uns auch bei den Interviews mit diagnostizierten Jugendlichen mit ADHS immer wieder begegnet. Die Mutter von Sarah sagte: „Wenn ich nicht immer mal wieder durch ihr Zimmer gehen würde, dann würde sie da hinten total verdrecken. Dieses Kind hat kein Spielzeug mehr da hinten, nichts. Aber sie schafft es, ihr Zimmer vollkommen unordentlich zu machen, obwohl eigentlich gar nichts drin steht. Sie selber merkt das nicht. Es ist das reinste Chaos. Und es nervt sie kein bißchen."

Auch Sebastian sagte: „Ohne Ritalin finde ich einfach nichts wieder. Dann wühle ich in meinen 1000 Stapeln und das Zimmer sieht aus, als wäre eine Bombe eingeschlagen. Deswegen führen wir das Interview auch hier im Wohnzimmer. Mein Zimmer möchte ich Ihnen auf keinen Fall zeigen. Das wäre mir peinlich."

Das große Problem bei ADHS ist eben, daß selbst bei bestehendem Leidensdruck die Fähigkeit zum Aufräumen einfach nicht vorhanden ist. Wer aufräumt, muß entscheiden, was er wo verstauen will und was in den Müll gehört. Genau dieser Überblick und diese Entscheidungsfähigkeit sind aber bei ADHS oft nicht vorhanden. Jeder Aufräumversuch endet deswegen entweder in Verzweiflung und Resignation oder in einem Wutanfall mit anschließender Flucht aus dem Chaos.

Zukunftsaussichten ohne Behandlung: Ergebnisse einer Langzeitstudie

Russel Barkley, einer der Pioniere der ADHS-Forschung, führte eine Langzeitstudie mit über 150 unbehandelten Kindern mit ADHS durch. Die Studie erstreckte sich über mehr als 15 Jahre, die verschiedenen Parameter wurden mit einer gleich großen Gruppe von Kindern ohne ADHS im gleichen Zeitraum verglichen. Beim Abschluß der Studie lag das Durchschnittsalter beider Gruppen bei ca. 21 Jahren.

Barkley verglich den Schulabschluß, die Eingliederung am Arbeitsplatz, die Häufigkeit anderer psychischer Erkrankungen, die sexuelle Aktivität, die Kriminalität, den Drogengebrauch und viele andere Faktoren in den beiden Gruppen. Die Ergebnisse stimmen nachdenklich.

40% der unbehandelten ADHS-Betroffenen hatten zumindest einmal wegen einer Straftat Kontakt mit der Polizei gehabt. Zwar kann erfreulicherweise gesagt werden, daß der größere Teil der Jugendlichen (60%) ihr Leben einigermaßen in den Griff bekommen hatte, aber sie sind in vieler Hinsicht den Gesunden gegenüber benachteiligt.

So lagen die Schulabschlüsse bei den ADHS-Jugendlichen insgesamt niedriger, weil viele von weiterführenden Schulen verwiesen worden waren. Doppelt so viele wie in der Vergleichsgruppe hatten mindestens einmal ein Arbeitsverhältnis fristlos abgebrochen, viermal so viele waren von ihrem Arbeitgeber entlassen worden. Ihre Arbeitszeugnisse waren insgesamt schlechter als die der Vergleichsgruppe.

Sie litten deutlich häufiger unter Depressionen und Angststörungen.

In der Häufigkeit der Sexualkontakte unterschieden sich die Gruppen nicht. Allerdings lag die Zahl der Sexualpartner bei den ADHS-Jugendlichen und jungen Erwachsenen dreimal höher als in der Vergleichsgruppe. Schwangerschaftsverhütung wurde nicht oder nicht konsequent durchgeführt, so daß die Zahl der ungewollten, aber ausgetragenen Schwangerschaften vor dem 21. Lebensjahr viel höher lag als bei Jugendlichen ohne ADHS. HIV-Tests ließen ADHS-Jugendliche doppelt so häufig durchführen wie ihre gesunden Altersgenossen. Impulsive Sexualkontakte mit wechselnden Partnern kamen also ebenfalls deutlich häufiger vor.

Nahezu alle Straftaten wurden von Jugendlichen begangen, die zusätzlich zu ihrem ADHS eine antisoziale Störung entwickelt hatten. Besonders häufig waren dabei Weglaufen von zu Hause, Einbrüche und Diebstähle sowie schwere Körperverletzung und Waffenbesitz, die zu zahlreichen Gefängnisaufenthalten geführt hatten.

Hinsichtlich des Gebrauchs weicher Drogen fand sich zwischen den Gruppen kein Unterschied. Kokain, Stimulanzien und Tranquilizer wurden hingegen von den ADHS-Jugendlichen deutlich häufiger eingenommen, offenbar als Versuch einer Selbstbehandlung.

Barkley kommt aufgrund seiner Daten zu dem Schluß, daß die Entwicklung einer Depression sowie einer oppositionellen und dissozialen Verhaltensstörung mit allen Folgen einschließlich Schulversagen und Schulverweigerung das größte Risiko für unbehandelte ADHS-Kinder darstellt. Gleich auf dem zweiten Platz steht das Risiko sexuell übertragbarer Erkrankungen durch häufig wechselnde Sexualpartner sowie ungewollter Schwangerschaften aufgrund nachlässig oder gar nicht durchgeführter Verhütungsmaßnahmen.

Probleme in Ausbildung und Beruf

Das erste große Problem stellt die Berufswahl dar, weil den Jugendlichen Entscheidungen auch weiterhin sehr schwer fallen. Deswegen sollten sie schon während der Schulzeit mit Berufspraktika in verschiedenen Bereichen beginnen, um ihren Neigungen und Fähigkeiten auf die Spur zu kommen. Der in Sachen ADHS sehr erfahrene Kinderarzt K. Skrodzki, Mitautor des Buches „Aufmerksamkeitsgestörte Kinder und Jugendliche im Unterricht", empfiehlt diesen Jugendlichen auch ein Berufsvorbereitungsjahr oder einen Förderlehrgang, in dem sie verschiedene Berufe kennenlernen und ausprobieren können.

Die Probleme in Ausbildung und Beruf resultieren weniger aus der Hyperaktivität als vielmehr aus der Impulsivität und der mangelnden Frustrationstoleranz. Diese Faktoren führen nicht selten dazu, daß der oder die Auszubildende sich kräftig im Ton vergreift. Außerdem vergessen sie viel, sind nicht zuverlässig am Arbeitsplatz und kommen häufig zu spät. Auch die fatale Neigung, über die Notwendigkeit langweiliger Aufgaben anhaltend zu diskutieren, führt häufig zu unschönen Szenen. Die Probleme, Regeln einzuhalten, bestehen ebenfalls fort und sind Ursache für den zunehmenden Unmut der Ausbilder. Außerdem haben Jugendliche mit ADHS gern das letzte und meist ziemlich schnippische Wort. Das läßt sich so mancher Lehrherr nicht bieten und beendet kurzerhand das Ausbildungsverhältnis.

Oft geht der Abbruch der Lehre aber auch direkt oder indirekt vom Jugendlichen selbst aus. Solange er das Neue interessant findet, sind seine Leistungen gut und alle von ihm begeistert. Schleicht sich aber Langeweile in Form von Routineaufgaben ein, läßt das Interesse schlagartig nach, er kommt immer häufiger zu spät und wird deswegen gefeuert, oder er bricht die Lehre von sich aus ab. Drei oder vier abgebrochene Ausbildungen sind bei Jugendlichen und jungen Erwachsenen mit ADHS eher die Norm als die Ausnahme.

Zu großen Problemen führt natürlich auch die Aufmerksamkeitsstörung, vor allem in der überbetrieblichen Ausbildung. Berufssonderschulen mit entsprechender Förderung sind leider selten.

Dr. Skrodzki wies auf der Jahrestagung der Deutschen Kinder- und Jugendärzte 2001 darauf hin, daß besonders bei den Ausbildern die Bereitschaft gering ist, die ADHS-bedingte, ungenügende Arbeitsmoral und Leistung eines Jugendlichen als Ausdruck einer hilfebedürftigen Krankheit anzusehen. Hier ist der Bedarf an Aufklärung und Beratung noch sehr hoch, insbesondere, weil Jugendliche mit ADHS trotz ihrer „großen Klappe" weiterhin extrem personenbezogen bleiben. Deshalb sollten die Eltern den Ausbilder über die Störung und die Therapie unterrichten und darauf hinweisen, daß Tadel gar nichts bringt, häufiges Lob, auch für kleine Erfolge, hingegen sehr, sehr viel.

Dr. Skrodzki wies auch darauf hin, daß das Arbeitsamt ausbildungsbegleitende Hilfen (ABH) zur dauerhaften Unterstützung anbietet, z.b. zum Führen der Berichtshefte und zur Vorbereitung auf Prüfungen. Das Arbeitsamt bezahlt auch attestierte Vermittlung, Betreuung und spezielles Training. Es kann einen Betreuer einsetzen, der bei der Arbeitsplatzsuche und der Eingliederung in eine Arbeitsstelle hilft. In schweren Fällen kann auch ein Behindertenausweis einen Jugendlichen mit ADHS für den Arbeitgeber finanziell attraktiver machen.

Ein Internat mit besonderer pädagogischer Ausrichtung empfahl Dr. Skrodzki nur für den Fall, daß die schulische Betreuung kaum mehr möglich und die Probleme häuslich nicht mehr zu bewältigen sind.

Schließlich bleiben noch die Berufsbildungswerke, bei denen Unterbringung, Ausbildung, Schule und Freizeitangebot in einer Hand liegen und eine weitere psychosoziale Betreuung möglich ist. Prof. Schulte-Markwort von der Kinder- und Jugendpsychiatrie des Universitätskrankenhauses Eppendorf wies darauf hin, daß ein Viertel der Jugendlichen, die eine Ausbildung beim Berufsförderungswerk abbrechen, an einem ADHS leiden. Er warnte im Rahmen der Pressekonferenz des Hamburger ADHS-Arbeitskreises am 30.8.2001 nachdrücklich davor, diese Erkenntnisse auf die leichte Schulter zu nehmen.

Eltern sollten sich nicht scheuen, mit einem Attest des behandelnden Arztes beim Arbeitsamt entsprechende Hilfen für ihr Kind zu beantragen. Häufig gibt es dort Sonderberater für Problemjugendliche, die über spezielle Fördermöglichkeiten informieren.

Ist kein Sonderberater vorhanden, kann es einige Kämpfe kosten, bis die Hilfen bewilligt werden, aber es lohnt sich. Die fachgerechte Begleitung kann erheblich dazu beitragen, daß der Jugendliche mit ADHS sich trotz aller Schwierigkeiten die Eintrittskarte in eine unabhängige Zukunft erarbeitet: eine abgeschlossene Berufsausbildung. Diese Jugendlichen haben es auch dann noch schwerer, wenn sie medikamentös gut eingestellt sind, und sollten daher auf ihrem Weg in die Eigenverantwortung jede mögliche Unterstützung erhalten. Eltern von Jugendlichen mit ADHS brauchen einen extrem langen Atem.

Der zweite Bildungsweg

Bei ADHS-Jugendlichen „funkt" es oft später als bei anderen. Deswegen finden sich in den weiterführenden Abendschulen, insbesondere den Abendgymnasien, viele junge Erwachsene mit ADHS. Sie haben in der Regel schon eine Berufsausbildung abgeschlossen, dann aber festgestellt, daß sie diese Art Arbeit auf keinen Fall ihr ganzes Leben lang beibehalten wollen: zu langweilig! Diese inzwischen reifer gewordenen und hochmotivierten jungen Menschen schaffen ihr Abitur, sofern sie medikamentös behandelt werden, oft glänzend, die nicht behandelten kompensieren ihre schwachen Fächer mit ausgezeichneten Leistungen in ihren Lieblingsfächern.

Schwierigkeiten bereitet danach häufig wieder die Wahl des Studienfaches, sofern keine ausgeprägten Interessen bestehen. Manche wissen genau, daß sie Informatik studieren oder Ingenieur werden wollen. Nicht selten aber werden zwei oder drei Studiengänge „ausprobiert", bevor sie einen finden, in dem sie sich wirklich wohl fühlen. Dann schließen ihr Studium auch ab.

Es ist schwer für Eltern, in diesen Jahren der Suche und des Experimentierens die Ruhe zu bewahren und immer wieder zu ermuntern, aber es lohnt sich. Auch ein gut begabter Jugendlicher mit ADHS braucht für alles etwas länger, aber er findet schließlich seinen Platz in der Gesellschaft, sofern es ihm gelingt, eine berufliche Nische zu finden, die seine Aufmerksamkeit wecken und aufrecht erhalten kann.

Behandelte Kinder: Plädoyer für eine frühe Therapie

Wir stellen hier zwei Fälle vor, die für sich selbst sprechen sollen. Eltern, die rechtzeitig kompetente Hilfe für ihre Kinder mit ADHS suchen – und finden! – sprachen immer wieder von „regelrechten Wundern", die sich nach Beginn der Therapie beobachten lassen. Wir hätten es nicht geglaubt, wenn wir die Kinder nicht selbst mit und ohne Ritalin bzw. Medikinet gesehen und interviewt hätten. Das gilt auch für Eltern, die einer medikamentösen Therapie zunächst sehr kritisch gegenüberstanden und sich erst im Stadium völliger Verzweiflung dazu entschlossen.

Zum Beispiel Martin

Martins Mutter formulierte „das Wunder" mit den folgenden Worten: „Ohne Ritalin habe ich ein taubes und blindes Kind, das offenbar an Alzheimer leidet. Es hört nichts, sieht nichts und kann nichts behalten. Mit Ritalin hört mein Kind alles, auch wenn es nicht immer gleich tut, was man ihm sagt. Es sieht und findet seine Spielzeuge und Schulsachen und es behält, was man ihm aufträgt. Es ist nicht zu glauben. Ich kann es immer noch nicht glauben."

Der 10jährige Martin ist Einzelkind und wächst in einer vollkommen harmonischen und intakten Familie auf dem Land auf. Die Mutter arbeitet seit kurzem wieder halbtags als Bankkauffrau, der Vater ist Polizist.

Die Eltern hatten Martin bereits mehrfach untersuchen lassen. Es war ihnen schon immer aufgefallen, daß er sich schlecht konzentrieren konnte. Die Mutter berichtet: „Das ging im Kindergarten los, da hat er nie Gesellschaftsspiele mitgespielt. Er hatte nie die Ruhe, sich was erklären zu lassen oder zu spielen. Ganz gravierend ist es geworden, als er in die Schule kam. Da hat die Lehrerin nach zwei Monaten gesagt, sie könnte ihn nicht einschätzen, er will anscheinend nicht oder er kann nicht. Ich dachte eher, er kann nicht, aber die Lehrerin war der Meinung, er will nicht lernen in der Schule.

Daraufhin haben wir mit unserem Kinderarzt gesprochen, der hat uns dann zu einer Kinderpsychologin geschickt, die hat seinen IQ bestimmt und ein Gespräch mit ihm und uns geführt. Dabei ist herausgekommen, daß er ein durchschnittlich intelligentes Kind ist, aber er hätte ein mangelndes Selbstbewußtsein. Dann hat er für $^1/_2$ Jahr eine Spieltherapie gemacht, und damit war das Thema von psychologischer Seite abgeschlossen.

Dann lief es aber in der Schule immer noch nicht und die Lehrer haben gesagt: Wenn er wollte, könnte er mehr, aber er ist zu hibbelig, er guckt aus dem Fenster oder er träumt. Dann habe ich mit Martin gesprochen, und er hat gesagt: Er sitzt in der Schule wie in einem Tunnel. Er hört alles, was um ihn rum vorgeht, aber er kann sich nicht darauf konzentrieren, was die Lehrerin sagt.

Daraufhin waren wir im Werner-Otto-Institut und haben das nochmals alles über uns ergehen lassen; dort wurde er als hyperaktiv eingestuft, aber von ADHS war nicht die Rede. Mit der Beurteilung konnten wir uns überhaupt nicht anfreunden und haben das auch noch einmal mit unserem Kinderarzt besprochen. Der hat gesagt, als hyperaktiv würde er Martin auch nicht einstufen. Daraufhin haben wir das auf sich beruhen lassen.

An die Kinderneurologin, die sein ADHS schließlich diagnostiziert hat, sind wir über ein Kind aus Martins Klasse gekommen, das dort bereits in Behandlung war. Martins Leistungen in der Schule waren immer schlechter geworden. Er wurde einfach immer auffälliger, auch zu Hause: Wenn man ihn in den Keller geschickt hat, um eine Flasche Selter zu holen, kam er wieder hoch und hatte vergessen, was er holen sollte. Das war nicht mehr normal.

Die ganze Familie hat darunter gelitten, weil es immer Anlaß zu Diskussionen gab. Das ging schon bei den Schularbeiten los. Man versuchte, ihm was zu erklären und er hörte auch beim fünften mal nicht zu. Dann gibt man sich zwar große Mühe, ruhig zu bleiben, aber das klappt leider nicht immer. Dann kommen die Einflüsse von außen, Oma, Opa, Onkel, Tanten, die haben ja auch alle noch was dazu zu sagen. Erziehungsfehler wurden uns vorgeworfen, wir seien nicht konsequent genug, üben zu wenig mit dem Kind.

Es kamen auch Sprüche wie: Der muß ins Internat. Das hat mich sehr geschockt. Das ist aber jetzt anders, weil man etwas Handfestes hat, und jetzt sind die Diskussionen hinfällig geworden. Auch in der Partnerschaft fallen jetzt viele Vorwürfe flach. Und wir werden auch wieder eingeladen. Das hat sich alles wieder eingerenkt.

Als die Neurologin sagte, Martin hätte ein ADHS, habe ich mich sehr gut gefühlt, weil die Vorwürfe damit hinfällig wurden. Uns war immer schon klar, daß da etwas nicht in Ordnung ist. Manchmal habe ich wirklich an uns gezweifelt und gedacht: Liegt es doch an der Erziehung oder machen wir was verkehrt? Und als die Diagnose gestellt war, ist mir ein Stein von der Seele gefallen, weil ich wußte: Es liegt etwas vor, das man nicht einfach mit Erziehung beheben kann. Und daß wir auch nicht Schuld daran sind. Darüber macht man sich ja doch immer wieder Gedanken.

Von dem Medikament war ich nicht ganz so begeistert am Anfang. Ich hatte mich über das Internet schlau gemacht, und da gab es positive und negative Meinungen zu Ritalin. Das hat uns anfangs sehr verunsichert. Aber dann haben wir gesagt: Man kann es ja mal drei oder vier Monate ausprobieren, und wenn es aus irgendwelchen Gründen nicht geht, dann setzen wir das ab und wenn es besser wird, dann ist der Test eben erfolgreich.

Und dann kamen die ersten Veränderungen. Beim Lesen habe ich schon nach 2 Tagen Veränderungen bemerkt. Das konnten wir gar nicht fassen. Früher hat er sich die Wörter zwar angesehen, dann hat er sich die ersten paar Buchstaben zurechtgelegt und den Rest geraten, wie es gerade einen Sinn ergab. Das war nach zwei Tagen schon völlig anders. Er liest zwar langsam, aber er liest das Wort genau so wie es da steht. Das hat uns sehr erstaunt.

Die Schularbeiten sind wesentlich entspannter. Man kann ihm etwas in Ruhe erklären, er hört zu und kriegt mit, was man ihm erklärt. Er macht viele Sachen schon selbständiger. Bei der Rechtschreibung gibt es noch Probleme, da hat er aber auch viel aufzuholen. Sogar der Sportlehrer und der Nachhilfelehrer haben, ohne daß sie irgendwas von dieser Behandlung wußten, gesagt, das wäre ja alles viel besser geworden. Das sind kleine Sachen, die einen dann freuen, vor allem in so kurzer Zeit.

Er selbst fühlt sich auch besser, er ist entspannter. Es hat ihm zu schaffen gemacht, daß es zensurenmäßig nicht so toll war. Er hat viele Freunde in der Grundschule gehabt, die sind mit Zweien und Einsen nach Hause gekommen und er hatte gerade mal eine 3 und dann eine 4. Er dachte eben, er ist nicht so schlau wie die anderen, das belastet einen. Und jetzt ist seine schlechteste Note eine 3, und das ist doch schon ganz gut.

Wir haben aber auch Glück: Martin verträgt die Therapie sehr gut. Bis auf die Einschlafstörungen, die ein bißchen stärker geworden sind, hat er keine Nebenwirkungen. Selbst Oma und Opa sind inzwischen nicht mehr skeptisch. Für die sind die Zensuren wichtig, und die sind besser geworden. Uns sie sehen auch, daß es Martin besser geht.

Ich sehe das Ritalin als Hilfsmittel, damit mein Kind sich so entwickeln und entfalten kann, wie es ihm ohne die Störung auch möglich wäre. Nach den ersten 14 Tagen hätte ich wahrscheinlich gesagt: Ich habe ein völlig anderes Kind zu Hause, denn das war ein gewaltiger Unterschied. Er war anfangs sehr, sehr ruhig. Während er sonst Hans Dampf in allen Gassen war, hat er hier gesessen und vor sich hingedröhnt. Manchmal ist er auch vom Spielen gleich wieder reingekommen, das kannte ich früher nicht. Aber nach 14 Tagen hat sich das vollständig gegeben, obwohl wir die Dosierung noch erhöht haben. Aber jetzt ist er wieder wie früher, nur konzentrierter."

Martins eigene Einschätzung

„Ich war sehr zufrieden, als die Ärztin mir sagte, ich habe ein ADHS. Ich weiß jetzt, daß ich nicht dumm bin. Ich habe jetzt genau so gute Noten wie mein Freund. Die Schularbeiten gehen nicht schneller, aber dafür sind sie besser. Ich kann mich mehr konzentrieren. Sogar in Mathe kann ich mich jetzt konzentrieren. Das ist schön."

Für die hartnäckigen Skeptiker, die glauben, die Therapie greife bei Martin nur so gut, weil im Elternhaus stabile Verhältnisse vorliegen, ist das folgende Interview gedacht.

Zum Beispiel die Zwillinge

Die 36jährige Mutter der 10jährigen Zwillinge hatte zwar selbst während der Schwangerschaft keinen Alkohol getrunken und das Rauchen stark eingeschränkt. Der Vater der Kinder konsumierte hingegen lange vor der Zeugung der Zwillinge schon ausgiebig Nikotin, Alkohol, Haschisch und Kokain. Die Mutter glaubt, die Kinder hätten das ADHS von ihm geerbt. Er sei „dominant, impulsiv, aggressiv, hat ein Gedächtnis wie ein Sieb, hat keine Ausbildung abgeschlossen usw." Die Zwillinge haben noch einen 6jährigen Bruder, der im Gegensatz zu ihnen „sehr pflegeleicht" ist.

Die Diagnose wurde bei den 4 Wochen zu früh geborenen Zwillingen gestellt, als sie gerade 9 Jahre alt geworden waren.

Die Mutter berichtet: „Im Verlauf der Neugeborenen- und Säuglingszeit fielen sie auf durch ständiges Speien in Fontänen, besonders bei demjenigen, der gerade die Flasche bekam. Die Kinder bekamen abwechselnd Brust und Flasche. Nach 4 Monaten waren sie einfach zu groß und auch zu hampelig, um den einen zu stillen und dem anderen gleichzeitig die Flasche zu geben.

Sie schliefen im ersten halben Jahr 2 bis 2 $^1/_2$ Stunden, dann wurden die Abstände etwas größer. Ich war fix und fertig.

Beim Spielverhalten war das einzig Auffällige, dass sie sich gegenseitig oft gebissen haben, schon, als sie 7 oder 8 Monate alt waren, da waren die ersten Zähnchen da. Das haben beide gemacht, aber nicht bei anderen Kindern.

Die starken Stimmungsschwankungen der beiden sind mir mit Beginn der Schulzeit erst so richtig aufgefallen. Von der Lehrerin kamen auch immer wieder Klagen, daß die beiden entweder vollkommen verträumt da saßen oder Unfug machten.

Anfangs machten alle meine Erziehung verantwortlich für die Schwierigkeiten. Also das sagten der Vater und auch die Schwiegereltern. Es ist schon aufgefallen, dass die Jungs viel rumgegackert haben. Aber es ist doch bei anderen Kindern genauso, dass soviel liegen bleibt auf dem Teller oder dass sie dazwischen reden. Der Vater, der Onkel und die Schwiegermutter, die können das alle drei auch sehr gut, viel reden und auch viel dazwischen reden, aber bei den Jungs wurde das bemängelt.

Manchen habe ich auch Leid getan, wenn z.B. der Onkel sagte, „also nee, ich bin total fertig, wie hältst Du das bloß aus?" Und andere haben das auch gesagt, Wahnsinn, dieser Geräuschpegel, man kann sich ja gar nicht unterhalten, wie machst Du das denn bloß. Ich hör das schon teilweise gar nicht mehr, weil das ja immer so ist, es fällt eher auf, wenn sie mal ruhig sind."

Als die Zwillinge 8 Jahre alt waren, trennten sich die Eltern. Die Verschlechterung der Leistungen und des Verhaltens der Kinder wurde als Folge der resultierenden psychischen Belastung interpretiert. Die Mutter berichtet: „Die Trennung war im Mai 98, da ist er ausgezogen. Es ging natürlich schon vorher eine ganze Weile nicht besonders friedlich bei uns zu. Das war dann auch der Zeitpunkt, wo die Lehrerin mich ansprach und sagte, da kann was nicht stimmen, ich weiß, dass die Kinder nicht doof sind. Ich habe ihr von unserer Familiensituation erzählt und wir sind beide, auch die Lehrerin, davon ausgegangen, dass das an der Trennung liegt."

Schließlich wird aber doch die Schulpsychologin hinzugezogen, die den Verdacht auf ein ADHS äußert und der Mutter eine Abklärung vorschlägt. Das war allerdings erst in der dritten Klasse.

Die Mutter erzählt: „Nach der Diagnose und dem Gespräch mit dem Arzt hatte ich das Gefühl, das war jetzt ein Mensch, der hat dich verstanden, der weiß, wie's dir geht. Ich wußte endlich, was los war und daß es nicht an der Erziehung liegt. Und große Erleichterung auch, weil ich wußte, ich kann jetzt auch handeln, damit es für die beiden anders wird. Ich sehe Ritalin wie Insulin, das jemand braucht, der ein Problem mit der Bauchspeicheldrüse hat. Natürlich wäre es mir lieber, sie bräuchten das nicht. Eltern von zuckerkranken Kindern wünschen sich auch, sie bräuchten kein Insulin zu geben, aber sie tun es trotzdem, einfach weil es notwendig ist."

Der Arzt, der ADHS-Kinder schon seit 20 Jahren erfolgreich behandelt, stellte die beiden Jungen medikamentös ein und verordnete wegen der motorischen Störungen zusätzlich Ergotherapie.

Die Mutter wirkt noch immer fassungslos, als sie berichtet: „Ich hab gedacht, das gibt's doch gar nicht, das können nicht die gleichen Kinder sein, die hier gestern noch gesessen haben, es war Wahnsinn. Die Schrift hat sich innerhalb von 2 Tagen phantastisch gebessert. Vorher war das nur Gekratze mit dem Füller und eine Schrift, die konnte man kaum lesen. Dann sollten sie ein Gedicht abschreiben und ich hab gesagt: Das kann nicht mein Kind geschrieben haben. Das war bei beiden so. Auch in der Schule hat man's bemerkt. Es war so, dass die Leistungen besser wurden, da haben sie dann den Kick gekriegt und sich richtig ins Zeug gelegt. Das Endzeugnis war dann in 4 Noten verbessert.

Und auch mit den Hausaufgaben. Was haben wir uns vorher gequält, es war einfach die Hölle, die Hausaufgaben in der ersten und zweiten Klasse, das war die Hölle. Und das war auch für den kleinen Bruder für eine Belastung! Der mußte die Zeit über ja auch ruhig bleiben, es durfte ja überhaupt kein Geräusch sein in der ganzen Wohnung, sonst sprangen die Zwillinge sofort auf. Jetzt ist es so, dass auch mal ganz selbständig die Hausaufgaben rausgeholt werden. Sie merken jetzt selber: Wenn wir uns ranhalten, dann ist noch Zeit, draußen zu spielen. Das war ihnen vorher nicht so klar, dass sie da durchmüssen, durch die Hausaufgaben.

Und die Nachbarn unter uns sagten, dass es schlagartig ruhiger geworden ist, dieses ständige Hin- und Hergerenne, das war plötzlich verschwunden. Es war auch nicht mehr so laut, das ist denen aufgefallen. Auch die Schwiegereltern haben es bemerkt, sie sagten, das wäre ein kolossaler Unterschied."

Wir haben noch viele weitere Interviews mit gleichem Ergebnis geführt. Die Eltern sind entlastet, die Familiensituation entspannt sich, die Vorwürfe und Schuldzuweisungen hören auf, das Kind ist glücklich, weil es von dem Verdacht der Dummheit und Faulheit freigesprochen ist und endlich Erfolge erlebt und Ferunde gewinnt. Angesichts dieser raschen und guten Behandlungsergebnisse fragt man sich natürlich, warum Kinder mit ADHS noch immer von einer erfolgreichen Therapie ausgeschlossen bleiben und zu einem Leben verurteilt werden, das einem schwierigen und mühevollen Hindernislauf mit vielen Stürzen gleicht.

Die häufigste Klage, die wir von selbst betroffenen Eltern gehört haben, war das traurige Eingeständnis, ihr Potential nicht voll ausgeschöpft zu haben. Einige hatten ihr Studium abgebrochen, andere hatten nicht einmal einen Schulabschluß, obwohl sie gut begabt sind. Wenn sie den Wandel bei ihren behandelten Kindern und die deutliche Verbesserung der Leistungen durch bessere Konzentration beobachten, dann wird ihnen klar, daß sie nur die Chance der medikamentösen Therapie gebraucht hätten, um ihren Wunschberuf zu erreichen. Die Trauer über ihr „verpfuschtes Leben" ist oft immens.

Gründe für die Verweigerung der Behandlung

Also noch einmal die Frage: Warum verweigern Eltern ihren Kindern bewußt die wirksame und sichere Behandlung einer Störung, die nicht nur das Kind in seinen sozialen und intellektuellen Möglichkeiten stark behindert, sondern auch sie selbst extrem belastet?

Am häufigsten haben wir von diesen Eltern – die wohlgemerkt ein schwer auffälliges Kind mit gesicherter ADHS-Diagnose hatten! – das Wort Droge gehört. Schon daß Methylphenidat in Deutschland unter das Betäubungsmittelgesetz fällt, schürt bei ihnen die Angst vor dem Medikament. Und leider wird diese Angst durch unzureichend informierte Lehrer, Psychologen, viele Kinderärzte und sogar Apotheker weiter angefacht. Die Mutter von zwei schwer betroffenen Jungen, einer davon mit einer zusätzlichen Tic-Störung, sagte bei unserem Interview: „Ich hatte sie alle gegen mich. Alle beschwerten sich über die beiden, Nachbarn, Kindergärtnerin, Lehrer, aber als ich mit Medikamenten kam, schrien alle: Wie kannst du den Kindern so was antun! Wenn auch der Apotheker noch dagegen gewesen wäre, hätte ich mich wahrscheinlich nicht getraut, den Jungs die Tabletten tatsächlich zu geben. Ich bin dem Apotheker heute noch dankbar, daß er mich ganz sachlich aufgeklärt hat und mir meine Ängste wenigstens ein bißchen genommen hat. Den Kindern geht es so sehr viel besser als vorher."

Auch die Laienpresse trägt durch unsachliche oder falsche Informationen immer wieder zur Verunsicherung der Eltern bei. Wie solche Diskussionen losgetreten werden, zeigte ein Artikel des Hamburger Abendblatts vom 6.8.2001. Dort steht – gleich auf der ersten Seite – als dicke Überschrift: „Was tun wir unseren Kindern an? Psycho-Pillen". Und in diesem polemischen Stil, der ein ADHS gleich anfangs zur Glaubensfrage erklärt, geht es weiter. „Tausende Schüler in Hamburg erhalten das Beruhigungsmittel Ritalin. Sogar Kleinkinder schlucken es. Die Zahlen steigen." Die Autorin, Katharina Geßler, weiß also nicht einmal, daß das Medikament nicht zu den Beruhigungsmitteln, sondern zu den Stimulanzien gehört und schon gar nicht, daß es korrigierend in einen gestörten Hirnstoffwechsel eingreift. Das stört sie aber nicht, denn sie will nicht informieren, sondern Stimmung machen und die Auflage des Blattes erhöhen. Deswegen schreibt sie munter weiter: „Die Zahlen schockieren: Jeden Tag schlucken in Hamburg nach Angaben des Landesverbandes der Kinder- und Jugendärzte bis zu 4000 Mädchen und Jungen, teilweise erst drei Jahre alt, Psycho-Pillen wie Ritalin und Medikinet, weil sie am sogenannten Aufmerksamkeitsdefizit-Hyperaktivitäts-Syndrom (ADHS) leiden. Merkmale dieser Verhaltensstörung tragen nach Schätzungen des Verbandes insgesamt 10.000 Kinder in Hamburg. Solche „Zappelphilipp"-Kinder sind aggressiv und zerstörungswütig, können sich im Unterricht nicht konzentrieren, stören die ganze Klasse. Teilweise bekommen sie in

Hamburg die Psycho-Pille direkt in der Schule verabreicht – vor dem Unterricht, vom Arzt verschrieben.

Ritalin und Medikinet sind rezeptpflichtige Psycho-Pillen, die wie Morphium und dessen Derivate unter das Betäubungsmittelgesetz fallen.

Was tun wir damit unseren Kindern an?

Die umstrittenen Psycho-Pillen sind offenbar harte Psycho-Hämmer. Auf dem Beipackzettel von Ritalin und Medikinet heißt es unter anderem, daß sie zu Müdigkeit, Ängstlichkeit und Traurigkeit führen können. Bundesweit sind nach Angaben des „arzneimittel-telegramms", einem Informationsdienst für Ärzte und Apotheker, die Absatzzahlen von Ritalin drastisch angestiegen – von 1995 bis 1999 um mehr als das 40fache, von 0,7 Millionen Tabletten auf 31 Millionen Tabletten. Genetischer Defekt oder einfach nur zu wenig Liebe und Erziehung? Auch bei Ärzten und Psychologen ist der Einsatz der Psychomedikamente umstritten.

Die Zahl der Kinder, denen Ritalin oder Medikinet verordnet wird, sei in den vergangenen Jahren auch in Hamburg ‚dramatisch' angestiegen, bestätigte Charlotte Köttgen, Leiterin des Jugend- und Psychologischen Dienstes der Hansestadt, dem Abendblatt. Ihr Verdacht: ‚Ritalin wird häufig viel zu schnell verschrieben.' Funktioniere ein Kind nicht richtig, gebe es gleich die Pille, moniert sie. Michael Zinke, Chef des Landesverbandes der Kinder- und Jugendärzte, plädiert für die Verschreibung von Ritalin und Medikinet. Viele verhaltensgestörte Kinder seien durch die Medikamente erst in der Lage, dem Schulunterricht zu folgen, ein positives Selbstwertgefühl zu entzwickeln."

Und in diesem Stil geht es über die nächsten Ausgaben des Abendblatts weiter. Kein Wort zu den organischen Ursachen der Störung, kein Wort zu den häufigen Zusatzstörungen wie Depression oder dissozialer Verhaltensstörung, kein Wort über das Ausmaß des Leids, das ein unbehandeltes ADHS in den Familien Betroffener anrichtet, sondern wieder nur Stimmungsmache durch den Abdruck möglichst kontroverser Leserbriefe. Zur Wirkweise des Medikaments steht neben der großen, aber nichtssagenden Abbildung einer Ritalinschachtel lapidar die Bemerkung: „Das umstrittene Medikament Ritalin (Methylphenidat). Der amphetaminähnliche Stoff wird zur Behandlung hyperaktiver Kinder verordnet. Das Medikament hemmt die Wiederaufnahme von Dopamin in den Nervenzellen des Gehirns." Hier stört nicht nur der Grammatikfehler, sondern auch die Tatsache, daß diese im Kern richtige Information einem Laien nichts sagt.

Von den Leserbriefen wollen wir einen kleinen Auszug hier wiedergeben.

Unter der Headline **„Leser schreiben: Ich will mein Kind nicht unter Drogen setzen"** stehen die folgenden Beispiele.

„Ich habe selbst ein schulpflichtiges Kind und würde ihm niemals Ritalin oder ähnliche Präparate geben, denn ich betrachte sie als einen sicheren Wegbereiter in die Drogenabhängigkeit", schreibt Anette Kämpfer-Nöll. Daß diese Betrachtungsweise falsch ist, kann man der Dame nicht übel nehmen, denn sie ist ganz offenbar medizinischer Laie. Warum sie aber mitteilt, daß sie ihrem schulpflichtigen Kind, das offenbar nicht unter einem ADHS leidet, kein Ritalin geben würde, bleibt wohl ihr Geheimnis. Warum der Leserbrief abgedruckt wurde, ist hingegen klar: Man wollte unbedingt das Märchen von der Suchtgefährdung durch Ritalin bei ADHS wieder frisch in Umlauf bringen.

Dagegen steht der folgende Leserbrief. „Viola Pranter kennt den Leidensweg betroffener Familien aus eigener Erfahrung. Ihr Sohn ist acht Jahre alt und nimmt Ritalin. ‚Ich kann nur bestätigen, daß das Medikament mit all seinen Nebenwirkungen das weitaus geringste Übel ist. Mein Sohn könnte trotz seiner Intelligenz keine normale Schule besuchen."

Der Akzent wird aber durch diesen Beitrag gesetzt:

„'Mit meinem Sohn habe ich eine zehnjährige Odyssee hinter mir, weil er hyperaktiv und wahrnehmungsgestört ist', schreibt Christiane Prestin. ‚Niemand mochte ihn. Er hatte keine Freunde, selbst in der Familie fand er nur begrenzt Akzeptanz. Unser Leben war die reinste Hölle.' Ihr Sohn sei in insgesamt vier Kindergärten und drei Schulen gewesen, schreibt Prestin.

Doch sie hat sich gegen Ritalin entschieden: ‚Weil ich mein Kind nicht unter Drogen setzen wollte.' Sie schreibt aber auch: ‚Ich kann Eltern verstehen, die keinen anderen Ausweg mehr sehen.' Ihr Sohn lebt jetzt in einer familiären Jugendeinrichtung, ‚wo die Mitarbeiter genügend Zeit haben für die Kinder. ‚Geholfen hat uns schließlich, daß ich mein Kind so akzeptiert habe, wie es ist."

Den letzten Satz kann man nur schwer glauben. Was ihr geholfen hat, war die Abschiebung ihres störenden Kindes in die öffentliche Erziehung. Ihrem Kind hat sie damit ganz sicher nicht geholfen. Und der Gesellschaft auch nicht, die jetzt die Kosten für einen offenbar schwerst gestörten Jungen übernehmen darf, den nicht einmal seine Eltern um sich haben wollen und der mit Sicherheit kreuzunglücklich ist.

Trotz dieses Beitrags, der nun wirklich für sich selbst spricht, erhebt der Vorsitzende des Kinderschutzbundes, Prof. Wulf Rauer, auf der gleichen Seite unter der Überschrift **„Psychopille für Kinder – ein Thema spaltet die Stadt"** die Stimme und spricht: „Es wird mit Kanonen auf Spatzen geschossen." Leider erfährt man in der Zeitung nicht, ob Herr Rauer Professor der Medizin, der Philosophie oder der Agrarwissenschaften ist. Diese Information wäre nicht uninteressant. Was er unter Kinderschutz versteht, bleibt unklar.

Beratungslehrer Ingo Würtl, dessen Aussage gleich daneben abgedruckt wurde, „schätzt, daß gerade eines von zehn Kindern, die Ritalin bekommen, es auch braucht." Solange man schätzen muß, hat man keine harten Zahlen. Die gibt es aber. 1999 lebten dem Statistischen Bundesamt zufolge in Deutschland 15.642.023 Kinder unter 18 Jahren. Da die Diagnose vor dem 5. Lebensjahr nicht immer sicher gestellt werden kann, beziehen sich Kinderärzte bei Angaben zur Häufigkeit der Störung nur auf die Altersgruppe zwischen 5 und 18 Jahren. Bei 5% schwer Betroffener ergeben sich in Deutschland für diese Altersgruppe 584.719 behandlungsbedürftige Kinder mit ADHS. Nach Angaben der Deutschen Gesellschaft zur Erforschung der Aufmerksamkeitsdefizit-/Hperaktivitätsstörung (DGE-ADHS) werden von diesen Kindern knapp 10% medikamentös versorgt.

Zu bedenken ist ferner, daß das ADHS bei ca. 70% der Betroffenen auch im Erwachsenenalter fortbesteht. Bei Erwachsenen geht man von einer Häufigkeit von 2% aus. Das entspricht 1.330.429 Erwachsenen mit ADHS in einer teilweise zurückgebildeten Form (ADHS in partieller Remission). Diese Altersgruppe wird kaum medikamentös behandelt.

Dr. Klaus Skrodzki konstatierte auf dem ADHS-Kongreß für Kinder- jund Jugendärzte in Karlsruhe:

„Daß 1990 nur 2500 Kinder in Deutschland behandelt wurden, ist ein Armutszeugnis. Hier wurde verschlafen, daß es solch ein Problem überhaupt gibt. Der Anstieg auf 40.000 einige Jahre später ist nicht Ausdruck einer inflationären Verschreibung, sondern die Folge davon, daß die Problematik endlich von den Fachleuten wahrgenommen wurde. Das ist ein großes Verdienst auch der Selbsthilfegruppen. Deutschland ist in Sachen ADHS ein Entwicklungsland."

Nächster Leserbrief im Abendblatt: „Der Pädagoge Lionel Manthay ist überzeugt, daß Ritalin nicht die Ursachen behandelt, sondern sie nur unterdrückt. ‚Meines Erachtens zeigen uns diese Kinder mit ihrem Verhalten, daß wir unsere Erziehung und Schulsysteme, die veraltet sind, überdenken und ändern müssen."

Das ist sicher gut gemeint, aber es bleiben Fragen. Wie kann man eine Ursache unterdrücken? Gemeint ist wohl, daß Methylphenidat ein ADHS nicht heilt. Das ist richtig, aber Insulin heilt auch keine Zuckerkrankheit; trotzdem käme kein Mensch auf die Idee, einem Diabetiker sein Insulin vorzuenthalten. Und wie will der Herr Pädagoge mit einer Änderung der öffentlichen Erziehung oder des Schulsystems in den Hirnstoffwechsel von ADHS-Kindern eingreifen?

Diese verwaschenen, selbstgefälligen und durch kein stichhaltiges Argument gestützten Bemerkungen ziehen sich durch die gesamte Diskussion. Es ist auffällig, daß keiner der Interviewten nach dem Grund für seine Meinung gefragt wurde, auch nicht die Politiker. Die SPD ist dafür, die CDU dagegen, Washington und Moskau verhalten sich neutral, ebenso die damalige Gesundheitssenatorin Karin Roth; sie „mochte sich zum Thema nicht äußern." Warum auch? Sie ist ja nur Gesundheitssenatorin.

Ganz im naßforschen Stil seines Parteivorsitzenden präsentierte sich hingegen der FDP-Gesundheits**experte** (!) Wieland Schinnenburg: „Ritalin dürfe", so seine Expertise, „kein Ersatz für eine sorgfältige Erziehung sein." Das ist doch endlich mal eine hilfreiche Aussage!

Ähnlich differenziert äußerte sich die GAL-Jugendpolitikerin Sabine Steffen. Sie „warnte vor der Gefahr, daß Ärzte und Eltern das Mittel als ‚schnelle Rettung' einsetzen."

Auch die Aussagen der befragten Kinderärzte wurden offenbar nur abgedruckt, weil sie einander widersprachen. Ziel dieser unrühmlichen Debatte des Hamburger Abendblattes war also keinesweg Information, sondern größtmögliche Verwirrung. Bleibt zu hoffen, daß nicht allzu viele Eltern Opfer des Sommerlochs 2001 geworden sind.

Allzu oft wird diese Art der „Drogendiskussion" auch nicht mehr möglich sein, denn ein Präparat, das nicht unter das Betäubungsmittelgesetz fallen wird, ist bereits entwickelt und im Jahr 2001 in Amerika zugelassen. Es handelt sich um ein Medikament, das die zu rasche Wiederaufnahme von Noradrenalin in die Nervenzellen hemmt, also um einen ausschließlichen (selektiven) Noradrenalin-Wiederaufnahmehemmer. Die bisher vorliegenden Studien haben gezeigt, daß die Wirkung dieses Präparats der von Methylphenidat gleicht, jedoch auch für Menschen ohne ADHS kein Suchtpotential hat und – soweit man das bisher sagen kann – seltener zu Appetitmangel und Schlafstörungen führt als Ritalin bzw. Medikinet. Auf der anderen Seite sind die möglichen unerwünschten Wirkungen einer Langzeit-Behandlung noch unbekannt. Die Herstellerfirma Lilly plant, für das neue Medikament Ende 2002 in Deutschland die Zulassung zu beantragen.

Die „alternativen" Behandlungsansätze

Als Zweithäufigstes bekamen wir von Eltern, die gegen Ritalin oder Medikinet eingestellt waren, zu hören, sie wollten es mit „sanfter" Medizin versuchen und gingen mit den Kindern zum Heilpraktiker. Der verordnete Bachblüten, die die Kinder ein halbes Jahr lang einnahmen, ohne daß sich die Symptomatik auch nur geringfügig besserte.

Auch Algen verordnet der Heilpraktiker gern und viel. Es sind ganz spezielle Algen, die nur wirken, wenn sie von Jungfrauen bei Mondlicht geerntet werden. (Die Behauptung, die Wirkung sei erst sichergestellt, wenn die Algen von einäugigen, farbenblinden Pastorentöchtern eingebracht werden, die an einem Sonntag geboren wurden, hat sich als bösartiges Gerücht der Pharmaindustrie herausgestellt.....)

Diese Algen sind teuer und nachweislich wirkungslos im Hinblick auf die ADHS-Symptomatik, können aber die Leber und die Nerven schädigen. Das kanadische Gesundheitsministerium warnt nachdrücklich vor diesem „Allheilmittel", das auf höchst unseriöse Weise beworben wird. Der folgende Auszug aus einer Warnung der Arbeitsgemeinschaft der Gesellschaft der Deutschen Kinder- und Jugendärzte vor der Einnahme von Algen sollte daher sehr ernst genommen werden.

Warnung

„Die blau-grünen Afa-Algen können zu hepato- und neurotoxischen Schädigungen (Leber- und Nervenschäden) führen.

Seit einigen Monaten wird als alternative Therapie für chronische Erkrankungen wie ADHS der Verzehr von Afa-Algen angepriesen. Es gibt keine Studie, die eine Wirksamkeit dieser „Therapie" belegt. Eine günstige Wirkung ist auch rational nicht zu erwarten. ...

Die aus Seen in Oregon gewonnenen Afa-Algen gehören zu den Cyanobakterien, die das Toxin (Gift) Mikrocystin bilden können. ... Vor allem für Kinder können lebensbedrohliche Situationen entstehen. Das Mikrocystotoxin konnte an Hand von Stichprobenuntersuchungen im Labor der Universität von Alberta in diversen Produkten der Blau-grünen Alge in toxischer Dosis isoliert werden.

Das kanadische Gesundheitsministerium empfiehlt daher, den Nahrungszusatz „Afa-Algen" zu meiden. Die unerwünschten Wirkungen reichen von gastrointestinalen Symptomen (Übelkeit, Erbrechen, Diarrhoe), Ikterus (Gelbsucht) und Apathie bis hin zum Leberausfallkoma. Die neurogenen Schäden äußern sich in einer Polyneuropathie (Schädigung zahlreicher Nerven).

In ihrem Buch „Heilkraft der AFA-Algen" schreibt Frau Simonsohn:"Als Nebenwirkungen können Blähungen, Durchfall und Übelkeit auftreten. Dies ist ein

Zeichen der reinigenden Wirkung der AFA-Alge, der Königin der Wildpflanzen, die in ihrer Heilkraft der Muttermilch entspricht".

Frau Simonsohn hat sichtlich nicht begriffen, was eine Alge ist, nämlich ein Zwischenstadium zwischen prokaryontem (Vorkernstadium einer Zelle) und eukaryontem Zustand (Kernstadium). Und sie deutet die Anzeichen einer Hepatotoxizität (Lebervergiftung) als eine positive purgative (reinigende) Wirkung der AFA-Alge.

Auch die Analogie zur Muttermilch ist weder vom biophysikalischen noch vom biochemischen Standpunkt aus haltbar.

Wir raten, sich der Empfehlung des kanadischen Gesundheitsministeriums anzuschließen und die Afa-Alge vom Speisezettel zu streichen, auch im Hinblick auf ihre Unwirksamkeit, was die ADHS- Therapie betrifft."

Nach vergeblicher Algentherapie versuchten es die besorgten Eltern mit verschiedenen Diäten, die lediglich bei Kindern mit zusätzlichen Lebensmittelunverträglichkeiten oder Nahrungsmittelallergien eine leichte Abnahme der Hyperaktivität mit sich brachten, an der Aufmerksamkeitsstörung aber natürlich nichts änderten.

Als definitiv **unwirksam** erwiesen haben sich die Feingold-Therapie (Nahrung ohne Salizylatzusätze) und die Phosphattherapie (phosphatarme Nahrung). Dennoch wurden beide Diäten tapfer, aber erfolglos nach Vorschrift durchgezogen. Die Reduktion von Zucker führte nur in Einzelbeobachtungen zu einer Minderung der Hyperaktivität. Die oligoantigene Diät scheint in 10% der Fälle zu einer Besserung der Symptomatik zu führen. Sie schränkt jedoch die Lebensqualität der betroffenen Kinder erheblich ein.

Bei der oligoantigenen Diät sind erlaubt:

Fleisch: Lamm, Pute
Kohlenhydrate: Reis, Kartoffeln
Gemüse: alle Kohlsorten, Karotten, Gurken, Zwiebeln, Lauch
Obst: Äpfel, Birnen, Bananen, Aprikosen, Pfirsiche, Trauben, Ananas
Getränke: Fruchtsäfte aus den erlaubten Früchten, Wasser, Mineralwasser
Fett: Milchfreie Margarine
Verschiedenes: Salz, Pfeffer, Kräuter
Kalzium: 300-400 mg/Tag als Brausetablette, weil der Hauptkalziumträger Milch verboten ist
Multivitamin-Tabletten

Diese Diät, bei der nicht einmal Brot erlaubt ist, geschweige denn die geliebten Spaghetti oder Pommes mit Ketchup, soll vier Wochen lang eingehalten werden.

Bei deutlicher Besserung der Hyperaktivität kann ein Nahrungsbestandteil nach dem anderen im Abstand von vier Tagen wieder eingeführt werden. Bei erneuter Hyperaktivität muß auf den auslösenden Nahrungsbestandteil langfristig verzichtet werden.

Bei 90% der Kinder bleibt die Diät jedoch ohne Erfolg. Man kann sie also gern versuchen, sollte sich aber nicht wundern, wenn sich nichts ändert und bedenken, daß die Kinder durch die Diät noch mehr zum Außenseiter werden.

Eltern, die diese Mühen und Einschränkungen in Kauf nehmen, um ihren Kindern zu helfen, kann man sicher nicht der Gleichgültigkeit bezichtigen. Ihr Bemühen wird auch durchaus anerkannt. Unverständlich ist hingegen, daß sie auch, nachdem all diese „sanften" Bemühungen einschließlich Atlas-Therapie, Klangtherapie nach Thomatis, Hörtraining nach Wolf, Osteopathie und vielen anderen bizarren, aber teuren Quacksalbereien gescheitert sind, ihren Kindern die wirksame medikamentöse Therapie noch immer vorenthalten.

Manche sagten kämpferisch: „Da müssen wir eben durch. Ich war auch lebhaft. Das wächst sich aus."

Andere sagten kategorisch: **„Keine Chemie!"**

Wieder andere waren von Psychologen auf die psychodynamische Schiene festgelegt worden und unterzogen sich einer – wirkungslosen – Familientherapie. Nicht selten ließen die Eltern sich selbst psychotherapeutisch behandeln, weil man sie davon überzeugt hatte, ihre eigenen Probleme seien Schuld an der Andersartigkeit ihres Kindes. Vereinzelt wurden sogar Maßnahmen der Jugendhilfe, zum Beispiel die Kostenübernahme für eine Ergotherapie, davon abhängig gemacht, daß die Eltern sich einer psychotherapeutischen Behandlung unterzogen. Nur eine der vielen Mütter, die wir interviewten, hatte das Glück, an eine Psychologin zu geraten, die über ADHS informiert war; sie erhielt schnelle und wirksame Hilfe.

Insgesamt hatten wir den Eindruck, daß die meisten Eltern, die sich gegen die Stimulanzientherapie entscheiden, sich durchaus um ihre Kinder sorgen und das beste für sie wollen. Es mangelt den meisten nur an solider Information, die ihre Vorbehalte entkräften könnte.

Bei manchen bestand allerdings auch eine ideologische Voreingenommenheit gegen die „chemische Keule". Sie erinnerten an jene „alternativen" Eltern, die ihre Kinder auch nicht impfen lassen.

Andere Eltern schwer betroffener ADHS-Kinder lehnen eine Medikation aus ideologischen oder religiösen Gründen ab, obwohl, wie C. Neuhaus schreibt, das ADHS in der Pubertät nicht selten das „Ausmaß einer seelischen Behinderung" erreicht.

Zwischen Wunsch und Pflicht

Es gehört nicht zu den Wahlmöglichkeiten der Eltern, sondern zu ihren Pflichten, ihr Kind vor einer gravierenden Fehlentwicklung zu schützen.

Es gehört zu den Pflichten der Ärzte, Lehrer und Erzieher, der Schulpsychologen und Sozialarbeiter, sich über ein häufiges Störungsbild und seine Behandlung zu informieren, bevor sie sich als vermeintliche Autoritäten zu Stellungnahmen hinreißen lassen, die das Leben eines Kindes oder Jugendlichen mit ADHS zerstören können.

Und nicht zuletzt gehört es zu den Pflichten der Jugendrichter, bei jugendlichen Serientätern eine Testung auf ADHS zu veranlassen, um **wirksame und sinnvolle Bewährungsauflagen** machen zu können. Dazu gehören bei Bestätigung der Diagnose eine Stimulanzientherapie, ein Verhaltenstraining, nicht selten auch schon ein Antiaggressionstraining und eventuell eine Familientherapie.

Die Jugendrichter müssen wissen, daß ohne die medikamentöse Therapie alle anderen Maßnahmen wirkungslos bleiben, weil Kinder und Jugendliche mit schwerem ADHS ohne Medikament ihr Verhalten nicht steuern **können**.

Es ist sicher traurig, daß die Hektik unserer Zeit auch jene Kinder überfordert, die vergleichsweise leicht von einem ADHS betroffen sind und die Störung unter anderen Bedingungen hätten kompensieren können. Da aber unser Lebenstempo weder jetzt noch in Zukunft geringer werden wird, ist es die Aufgabe aller zuständigen Stellen in der Gesellschaft, diesen Kindern die gleichen Lebens- und Berufschancen zu verschaffen, die nicht betroffene Kinder haben.

Daß die Regierung sich gezwungen sieht, mit Green Cards qualifizierte Ausländer ins Land zu holen, liegt keineswegs nur an der niedrigen Geburtenrate. Vielmehr liegt es daran, daß immer weniger der hierzulande geborenen Kinder in der Lage sind, die entsprechenden Qualifikationen erwerben, um gehobene Positionen in Wirtschaft und Wissenschaft zu besetzen. Mit Sicherheit könnten viele ADHS-Kinder mit ihrem ungeheuren Interesse an Computern und ihrem Ideenreichtum z.B. Informatik studieren, wenn sie rechtzeitig behandelt würden und ihr Potential ausschöpfen könnten – ohne Schulabbrüche, ohne abgebrochene Studien, ohne die gewaltigen Hindernisse, die ihrem Erfolg ohne Behandlung entgegenstehen. Sie könnten wichtige Positionen in Wirtschaft und Forschung einnehmen. Stattdessen verkümmern sie in Jobs, die weit unter ihren Möglichkeiten liegen.

Mit Sicherheit leiden viele „schwer vermittelbare" jugendliche Arbeitslose an einem ADHS. Es ist ganz erstaunlich, daß die Arbeitsämter die so etikettierten Jugendlichen noch immer nicht routinemäßig auf diese Störung testen lassen, obwohl sie ausbildungsbegleitende Hilfen zur dauerhaften Unterstützung anbieten, z.B. zum Führen der Berichtshefte und zur Vorbereitung auf Prüfungen.

Da sind die gesetzlichen Krankenkassen sehr viel weiter. Sie hören zwar gar nicht gerne etwas von ADHS-Patienten; in dem Zusammenhang sehen sie nur die Kosten. Aber wir wissen zumindest von einer Krankenkasse mit Sicherheit, daß sie einen Aufmerksamkeitstest bei **Bewerbern** durchführt, bevor dort jemand eingestellt wird. Das ist leider sehr, sehr spät im Lebenslauf, der bis dahin oft schon von Mißerfolgen und Katastrophen geprägt ist.

Sinnvoll wäre hingegen ein Aufmerksamkeitstest in der Schule. Der bp-Test zum Beispiel, den man in der zweiten Klasse mit allen Kindern durchführen sollte wie ein nicht angekündigtes Diktat, dauert ca. 5 Minuten. Damit läßt sich zwar die Diagnose nicht sichern, ein schlechtes Ergebnis stellt aber einen wichtigen Hinweis auf ein ADHS dar und sollte Anlaß zu umfassender Diagnostik geben. Damit könnte vielen Kindern ein langer Leidensweg erspart bleiben, während die Krankenkassen unglaubliche Mengen an Geld sparen könnten für langfristige Maßnahmen wie Psychotherapie, Logopädie und Ergotherapie, die allesamt ohne Medikation wirkungslos bleiben, ganz zu schweigen von der Behandlung vieler Alkohol- und Drogensüchtiger, sehr vieler Depressiver und ebenfalls sehr vieler Patienten mit Angsterkrankungen und Panikstörungen.

Die Gesellschaft könnte ebenfalls riesige Summen sparen, z.B. durch die Reduktion von Heimunterbringung für Kinder, deren Eltern ebenso überfordert sind wie die Lehrer und die zuständigen Mitarbeiter der Jugendhilfe. Auch durch die effektive Vorbeugung dissozialer Verhaltensstörungen und resultierender Kriminalität ließe sich sehr viel Geld einsparen. Die Jugendgerichtshöfe und Jugendgefängnisse würden durch eine rechtzeitige Diagnose und Therapie eines ADHS um ca. 30% entlastet, wie Prof. M. Rösler in Übereinstimmung mit weiteren internationalen Studien kürzlich gezeigt hat (s. Kapitel „Jugendkriminalität").

Nach diesen Zahlen kann man mit großer Sicherheit sagen, daß die frühe und adäquate Therapie eines ADHS nicht nur für die betroffenen Kinder, sondern auch für die Gesellschaft ein wichtiges Anliegen darstellt und sehr viel mehr Aufmerksamkeit verdient als man ihm bisher widmet.

Die Bedeutung beruflicher Nischen

Es ist von überragender Bedeutung, daß ein Jugendlicher oder junger Erwachsener mit ADHS einen Beruf findet, der seinem ständigen Bedürfnis nach Neuem und Spannendem entgegenkommt. Einen Buchhalter mit ADHS gibt es wahrscheinlich nicht. Auch in Berufen, die mit sorgfältigem Archivieren oder Ordnen verbunden sind, dürfte ein Mensch mit ADHS fehl am Platze sein. Fatal für ihn oder sie ist ein Aufgabenbereich mit vielen Kleinigkeiten, die nach strengem Zeitplan ablaufen, aber geistig wenig Anregung bieten.

Gehäuft finden sich Menschen mit ADHS hingegen in sozialen Berufen, zum einen, weil sie dort ihre ungewöhnliche Hilfsbereitschaft ausleben können, zum anderen, weil sie unentwegt neue Leute kennen lernen, vor neuen Problemen stehen und neue Situationen meistern müssen. Unter Krankenschwestern und – pflegern bzw. unter Ärzten mit dem sog. Burn-out-Syndrom, jener tiefen Erschöpfung nach langfristigem und hohem Engagement, dürften sich überdurchschnittlich viele ADHS-Betroffene tummeln. Sie setzen sich typischerweise mit ganzer Kraft für ihre Schützlinge ein. Sie nehmen Problempatienten im Geiste mit nach Hause, stellen ihnen ihre private Telephonnummer zur Verfügung, sind auch in der Freizeit für sie erreichbar und stellen die Bedürfnisse ihrer Patienten stets über ihre eigenen.

Auch unter Sanitätern, bei der Polizei, der Feuerwehr und beim Technischen Hilfswerk finden sich viele Menschen mit ADHS, und sie machen ihre Arbeit ausgezeichnet. Ein Mensch mit ADHS kann, sofern es nicht um seinen Schreibtisch geht, wunderbar organisieren, schnell reagieren und dank seiner Hypersensibilität Situationen sehr gut einschätzen. Er ist ungewöhnlich einsatzbereit und in Notsituationen unermüdlich.

Wer Arbeitszeugnisse von Menschen mit ADHS liest, die in der richtigen Nische gelandet sind, findet regelhaft Formulierungen wie „dank ihrer hohen Einsatzbereitschaft konnten wir...", „im Vertrauen auf seine Fähigkeiten und sein ungewöhnliches Engagement übertrugen wir ihm...", „sie hat sich in kürzester Zeit selbständig mit schwierigsten Untersuchungen vertraut gemacht...", „sie bewies im Umgang mit unseren schwerkranken Patienten großes Einfühlungsvermögen...", „hervorzuheben sind seine selbständige Arbeitsweise und seine fundierten Fachkenntnisse...", „er hat mit viel Einsatz und mit großem Geschick Berufsanfänger eingearbeitet..." u.s.w.

Wer sich vergleichend die Schulabschlußzeugnisse dieser Menschen ansieht, gerät ins Grübeln. Da gibt es ein Abitur mit 4,0 bei einem Ingenieur für biomedizinische Technik, der anschließend noch Medizin studierte und heute als Chirurg und Hygieneingenieur im Rahmen der Entwicklungshilfe in Afrika arbeitet und rundum glücklich ist. Da findet sich eine Mittlere Reife mit 3,8 bei einer Chefredakteurin, die ihr Abendabitur mit 2,8 absolvierte und ihr Studium mit der Gesamtnote 2. Ein Ingenieur für Verfahrenstechnik, der seinen Abschluß mit der Gesamtnote 1 gemacht hat, berichtete, in den ersten beiden Schuljahren sei er nur deswegen nicht in die Sonderschule verschoben worden, weil seine Mutter sich vehement dagegen zur Wehr gesetzt hatte.

Diese Beispiele sollen genügen, um klarzumachen, daß eine längere Suche nach der richtigen Nische durchaus lohnend ist.

Viele Menschen mit ADHS sind als Journalist oder Moderator, als Leistungssportler, Pilot, Rennfahrer, Außendienstler, Makler, Werbe- oder PR-Fachkraft,

Schauspieler, Musiker, Photograph oder Maler erfolgreich, vorzugsweise als Selbständige.

Wer seine Nische nicht findet, ist langfristig zu Mißerfolg und irgendwann auch zur Resignation verurteilt. Er oder sie wird sehr häufig die Jobs wechseln, keine Freude an der Arbeit haben und sich lustlos irgendwie durchwursteln. Die Phasen der Arbeitslosigkeit werden länger, sie gelten bald als „schwer vermittelbar" und werden Langzeitarbeitslose. Schließlich arbeiten sie nur noch gelegentlich „schwarz", um das Arbeitslosengeld aufzubessern, sofern sie nicht längst an die Flasche geraten sind.

Zum Beispiel Viktor

Der selbst betroffene, 36jährige Vater eines Jungen mit ausgeprägtem ADHS und ersten Zügen antisozialen Verhaltens berichtete uns auch über sein eigenes Leben.

„Ich war ausgeprägt hyperaktiv. Meine Mutter war mit 4 Kindern immer überlastet. Mein Vater hat uns verlassen, als ich ein kleines Kind war.

Ich habe nichts gelernt. Es gibt nichts, was ich nicht tue. Ich habe immer Geld verdient – schwarz, aber ich habe niemals eine Lehre angefangen. Meine Mutter hat sich nicht auf die Hinterbeine gestellt und gesagt: Jetzt mußt Du. Die Schule habe ich abgebrochen, ich hätte sie vielleicht geschafft mit 3 oder 4, aber ich hatte Probleme in der Schule und meine Mutter hat nicht dafür gesorgt, daß ich zur Schule gehe und dann kam eins zum anderen. Schularbeiten wurden nie kontrolliert, und ich habe viel geschwänzt.

Meine Mutter hat nicht außer Haus gearbeitet, aber sie hat alles zu lasch gehalten. Ich bin mit 7 Jahren eingeschult worden, habe die Klasse wiederholt, weil ich nicht hinterher kam und dann bin ich bis zur achten hochgelaufen, bin 1 Jahr auf eine Sonderschule gegangen, da bin ich als bester von der Klasse raus. Das war eine Schule für Fälle wie mich, die nicht mitkommen.

Ich bin sicher, daß ich genau wie mein Sohn Aufmerksamkeitsstörungen hatte und auch noch habe. Vor einem halben Jahr habe ich einen Excel-Kurs gemacht, und ich habe alles verstanden, was der mir erzählt hat. Und als ich dann die Tastatur vor mir sah, wußte ich nicht mehr, was er mir erzählt hatte. Ich habe es nicht behalten. Das ging mein ganzes Leben schon so. Ich habe immer ganz lange gebraucht, bis ich was verstanden hatte.

Nach der achten Klasse habe ich eine ganze Zeit lang gar nichts gemacht. Aber dann habe ich alle Jobs angenommen, die ich kriegen konnte. Offiziell, laut Arbeitsamt, habe ich nicht sehr viel gearbeitet. Schwarz gearbeitet habe ich. Ich bin 8 Jahre Schaustellern von der Kirmes hinterher gefahren, nicht fest gearbeitet am

Scooter oder so, immer nur Auf- und Abbau, richtige Knochenarbeit. Ich habe gearbeitet, wenn ich arbeiten mußte. Wenn das Portemonnaie zu knapp war. Aber seitdem mein Sohn geboren wurde, habe ich wesentlich mehr gearbeitet.

Als mein Sohn diagnostiziert wurde, da habe ich viele Ähnlichkeiten zwischen seinem und meinem Verhalten plötzlich verstanden. Ich bin so froh, daß er jetzt Hilfe bekommt und nicht mein Schicksal vor sich hat.

Ich glaube, aus mir wäre was geworden, wenn ich damals behandelt worden wäre. So habe ich nichts, keinen Schulabschluß, keine Ausbildung, keinen Beruf, nichts. Deswegen bin ich oft depressiv.

Ich wünschte wirklich, man hätte die Störung in meiner Kindheit schon gekannt und behandelt, dann wäre vieles anders gekommen. Das war eine verpaßte Chance. Die Symptome sind immer noch da. Aber als Erwachsener ist es schwer, an die Behandlung zu kommen. Und irgendwie ist es ja auch schon zu spät."

Problem Führerschein

Jugendliche mit ADHS lieben das Autofahren und möchten gern lange vor Erreichen der Volljährigkeit den Führerschein und ein Auto haben. Manche „leihen" sich deswegen Vaters Auto auch schon mit 14 Jahren aus der Garage und fahren ohne Führerschein durch die Gegend. Andere warten bis zum 18. Lebensjahr und kaufen sich aus Geldmangel eine alte Kiste, an der sie so lange herumbasteln, bis sie das Maximum an Geschwindigkeit hergibt. Und dann fahren sie in ihrer Freizeit Rennen auf Landstraßen, lieber noch auf der Autobahn. Da sie den Geschwindigkeitsrausch lieben, vergessen sie leider immer wieder die Gefahren, die mit schnellem Fahren verbunden sind, und bauen schwere oder sogar tödliche Unfälle.

Nun ist bekannt, daß die meisten Unfälle von jungen Anfängern verursacht werden, und die haben sicher nicht alle ein ADHS. Aber Jugendliche mit ADHS sind häufiger in schwere Unfälle mit Fahrerflucht verwickelt. Sie fahren jemanden an, sind erschrocken und fahren impulsiv weiter und weg. Erst später fällt ihnen ein, den Notarzt oder die Polizei anzurufen. Manche tun das anonym, andere stellen sich der Verantwortung und manche melden sich gar nicht.

Gottlob enden nicht alle Unfälle so tragisch wie der von Hermann.

Hermann ist 18 Jahre alt, hat den Führerschein seit zwei Tagen in der Tasche und fährt mit Papas Auto über eine Landstraße ins Nachbardorf, um seine Freundin zum Discobesuch abzuholen. Die Straße mündet auf eine Schnellstraße, bei der er die Vorfahrt beachten muß. Auf dem Land ist diese Straße abends nur wenig befahren. Hermann rauscht daher ohne zu bremsen in die langgezogene Kurve und auf die Schnellstraße. Dort fährt er mit voller Geschwindigkeit in die Seite eines Autos, das die Vorfahrt gehabt hatte.

Hermann kam nie bei seiner Freundin an. Er stirbt noch am Unfallort. Leider sterben auch die Insassen des anderen Autos: Mutter, Vater und zwei kleine Kinder. Mit seinem geringen Gefahrenbewußtsein hat er innerhalb von Sekunden eine ganze Familie und sich selbst ausgelöscht.

Seine Mutter ist entsetzt und traurig, sagt aber auch: „Es wundert mich nicht, daß es so gekommen ist. Seit dieser Junge zur Welt kam, habe ich um ihn gezittert. Er war so ein Hitzkopf, hat alles überstürzt gemacht, sich nie vorgesehen. Dauernd hatte er irgendwelche Unfälle. Mein Ältester war auch unruhig und hektisch, aber nicht so." Und bitter fügt sie hinzu: „Jetzt ist er tot. Jetzt kann er zumindest keinen anderen mehr gefährden. Das sollte man als Mutter nicht sagen, aber es ist doch so. Er hat schließlich vier Menschen umgebracht."

Um Unfälle zu vermeiden, sollten Jugendliche mit ADHS-typischen Auffälligkeiten und zahlreichen Unfällen in der Vorgeschichte unbedingt diagnostiziert werden, bevor sie den Führerschein machen. Dann sollten sie eine Bescheinigung über ihr ADHS und die Notwendigkeit der medikamentösen Behandlung bei sich führen und nicht ohne Medikament Auto fahren. Vor allem sollten sie nicht im „Rebound" Auto fahren, also in der Zeit, in der die Wirkung des Medikaments nachläßt.

Die Bescheinigung ist deswegen wichtig, weil sie bei einem eventuellen Drogenscreening erklären müssen, warum sie Amphetamine im Blut haben. Eine solche Untersuchung kann z.B. anfallen, wenn sie unschuldig in einen Unfall verwickelt werden. Wenn ein Autofahrer **ohne** ADHS Amphetamine im Blut hat, gilt das als Einschränkung der Fahrtüchtigkeit. Bei einem Autofahrer **mit** ADHS ist es genau umgekehrt.

Fortgesetzter Drogenmißbrauch

Die Hamburger Studie, in der Ausgangswerte über den Konsum von harten Drogen bei Süchtigen erhoben und die gleichen Patienten nach ca. einem Jahr nochmals untersucht wurden, zeigte eine enge Korrelation zwischen psychiatrischer Störung und Suchtverlauf unter Therapie. „Auf der Basis der Gruppenaufteilung anhand des Schweregrades bzw. des Verlaufs der psychischen Symptome kann vor allem bei der Klientengruppe mit schweren psychiatrischen Störungen ein besonders hoher Drogenkonsum festgestellt werden. Zum Zeitpunkt der Ausgangsbefragung konsumieren 52% dieser Klienten ‚viel' bzw. ‚sehr viel', unter den Opiatabhängigen ohne psychische Störung liegt dieser Anteil bei 40%. Deutlicher wird dieser Unterschied zum Katamnesezeitpunkt. Unter Berücksichtigung des *Verlaufs* der psychischen Symptome haben 46% der Klienten mit negativer Entwicklung, hingegen ‚nur' 25% der Untersuchungsteilnehmer mit positivem Verlauf ‚viel' bzw. ‚sehr viel' Drogenkonsum."

Für das Aufspüren eines ADHS hinter der Sucht gibt es ausgezeichnete Fragebögen für die Betroffenen selbst, aber – und das ist wichtiger – auch für die Fremdbeurteilung durch Eltern, Lehrer, Nachbarn und Freunde. Der Verdacht auf ein ADHS könnte damit leicht untermauert werden. Die Therapie wird dadurch allerdings nicht weniger kompliziert. Da Ritalin und Opioide, also auch Substitutionsmittel, am gleichen Rezeptor im Gehirn ansetzen, ist eine gleichzeitige Verabreichung problematisch. Da die Hirnchemie sich durch den Opiatkonsum verändert hat, kann also die Wirkung von Ritalin und Opiaten in dieser Situation nicht mehr sicher eingeschätzt werden. Auf dieses Problem weisen auch die Hersteller von Methylphenidat nachdrücklich hin.

Inzwischen liegen allerdings erste Erfahrungen mit dem Einsatz von Ritalin bei süchtigen ADHS-Patienten vor. Die Arbeitsgruppen um Schubiner und Gawin konnten bei den entsprechenden Patienten durch die Gabe von Ritalin **nach Beendigung der Substitutionsbehandlung** eine langfristige Abstinenz von den vorher eingenommenen Suchtmitteln erreichen. In Deutschland werden derzeit ebenfalls Studien zu diesem Thema durchgeführt. Prof. M. Huss aus Berlin fand bei ehemaligen Heroinabhängigen mit ADHS, **die mittlerweile clean sind (!)**, eine deutliche Abnahme des Verlangens nach Drogen (pers. Mitteilung). Wir sind bei unserer Recherche nur auf zwei Ärzte gestoßen, die bei wenigen, sorgfältig ausgewählten Patienten Ritalin und Substitutionsmittel gleichzeitig verabreichen. Die wichtigsten Vorbedingungen für diese Vorgehensweise sind deutliche Hinweise auf ein ADHS in der Vorgeschichte, hohe Motivation des Patienten, zuverlässige Kontrolle der Einnahme, z.B. durch die Mutter oder einen Freund, der nie Drogenprobleme hatte, und ein vollkommener Bruch mit der Drogenszene. Außerdem müssen konkrete und realistische Zukunftspläne vorliegen, die durch die Antriebslosigkeit unter ausschließlicher Substitution gefährdet wären. Bei diesen Patienten hat sich nach Aussagen des einen Arztes, der nicht genannt werden möchte, die morgens verabreichte Gabe von 20 mg Ritalin günstig ausgewirkt. Der Arzt betonte aber, daß diese Vorgehensweise noch rein experimentell sei und die bisher vorliegenden Daten keine weiteren Schlußfolgerungen erlauben.

Der zweite Arzt, Dr. med. H. Stahlberg aus Seevetal, fahndet seit ca. einem halben Jahr bei seinen Substitutionspatienten nach ADHS. Von insgesamt 30 Patienten hat er inzwischen fünf auf eine zusätzliche Behandlung mit Ritalin eingestellt. Hier ein Auszug aus dem Interview mit ihm:

Frage: Wie wirkt sich die Kombinationsbehandlung aus Substitutionsmittel und Methylphenidat aus?

Dr. Stahlberg: Die Patienten brauchen weniger Methadon bzw. Subutex. Das ist gleichmäßig bei allen fünf Patienten zu beobachten. Die Dosis konnte um ein

Viertel reduziert werden. Dafür gibt es viele Gründe. Der wichtigste ist wohl die antidepressive Wirkung des Ritalins. Die Stimmungsschwankungen gehen sehr gut zurück, das wirkt sich im Beruflichen ebenso positiv aus wie im Privatleben. Die Patienten sind psychisch wesentlich stabiler.

Frage: Wie dosieren Sie Methylphenidat bei Substitutionspatienten?

Dr. Stahlberg: Ich fange mit einer geringen Dosis an, z.B. $3x^1/_2$ Tablette, und überlege dann, ob ich eine vierte Dosis gebe, z.B. 1, $^1/_2$, $^1/_2$, $^1/_2$ oder ob ich eine Einzeldosis erhöhe, z.B. 1, $^1/_2$, 1. Das richtet sich nach den Berichten der Patienten in typischen Situationen am Arbeitsplatz oder am Wochenende, oder wie sie bei Streß in der Familie reagieren u.s.w. Und das klappt gut, wenn man sich die Mühe macht, die Dosis individuell anzupassen.

Frage: Warum wird die Kombinationsbehandlung so selten durchgeführt?

Dr. Stahlberg: Ritalin bzw. Medikinet ist ja in Deutschland offiziell noch nicht einmal für Erwachsene zugelassen. Im Rahmen der Heilmittelfreiheit kann man es einsetzen, aber wir bekommen keine Informationen von den Herstellern, was die Erwachsenenbehandlung betrifft, wahrscheinlich aus Haftungsgründen. In der Praxis funktioniert es sehr gut – bei den richtigen Patienten natürlich.

Frage: Verteilen Sie Methylphenidat gleichmäßig über den Tag, damit es keine Spiegelschwankungen gibt?

Dr. Stahlberg: Ja, es ist mir ganz wichtig, daß es nicht zum Rebound mit neuen Gefühlsabstürzen kommt. Das Verlangen nach Drogen ist während der Wirkdauer von Methylphenidat weg, auch unter Reduktion des Substitutionsmittels.

Frage: Sind die Patienten mit der Kombinationsbehandlung weniger gefährdet, Beikonsum zu betreiben?

Dr. Stahlberg: Ja, auf jeden Fall. Natürlich nur die Patienten mit ADHS. Die Stimmungsschwankungen, die ja meistens der Grund dafür sind, daß sie immer wieder Beikonsum haben, nehmen unter zusätzlicher Methylphenidat-Behandlung sehr gut ab.

Es scheint also, daß ein bißchen Mut zur Therapie von Süchtigen mit ADHS gehört, während therapeutischer Nihilismus völlig fehl am Platze ist. Wichtig ist, daß die Patienten ihr Suchtmittel als Versuch einer Selbstmedikation ihres ADHS verstehen lernen und allmählich auf das bei ADHS nicht süchtigmachende Methylphenidat umgestellt werden können.

Die Rebound-Problematik wird künftig an Bedeutung verlieren. In den USA steht eine neue Form von Ritalin kurz vor der Zulassung. Es handelt sich dabei um Dexmethylphenidat (Ritadex™), eine verfeinerte Form des seit 60 Jahren bekannten Ritalin (DL-Methylphenidat); Ritadex® enthält ausschließlich das aktive D-Enantiomer, das in der Behandlung des ADHS wirksam ist. Enantiomere sind sog. stereoisomere Formen eines Moleküls, d.h. sie verhalten sich zueinander wie Bild und Spiegelbild.

Der Vorteil der neuen Form liegt zum einen darin, daß die Dosis um die Hälfte verringert werden kann, da das unwirksame Enantiomer entfernt wurde, zum anderen in einer längeren Wirkdauer. Die Tabletten können also in größeren Abständen gegeben werden, ohne daß ein Rebound zu befürchten ist. In klinischen Studien wurden bisher mehr als 200 Kinder erfolgreich mit Ritadex® behandelt. Als einzige Nebenwirkungen wurden Appetitmangel und leichte, vorübergehende Bauchschmerzen angegeben, die auch von DL-Methylphenidat bekannt sind. In den USA steht das Präparat kurz vor der Zulassung. Der berühmte „letter of approval" (Zustimmungsbrief) der Zulassungsbehörde FDA liegt bereits vor. Eine Zulassung in Deutschland ist allerdings noch nicht abzusehen.

Chronisches Schuldenmachen auch im Erwachsenenalter

Das Auto, aber auch ein Moped, ein Computer oder sonstige technische Spielereien und Raffinessen, sind häufig die Ursache für fortgesetzte chronische Verschuldung. Die Dinge werden impulsiv gekauft, egal, ob das Geld dafür da ist oder nicht. Und plötzlich stehen die Jugendlichen oder jungen Erwachsenen mit ADHS erstaunt und ratlos vor einem Berg Schulden und haben keine Ahnung, wie sie den bezahlen sollen.

Cordula Neuhaus schreibt diese Entwicklung unter anderem der Reizüberflutung unserer Zeit zu. „Es steht außer Frage, daß wir in einer Zeit der Reizüberflutung leben. Wer dies leugnet, kennt die Realität – gerade für Jugendliche mit ADHS – nicht. Der Jugendliche ‚braucht' das Handy, den Internetzugang und ist ohne PC krank. Am liebsten stundenlang spielend und nachts im Internet surfend, dröhnen sich Jugendliche mit ADHS intensiv mit Reizen zu. Da sie alles haben und überall mitmachen müssen, manövrieren sie sich oft schon früh in die Verschuldung."

Tatsächlich sind Computer, Handy und Internet sehr häufig der Grund für Schulden. Wir haben einen 14jährigen interviewt, der auf seinem Handy in einem Monat 440,– DM zusammen telephoniert hatte. Frau Neuhaus erwähnt einen jugendlichen Patienten, dessen Telephonrechnung 4000,– DM betrug!

Bei jungen Erwachsenen, die nicht mehr im Elternhaus leben, sind auch Mietschulden an der Tagesordnung. Entweder schaffen sie es trotz vorhandenen Einkommens nicht, einen Dauerauftrag einzurichten, oder es bleibt schlicht kein Geld für die Miete übrig. Deswegen sind auch fristlose Wohnungskündigungen bei ihnen nicht selten.

Edward Hallowell und John Ratey weisen in ihrem Buch „Zwanghaft zerstreut" auf einen weiteren Grund für chronische Verschuldung hin: die Spielsucht. „Millionen Menschen sind davon betroffen. Wir haben noch keine verläßlichen Zahlen darüber, ein wie hoher Prozentsatz der Spielsüchtigen ADD hat, es dürften aber, grob geschätzt, 15% bis 20% sein."

Bei den Spielern steht das Bekämpfen der Langeweile im Vordergrund ihres Handelns. Einer von Hallowells Patienten mit hohen Wettschulden beschrieb das Gefühl bei einer Pferdewette folgendermaßen: „Sobald ich die Wette plaziert habe, bin ich an Deck. Ich lebe. Ich sehe und höre. Danach ist alles andere langweilig für mich."

Das Bedürfnis nach Erregung, nach Nervenkitzel, nach dem Bekämpfen der Langeweile ist so ausgeprägt, daß sich Menschen mit ADHS nicht selten in den finanziellen Ruin hineinmanövrieren, wenn sie nicht rechtzeitig behandelt werden.

Sexualität und Beziehungen

Sehr wenig wurde bisher über ADHS und Sexualität geschrieben. Besonders männliche Jugendliche machen sich Sorgen um ihre Potenz, wenn sie Ritalin nehmen, und drücken sich ab der Pubertät vor der Einnahme des Medikaments. Das ist nicht nur unnötig, sondern gerade in dieser Phase auch gefährlich, weil die Chancen einer psychischen Fehlentwicklung und einer äußerst frühen Vater- oder Mutterschaft damit erheblich zunehmen.

Methylphenidat, das seit mehreren Jahrzehnten bei ADHS eingesetzt wird, hat in keinem Fall zu einer Potenzverminderung geführt. Die sexuelle Entwicklung, soweit man diesen sehr individuell verlaufenden und von vielen Faktoren abhängigen Prozess überhaupt in Studien erfassen kann, verlief unter dem Medikament nicht anders als in Vergleichsgruppen ohne ADHS. Der ausgeprägte sexuelle Appetit, der häufig zu impulsiven sexuellen Kontakten führt, wurde allerdings etwas gedämpft, aber das kann wohl kaum als Nachteil angesehen werden.

Cordula Neuhaus macht darauf aufmerksam, daß Beziehungen bei Jugendlichen und jungen Erwachsenen mit ADHS problematisch und sehr intensiv verlaufen und die Gefühle die Qualität einer körperlichen Abhängigkeit erreichen können. Ein verliebter Jugendlicher mit ADHS „wünscht sich ein absolutes körperliches und seelisches Verschmelzen. Und er neigt sofort zur eifersüchtigen Überkontrolle und dem In-Beschlag-Nehmen des Partners." Die extreme Eifersucht resultiert dabei vor allem aus der erheblichen Verlustangst bei ADHS. Ein Jugendlicher mit ADHS hat einfach schon zu oft erfahren, daß geliebte Menschen sich traurig oder verzweifelt von ihm abwandten, weil er sich wieder einmal „unmöglich" verhalten oder sie enttäuscht hat.

Wendy Richardson spricht sogar von Liebessucht (love addiction), die sich durch intensive und gnadenlose Besitzansprüche, Ärger, extreme Verlustängste, maßlose Eifersucht und zunehmendes Mißtrauen dem Partner gegenüber auszeichnet. Diese extremen Gefühle können die Betroffenen nicht kontrollieren, so daß die Beziehung über kurz oder lang daran zerbricht, daß dem treuen Partner Untreue unterstellt wird, daß man ihn oder sie aus Mißtrauen von der Arbeit abholt und danach nicht aus den Augen läßt oder daß ehrliche Treueschwüre als Lügen abgetan werden.

Kommt es dann tatsächlich zur Trennung, leiden Jugendliche und Erwachsene mit ADHS mehr als andere, weil sie alles extrem empfinden. „Nicht selten", so Frau Neuhaus, „entwickelt sich dann die Überzeugung, sich nie wieder auf jemanden einzulassen, um nie mehr enttäuscht zu werden." Da diese Jugendlichen aber zur Orientierung auf Bezugspersonen absolut angewiesen sind, es nicht ertragen, allein zu sein und unbedingt irgendwo dazugehören wollen, besteht eine hohe Bereitschaft zu frühen sexuellen Kontakten. Mädchen mit ADHS fürchten oft, ihr Freund könne sich von ihnen abwenden, wenn sie den Sexualkontakt verweigern. Jungen mit ADHS und ihrer meist gesteigerten sexuellen Appetenz neigen hingegen eher dazu, mehrere Eisen im Feuer zu halten und manövrieren sich damit in schwierige Situationen, in denen sie immer wieder den Überblick verlieren.

Hallowell und Ratey berichten, daß sie bei der Behandlung von Erwachsenen mit ADHS sowohl Klagen über zu wenig als auch über zu viel sexuelle Aktivität gehört haben. Insbesondere Frauen bringen oft nicht die nötige Aufmerksamkeit auf, um Sex genießen zu können. Sie erstellen im Kopf Einkaufslisten oder ihre Gedanken schweifen zur Arbeit ab. Nicht selten gelten sie als frigide. Tatsächlich erleben manche Frauen mit ADHS sehr spät oder nie einen Orgasmus, wenn ihre Partner auf einem langen Vorspiel bestehen. Dafür reicht die Aufmerksamkeitsspanne dieser Frauen einfach nicht aus. Sie empfinden Sex dann schnell als langweilige Pflicht. Nicht wenige Beziehungen zerbrechen daran.

Männern gelingt es häufiger, Sexualität als intensiven Reiz im Hyperfokus zu erleben. Sie sind eher hypersexuell und nutzen Geschlechtsverkehr, wie Hallowell es nennt, „als eine Art Aufputschmittel". Manche beschreiben sich selbst als „sexsüchtig" oder „frauensüchtig"; das sind die notorischen Schürzenjäger, die es auch als Erwachsene nicht schaffen, eine längerfristige Beziehung einzugehen und zu halten. Menschen mit ADHS wechseln häufig den Sexualpartner, weil sie Angst vor einer tiefen Beziehung haben, die mit massiven Verlustängsten verbunden wäre. Es gibt Männer, die das nicht stört. Andere empfinden ihre „Sexsucht" als störenden Zwang und leiden unter ihrer mangelhaften Impulskontrolle. Dennoch hüpfen sie von einer Eroberung zur anderen, von einem Onenight-stand zum nächsten und begreifen nicht, warum sie sich gleich hinterher leer und gelangweilt oder sogar deprimiert fühlen. Dabei ist ein Gefühlsabsturz nach einem Erfolg – welcher Art auch immer – sehr typisch für Menschen mit ADHS. Nach Hallowell und Ratey liegt das daran, „daß die hochgradige Stimulierung durch die Hetzjagd, die Herausforderung oder die Vorbereitung vorbei ist. Die Schlacht ist geschlagen. Egal, ob gewonnen oder verloren, der ADD-Erwachsene vermißt den Konflikt und fühlt sich deprimiert."

Um aus diesem Stimmungstief herauszukommen, wird sofort die nächste Eroberung in Angriff genommen, und so geht es von Frustration zu Frustration immer weiter. Die Stimmung eines hypersexuellen ADHS-Patienten verläuft in steilen Zick-Zack-Kurven; die Entspannung durch sexuelle Befriedigung hält immer nur für sehr kurze Zeit an.

Manche Männer mit ausgeprägtem ADHS und einer dauerhaften Depression, die schon früh in ihrem Leben eingesetzt hat, entwickeln auch zwanghaft abweichendes sexuelles Verhalten. Daran ist natürlich nicht nur das ADHS schuld. Bei der Entwicklung abweichenden Sexualverhaltens oder sich aufdrängender sexueller Phantasien haben mit Sicherheit mehrere Faktoren zusammengewirkt. Allerdings fällt beim Exhibitionismus die ausgeprägte Störung der Impulskontrolle auf.

Martin F. Kafka und John Hennen haben in einer offenen klinischen Studie 27 Männer im Alter zwischen 21 und 52 Jahren mit abweichendem Sexualverhalten und damit verwandten Störungen untersucht. Bei allen lag eine Depression mit sehr frühem Beginn, bei 17 der Probanden zusätzlich ein gesichertes ADHS vor. 19 der Männer waren heterosexuell, 14 davon verheiratet.

Die Studienleiter behandelten beide Gruppen zunächst mit modernen Antidepressiva, sog. Serotonin-Wiederaufnahmehemmern. Darunter besserte sich die Symptomatik deutlich, ging jedoch nicht völlig zurück. Dann fügten die Therapeuten der antidepressiven Therapie langwirkendes Methylphenidat (Ritalin SR) in einschleichender Dosierung hinzu. Darunter verbesserten sich die Symptome noch einmal in statistisch signifikantem Ausmaß, und zwar nicht nur bei den Patienten mit gesichertem ADHS, sondern auch bei den meisten, die in den verschiedenen Tests keine ADHS-Diagnose erhalten hatten. Insgesamt berichteten 82,3% der behandelten Patienten mit zusätzlichem ADHS über eine deutliche Besserung. Nur bei einem fand sich eine Zunahme des sexuellen Appetits, mit dem er sich aber im Gegensatz zu früher an seine Partnerin wandte.

Um klarzumachen, daß es sich dabei um einen großartigen Erfolg dieser sexuellen Störung handelt, die zuvor jeder anderen Behandlung getrotzt hatte, stellen wir hier eine für dieses Kollektiv typische Krankengeschichte vor.

Herr M., ein heterosexueller, verheirateter Mann mit ADHS und Depression, hatte wegen seines Exhibitionismus schon eine Gefängnisstrafe abgesessen. Trotzdem konnte er sich oft nicht beherrschen und stellte sich in der Öffentlichkeit immer wieder zur Schau. Außerdem masturbierte er drei mal wöchentlich beim Ansehen pornographischer Bilder, während er mit seiner Frau keinerlei sexuelle Beziehung mehr pflegte. Unter ausschließlich antidepressiver Therapie hörten zumindest seine exhibitionistischen Akte auf, er berichtete jedoch nach 7 Monaten, daß ihm die Kontrolle über seine Impulse wieder zunehmend schwerer fiele. Daraufhin wurde Ritalin SR zusätzlich eingesetzt. Darunter bildeten sich die sexuellen Phantasien und Impulse vollständig zurück, während er langsam wieder sexuelles Interesse an seiner Frau entwickelte. Darüber hinaus berichtete er über verbesserte Konzentration und Motivation an seinem Arbeitsplatz und über eine Abnahme seiner Angstgefühle. Dieser Zustand hielt bei der Veröffentlichung der Studie bereits seit 2 Jahren an.

Man kann sich den Leidensdruck, unter dem nicht nur der Patient selbst, sondern auch seine Partnerin gestanden haben muß, wohl kaum vorstellen. Es muß extrem schwer sein, bei einem stadtbekannten, vorbestraften Exhibitionisten zu bleiben, der an seiner Frau nicht mehr das geringste Interesse bekundet. Die vielen peinlichen Momente, die soziale Ächtung, die zahlreichen gescheiterten Therapieversuche und die anhaltende Depression haben wohl beide immer wieder an den Rand der Verzweiflung getrieben.

Die Studienleiter sind sich der begrenzten Aussagekraft dieser Studie durchaus bewußt. Dennoch weisen sie auf die Notwendigkeit hin, bei sexuell abweichendem Verhalten mit hoher Impulsivität und begleitender Depression mit frühem Beginn, das sich psychotherapeutisch nicht beeinflussen läßt, nach einem ADHS zu fahnden und – sofern die Vorgeschichte Hinweise auf ein ADHS ergibt – die Kombinationstherapie mit zunächst nur Antidepressiva, später zusätzlich Ritalin SR – zumindest zu versuchen.

Dieses extreme Beispiel, bei dem Psychotherapie die allgemein anerkannte Maßnahme darstellt, zeigt nur zu deutlich, daß das Wissen über ADHS und seine Folgen und Komplikationen noch immer sehr gering ist. Die Medizin und die Psychologie werden in vielen Fällen umdenken müssen bei Störungsbildern, die sich unter den herkömmlichen Maßnahmen nicht bessern.

Problem Elternschaft

Unter den Alleinerziehenden finden sich überdurchschnittlich viele Frauen mit ADHS. Wie bereits beschrieben, ist dafür in erster Linie die hohe Impulsivität verantwortlich. Nicht wenige von ihnen haben schon mehrere Abtreibungen hinter sich, bevor sie sich entschließen, die neue Schwangerschaft auszutragen.

Aber auch im günstigsten Fall – eine Frau bekommt mit ihrem Lebenspartner ein gesundes Wunschkind – ist Elternschaft für Menschen mit ADHS schwer, weil jetzt das Kind den Tages- und Nachtablauf bestimmt. Es schafft Regeln, die eingehalten werden müssen. Es fordert gnadenlos. Die Selbstbestimmung von Eltern ist in der Säuglings- und Kleinkindphase ihrer Sprößlinge empfindlich eingeschränkt. Hinzu kommt, daß nun in ungeahntem Maße Geduld verlangt wird. Diese Tugend ist bei Menschen mit ADHS bekanntlich nur gering ausgeprägt. Selbst Eltern mit ADHS und einem nicht betroffenen Kind gelangen sehr schnell an ihre Grenzen.

Bekommen Eltern mit ADHS ein ebenfalls betroffenes Kind – und das ist aufgrund der Erblichkeit der Störung sehr häufig der Fall – dann haben sie ein Problem, das man auf keinen Fall unterschätzen darf. Hier spielt der Kinderarzt hinsichtlich Beratung und Aufklärung eine überragende Rolle. Klagen über ein Kind, das körperlich offenbar gesund ist, aber dennoch anhaltend schreit und alle zwei Stunden kommt, Tag und Nacht, ist auch für eine nicht betroffene Mutter eine ungeheure Belastung. Leidet die Mutter selbst an einem ADHS, dann besteht eine reale Gefahr für ihr schwieriges Kind, das durch nichts zu beruhigen ist, das nicht kuscheln, nicht trinken und nicht schlafen will. Sehr viele Kinder, die mit einen Schütteltrauma oder noch schwereren Mißhandlungen in die Notfallambulanzen der Kinderkliniken eingeliefert werden, haben ein ADHS.

Schreikinder – psychiatrische Notfälle

Auf der Jahrestagung der Kinder- und Jugendärzte 2001 wies eine Kinderpsychiaterin aus dem Publikum sehr nachdrücklich auf dieses Problem hin. „Die Mutter sagt zum Kinderarzt: Ich möchte kein solches Kind mehr haben. Wenn die Mutter dann spürt, daß man weiß, wovon sie spricht, öffnet sie sich. Sie sagt: Ich könnte das Kind manchmal umbringen, ich kann nicht mehr. Die Mütter sind verzweifelt, sie weinen. Und wenn man überlegt, daß der genetische Faktor der Impulsivität bei betroffenen Eltern auch vorhanden ist, dann sind diese kleinen Kinder sehr gefährdet durch Mißhandlung. Das sind wirkliche psychologische Notfälle. Das sind keine rabiaten Eltern, sie sind nur am Ende ihrer Kräfte. Das ist ein sehr wichtiger Faktor, und den möchte ich hier betonen: Diese Kinder sind in Gefahr."

Inzwischen reagiert die Ärzteschaft langsam auf dieses Problem, das früher gern unter dem Stichwort „Drei-Monats-Koliken" abgelegt wurde. Daß diese „Koliken" ein ganzes Jahr oder länger anhielten, war dann das bedauerliche, aber unabänderliche Schicksal der Eltern; da „mußten sie durch". Jetzt gibt es erste „Schreisprechstunden", in denen Eltern solcher Kinder sachgerechte Hilfe finden. Eine solche Sprechstunde hat z.B. Dr. Ulrich Kohns in Essen eingerichtet. Über seine Erfahrungen berichtete er auf der Jahrestagung für Kinder- und Jugendärzte 2001 in Karlsruhe, die wir hier auszugsweise wiedergeben.

„Im Säuglingsalter begegnen uns diese Kinder – wie von der Mutter beschrieben – mit folgenden Störungen:

Der Säugling ist meist wach und in Bewegung, es gibt Probleme mit dem Trinken, Essen und Einschlafen, er gilt als Schreibaby. Rotation, Krabbeln und Aufrichtung sind oft verzögert oder fehlen. Schreckhaftigkeit und das extreme Schreien beanspruchen die Mutter ständig. Das Kind kann auch nicht zeitweise ohne Kontakt zur Mutter sein. Der Blickkontakt, das können wir in der Praxis sehen, wird vom Säugling nur selten oder nicht altersgerecht gehalten. Der Säugling scheint nicht oder nur wenig auf akustische und optische Zuwendung zu reagieren, Schmusen wird abgelehnt, auch das können wir in der Praxis sehen. Früher oder später geborene Geschwister waren oder sind ganz anders, normale Kinder. Und es ist ein Glück, wenn Sie diese Konstellation haben, daß vorher oder nachher ein „normales" Kind in der Familie ist. ...

In der Familie herrschen Anspannung, Gereiztheit und Zerwürfnis. Ratschläge, Erziehungsempfehlungen oder Therapien bringen nicht die gewünschten Veränderungen im Verhalten des Säuglings. Ein solcher Säugling gilt als anstrengend, als seine Eltern enttäuschend, belastend. Äußerungen wie „nie wieder ein Kind", „der schafft mich", „hätte ich das geahnt", „der war anders als alle meine anderen Kinder" haben für die Diagnose und die Therapie eine ganz entscheidende Bedeutung. ...

Es ist nicht weiter verwunderlich, wenn die Beziehungen zu solch einem Kind eher ungünstig gestaltet werden und eine ambivalente Haltung der ganzen Familie gegenüber dem Kind vorliegt. Einerseits bemüht sich die Familie im Sinne der Konflikt- und Schadensvermeidung um liebevollen und rücksichtsvollen Umgang, um Schutz des Kindes vor Reaktionen der anderen, um besseren Kontakt zum Kind und zu anderen. Die Eltern sind um Ausgleich bemüht, nachgiebig und tolerant, unterhaltend und geduldig. Andererseits aber fühlen sich die Eltern durch das Kind überfordert, reagieren selbst impulsiv, handeln aggressiv mit Drohungen und überzogenen Forderungen und sind damit beispielhaft für das Modelllernen aggressiven Verhaltens.

Nicht selten gibt es offene und versteckte Ablehnung in der Familie. Fatalerweise führt diese unsichere, nicht konsistente und nicht konsequente Erziehungshaltung dazu, daß das Kind, das es sowieso schon schwer hat, Aufmerksamkeit zu lenken und Input zu verarbeiten, es dadurch noch schwerer hat, ein altersgerechtes, vorausschauendes, sozialverträgliches Handeln zu entwickeln. Sekundäre Folgen bleiben nicht aus. Erfolglosigkeit im Leistungsbereich und Erfolglosigkeit in Sozialkontakten sind Störungen der allgemeinen Entwicklung, der emotionalen Reifung, des Sozialverhaltens. Familie und Kind sind nicht nur unzufrieden, sie sind unglücklich.

...

Schreibaby, Quälgeist, Tollpatsch, als solches wird ein Kind mit ADHS sehr früh stigmatisiert, belächelt, beklagt und ausgegrenzt. Die Eltern werden als erziehungsunfähig bezeichnet, denn Kind und Eltern könnten ihr Verhalten ändern, wenn sie nur wollten. Aber dieses Kind kann nicht anders wollen, diese Eltern können nicht anders können.

... Es ist im Interesse des Kindes, wenn eine erfolglose Therapie beendet wird und ein Therapiewechsel auch zur medikamentösen Therapie erfolgt."

Der jüngste Patient, den Dr. Kohns mit Stimulanzien behandelt, ist 18 Monate alt. Viele, die kein solches Kind haben, halten dieses Vorgehen für verwerflich. Eltern eines Schreikindes sind hingegen irgendwann bereit, alles zu probieren, was der Kinderarzt ihnen rät.

Auch die Kinderärzte in Karlsruhe hatten „Bauchschmerzen" bei dem Vortrag von Dr. Kohns, betreuten aber andererseits selber solche Kinder in ihrer Praxis und wußten, daß dieses Problem existiert und äußerst schwer anzugehen ist.

Was aber können Eltern sonst noch tun, um ihr ewig schreiendes Kind zu beruhigen? Wir sind bei unseren Interviews auf die erstaunlichsten Maßnahmen gestoßen, die verzweifelte Mütter sich ausgedacht hatten. Lenas Mutter ließ den Staubsauger neben dem Kinderbett laufen. Bei dieser Geräuschkulisse schlief das kleine Mädchen ein.

Frau B. stellte ihren älteren Sohn als Säugling in der Kinderwippe auf die Waschmaschine, die im Schleudergang lief. Dann hatte sie für eine Weile ihre Ruhe. Viele Eltern erinnerten sich an endlose nächtliche Spaziergänge mit dem Kinderwagen über möglichst holpriges Kopfsteinpflaster oder lange Autobahnfahrten, während derer das Kind selig schlief. Cordula Neuhaus berichtete auf dem Pflege- und Adoptivelterntag 2001 in Mannheim von einer Mutter, die ein regelrechtes Rüttelbett für ihren kleinen Schreihals erfunden hatte.

ADHS-erfahrene Kinderärzte empfehlen allerdings, zunächst weniger drastische Maßnahmen auszuprobieren, zum Beispiel durch Wiegen auf dem Arm festzustellen, bei welcher Frequenz das Kind sich beruhigt und dann in dieser Frequenz die Wiege zu schaukeln.

Der Adoptiv- und Pflegeelterntag bestätigte noch etwas anderes, nämlich, daß Schreibabys sehr häufig zur Pflegschaft oder zur Adoption freigegeben werden. Bei ausgeprägtem Störungsbild geben Adoptiv- oder Pflegeeltern die Kinder manchmal sogar zurück ins Heim. Das ist für sie ein schwerer Schritt, denn sie hatten sich schließlich ein Kind gewünscht. Daß sie mit ihrer selbst gestellten Aufgabe gescheitert sind, stellt ihre Kompetenz in Frage, ihr Selbstwertgefühl, sie fürchten, etwas falsch gemacht oder versagt zu haben. Das ist verständlich, denn niemand hatte sie auf die großen Schwierigkeiten bei der Pflege und Versorgung eines solchen Kindes vorbereitet. Ihnen fehlte die angemessene Beratung und Begleitung. Wie auch leiblichen Eltern von ADHS-Kindern warf man ihnen Erziehungsfehler vor und gab ihnen die üblichen weisen Ratschläge, die bei diesen Kindern eben nicht greifen. Auch das Jugendamt unterstellt den Pflege- und Adoptiveltern häufig Inkompetenz, weil die wenigsten Sozialarbeiter das Störungsbild ADHS kennen.

Auch einige der angereisten Pflege- und Adoptiveltern hielten an dieser These fest, die man ihnen jahrelang und immer wieder als Erklärung für das schwierige Temperament der Kinder gepredigt hatte. Anderen hingegen war ein großes Licht aufgegangen. Sie waren erleichtert und froh, den ihnen anvertrauten Kindern endlich effektiv helfen zu können.

Solange die betroffenen Kinder, insbesondere jene mit selbst betroffenen Eltern, nicht diagnostiziert und behandelt werden, bleibt die Situation hoch problematisch. Weder Eltern noch Kinder können aus ihrer Haut heraus. Junge Erwachsene mit ADHS brechen nicht selten den Kontakt zu ihren Eltern vollständig ab.

Blinde Politiker

Wie hartnäckig an der Verleumdung dieser Zusammenhänge festgehalten wird, zeigte sich auf das Schönste bei der Jahrestagung der Kinder- und Jugendärzte 2001 in Karlsruhe, die ganz unter dem Thema ADHS stand. Nachdem ausgewiesene Fachleute dort einen ganzen Vormittag lang über die Ursachen, die klinischen Auswirkungen, die multimodale Therapie und die zum Teil unerträglichen Belastungen betroffener Familien referiert hatten, sprach der gelernte Jurist Eichholz, der bis 1973 als Richter am Amtsgericht arbeitete, danach zum Familienministerium wechselte und dort nun die Projektgruppe „Politik für Kinder" leitet, die folgenden Worte:

„Wenn wir die Umwelt von Kindern begucken: Sie ist verriegelt, wir sprechen von einer verriegelten Kindheit. Wenn man sich nun klar macht, wie soll denn ein Kind darauf reagieren, die Eigenaktivität, die auf eine solche gestaltete Umwelt trifft, dann will ich dazu sagen: Kinder reagieren ganz normal mit ADHS. Das hat wirklich Krankheitswert. Und wir müssen uns klar machen, wie dieser Mechanismus funktioniert zwischen diesen Bedingungen in der Lebensumwelt von Kindern und der Situation, die wir dann auch medizinisch vorfinden.

Eine zweite These möchte ich so zuspitzen. Wenn wir auf dem Kongress jetzt erfahren, wieviel sich tun läßt, auch medikamentös, und wenn wir gleichwohl im Hinterkopf behalten, daß das, was die Kinder hier zum Ausdruck bringen, Reaktion ist auf etwas, nämlich auf die Lebensbedingungen, das sind ja Dinge, die sich nicht ausschließen, dann entsteht da ein großes Problem, wenn das durch medikamentöse Möglichkeiten auf einmal verdeckt wird, was an Problemen in den Lebensbedingungen dieser Kinder in dieser Gesellschaft herrscht. Und deswegen die Frage: Wenn Ärzte hier ärztlich tätig werden, dann erhebt sich doch die Frage, ob Ärzte nicht die nützlichen Idioten einer kinderfeindlichen Gesellschaft werden, indem sie wegtherapieren, was gar nicht die Probleme der Kinder sind, sondern das Problem der Gesellschaft."

Man könnte fast meinen, hier läge eine Lernbehinderung vor. Dem ist aber nicht so. Herr Eichholz wünscht sich lediglich eine bessere Gesellschaft. Das ist schön und nachvollziehbar, aber kaum realistischer als der Wunsch, in Hamburg immer schönes Wetter zu haben. Den jetzt behandlungsbedürftigen Kindern und Jugendlichen ist damit nicht geholfen. Sie können auf eine effektive Therapie nicht warten, bis auch medizinische Laien ihre Vorurteile aufgegeben haben. Sie brauchen jetzt Hilfe. Wer würde z.B. einem Kind mit Leukämie eine Chemotherapie vorenthalten, bis endlich auch der Hausmeister die Wirkweise der Medikamente verstanden hat?

Würde die Gesellschaft sich ändern, würden z.B. Schwangere weniger Alkohol trinken oder rauchen, dann bestünde die faire Chance, daß weniger Kinder mit

ADHS geboren würden. Wäre unser Leben weniger hektisch, dann bräuchten sicher viele Kinder mit einem relativ milde ausgeprägten ADHS keine medikamentöse Behandlung. Das Problem ist nur: Die Gesellschaft ändert sich nicht nach den Wünschen von Utopikern. Trotzdem halten ihre Vertreter stur und ganz bewußt an einem Konzept fest, daß sich nicht verwirklichen läßt.

Nun könnte es uns ja egal sein, wovon Herr Eichholz träumt, behielte er seine Träume für sich. Das tut er aber nicht. Vielmehr sitzt er in einer verantwortlichen Position und macht „Politik für Kinder". Das ist insofern gefährlich, als er aktiv an der Meinungsbildung beteiligt ist, in diesem Fall an der öffentlichen Meinung über die Therapie des ADHS, von der er nichts versteht.

Aber es gibt noch andere erstaunliche Aussagen von Politikern. Im Rahmen der Tagung für Kinder- und Jugendärzte 2000 in Weimar ließ sich ausgerechnet die Bundes-Drogenbeauftragte, Frau Caspers-Merk, zu folgender Äußerung hinreißen: „Lieber nasse Hände und eine 4 im Zeugnis als eine 1 auf Rezept." Diese Dame hat sich kürzlich im Fernsehen erneut geradezu peinlich zu diesem Thema geäußert. Sie stellte klar, Methylphenidat dürfe nur nach sorgfältiger Diagnose verordnet werden und tat so, als handele es sich dabei um eine nagelneue Erkenntnis. Welcher verantwortliche Arzt hat je etwas anderes behauptet?

Als seien die geplagten Eltern nicht schon verunsichert genug, vertiefen solche selbsternannten ADHS-Experten diese Unsicherheit mit völlig unberechtigten Zweifeln an der Arbeit engagierter Kinderärzte weiter, die sie nur haben, weil sie nicht informiert sind. Das ist ganz unverantwortlich.

Über die Gründe für diese gezielte Ignoranz bei Politikern, Soziologen, Pädagogen, Psychologen, Ärzten – und leider auch bei vielen Kinder- und Jugendpsychiatern! – kann man nur spekulieren. Vielleicht haben die Vertreter dieser alt-68er Einstellung zur Psychiatrie seither einfach nichts hinzu gelernt. Vielleicht haben sie vergessen, daß die geforderte Öffnung der Psychiatrie kläglich gescheitert ist, weil man ohne die geschmähte „chemische Keule" bei psychotischen, schwer depressiven oder manischen Patienten eben nichts ausrichten kann. Vielleicht ist es schiere Arroganz, daß sie ihr Konzept nicht in Frage stellen, auch wenn es bei einer bestimmten Gruppe von Kindern und Jugendlichen einfach versagt. Vielleicht sehen die unbelehrbaren Verfechter der psychodynamisch-psychoanalytisch-soziologischen Behandlungsansätze ihre Pfründe schrumpfen. Wenn statt einer jahrelangen erfolglosen Psychotherapie oder Psychoanalyse eine praktisch sofort wirksame medikamentöse Therapie zum Einsatz kommt, verlieren die Praxen eine Menge Patienten und damit auch eine Menge Geld.

Sie sehen dabei allerdings nicht, daß die kognitive Verhaltenstherapie im Sinne eines Verhaltens- und Selbstinstruktionstrainings oder auch die klassische Psychotherapie zur Behandlung bereits eingetretener Folgeschäden weiter notwendig sein wird, die allerdings erst greift, wenn die schwer betroffenen Kinder medikamentös versorgt werden. Für diese bei ADHS sehr sinnvollen Behandlungen stehen aber interessanterweise viel zu wenig Therapieplätze zur Verfügung. Mit der Flexibilität der Psychotherapeuten ist es offenbar nicht weit her.

Selbst wenn man ernsthafte Besorgnis unterstellt und den Medikamentengegnern in bestimmten Punkten sogar recht gibt, bleibt die glatte Verleugnung eines wissenschaftlich gesicherten Krankheitsbildes mit einem großen Fragezeichen behaftet. Es ist ja richtig, daß die Gesellschaft Schuld an der Zunahme von ADHS trägt, aber nicht, weil die Kinder verriegelt aufwachsen. Wäre das der Grund, dann käme ADHS bei Kindern, die in ländlichen Gegenden mit viel Auslauf leben, nicht vor. Wir haben aber mehrere sehr schwer Betroffene in ländlicher Idylle mit aller erdenklichen Bewegungsfreiheit selbst interviewt.

ADHS nimmt zu, weil die Risikofaktoren für die Entstehung dieser Störung zunehmen, und das sind in erster Linie und wissenschaftlich gesichert Alkohol- und Nikotinkonsum der Mutter während der Schwangerschaft und Frühgeburtlichkeit.

Daß immer mehr frühgeborene Kinder mit einem Geburtsgewicht von 1500 g oder weniger durch ständig verfeinerte intensivmedizinische Maßnahmen überleben, ist einerseits sicher ein Triumph der Wissenschaft, trägt aber zur Zunahme von ADHS um 15% bis 20% bei. Auf die zahlreichen anderen Gesundheitsrisiken der Frühgeburtlichkeit soll hier nicht eingegangen werden.

Warum also starten die Pädagogen, Soziologen, Psychologen und Sozialarbeiter keine Kampagne gegen Alkoholismus oder Genitalinfektionen, die die häufigste Ursache für Frühgeburtlichkeit darstellen? Das wäre ein breites und sinnvolles Betätigungsfeld für diese Berufsgruppen, und sie wären vollkommen ausgelastet, auch ohne sich in medizinische Belange einzumischen, von denen sie nichts verstehen, weil sie nicht verstehen **wollen**. Es wäre allerdings wünschenswert, daß sie zumindest so viel Verständnis für ein ADHS aufbrächten, um die notwendige Behandlung nicht zu stören oder gar zu verhindern.

Was sie mit ihren unverantwortlichen Aussagen tatsächlich erreichen, ist eine massive Verunsicherung sowohl der öffentlichen Erzieher als auch der Eltern betroffener Kinder. Die medikamentöse Behandlung des ADHS ist erprobt, wirksam und sicher. Sie ist kein Heilmittel, sondern ein Hilfsmittel. Kurzsichtigkeit wird durch eine Brille auch nicht geheilt, aber niemand käme auf die Idee, einem Kurzsichtigen von einer Brille abzuraten.

Dennoch zögern viele Eltern, das Medikament einzusetzen, weil ihnen die Entscheidung immer wieder durch unsachgemäße Informationen schwer gemacht wird. Der Vorwurf, „ihr Kind mit Drogen vollzustopfen, um es an die Gesellschaft anzupassen", wie er gern von uninformierten Besserwissern an die Eltern heran getragen wird, hat schon ganze Familien zerstört.

Appell an die Politik

Der Kinderarzt Dr. Klaus Skrodzki appellierte auf dem ADHS-Kongreß in Karlsruhe nachhaltig an die Politiker, sich dieses vielschichtigen Problems endlich anzunehmen, und zwar nicht nur, indem sie sich solide informieren, sondern auch, indem sie endlich Geld für die erforderlichen flankierenden Maßnahmen bereitstellen, die zur Integration von Jugendlichen mit ADHS in die Gesellschaft erforderlich sind. Zwar werden diese in Einzelfällen von karitativen Vereinen wie dem Lion's Club oder dem Rotary-Club übernommen; für viele betroffene Kinder und Jugendliche steht aber keine Förderung zur Verfügung.

Dr. Skrodzki hält diesen Zustand für unhaltbar. „Wir haben das Gesundheitsamt, das Schulamt und das Jugendamt bei den Einschulungsuntersuchungen, den Schulproblemen und zur Attestierung von Fördermaßnahmen. Aber für Jugendliche fehlen Hilfen. Sie und ihre Eltern brauchen Angebote zur Betreuung für den weiteren schulischen Bereich, das häusliche Lernen und den Freizeitbereich. Wir brauchen bei den Arbeitsämtern mehr Betreuer, die bei der Arbeitsplatzsuche und der Eingliederung in eine Arbeitsstelle helfen. In den Berufsschulen und den weiterführenden Schulen müssen mehr Pädagogen und Sozialarbeiter sich der Betroffenen annehmen. Für diese schwachen Auszubildenden stehen kaum Arbeitsplätze und noch weniger betreute Einrichtungen zur Verfügung. In schweren Fällen kann zwar ein Behindertenausweis einen Jugendlichen für den Arbeitgeber finanziell attraktiver machen und ihn aus der Erwerbslosigkeit herausführen, aber nur bei dauernder begleitender Betreuung wird das Arbeitsverhältnis von längerer Dauer sein.

Die Politik muß das Problem „ADHS" bei Kindern, Jugendlichen und ihren Familien endlich zur Kenntnis nehmen, Eltern nicht durch Schuldzuweisungen noch mehr belasten und auch Gelder zur Förderung dieser Familien mit ihren schwierigen Kindern bereitstellen."

Hilfen beim Umgang mit Stimulanzien für Kinder und Jugendliche mit ADHS

Dr. Kirsten Stollhoff

Die medikamentöse Therapie des ADHS wird in der Öffentlichkeit immer noch heftig angefeindet, wie die unsachlich und sehr emotional geführte Diskussion im Hamburger Abendblatt kürzlich wieder zeigte. Viele medikamentös behandelte Kinder und deren Eltern haben Angst davor, sich „zu outen". Das ist nur zu verständlich, solange ihnen von anderen Kindern „Pillenfresser", „Drogi", „Psycho" und Schlimmeres hinterher gerufen wird und solange Lehrer vor versammelter Mannschaft ironisch fragen: "Na, hast Du schon Deine Psychopille genommen?" Sie verschweigen ihre Störung, solange Väter nicht betroffener Kinder eine Beschwerde an den Schuldirektor schicken, weil sie nicht wollen, „daß mein Sohn gemeinsam mit einem Drogenabhängigen unterrichtet wird". So gibt es wenig Möglichkeit, Erfahrungen über die Medikamente und ihre Wirkung auszutauschen. In den Elternratgebern über das ADHS wird die medikamentöse Therapie zwar erwähnt, aber auch hier bleiben viele Fragen offen. Der behandelnde Arzt könnte Auskunft geben, aber die Fragen fallen einem bekanntlich immer auf dem Nachhauseweg ein, und der nächste Untersuchungstermin ist weit weg.

Ich werde mich in der Folge bemühen, auf alle mir gestellten Fragen und auf die, die ich mir vorstellen könnte, zu antworten. Sollten noch Fragen offen bleiben, wenden Sie sich an die Autorin. Ihre Fragen werden beantwortet und eventuell in die nächste Auflage eingearbeitet werden. Auch wenn ich bei den Fragen/Antworten von Stimulanzien rede, sind stets alle alle Präparate dieser Gruppe gemeint, die zur Behandlung eines ADHS eingesetzt werden, also Ritalin, Medikinet und Amphetaminsulfat.

Allgemeine Fragen zur Stimulanzientherapie

Muß jedes Kind mit ADHS mit Stimulanzien behandelt werden?

Nein, von unseren Patienten mit ADHS erhalten ca. die 50% eine medikamentöse Therapie. Ausschlaggebend ist der Leidensdruck des Betroffenen und seiner Eltern. Wenn das Selbstwertgefühl des Kindes beeinträchtigt wird, weil seine Verhaltensauffälligkeiten seiner sozialen Integration schaden, dann ist eine medikamentöse Therapie zu empfehlen. Wenn Ihr Kind also keine oder ständig wechselnde Freunde hat und wenn es nicht zu Kindergeburtstagen eingeladen wird, dann besteht die Gefahr, daß es zum sozialen Außenseiter wird und sein

Selbstwertgefühl darunter leidet. Wenn Sie tagsüber mehr mit Ihrem Kind schimpfen als Freude an ihm zu haben, ist ebenfalls das Selbstwertgefühl Ihres Kindes in Gefahr. Wenn *es in der Schule versagt, obwohl es sich bemüht und alle ständig wiederholen: es könne, wenn es nur wolle – auch dann bedeutet dies eine Gefahr für Selbstwertgefühl Ihres Kindes.*

Begleitend zur medikamentösen Therapie sollte aber eine Optimierung des Umfeldes stattfinden. Anleitungen dazu finden sich in den ADHS- Ratgebern für Eltern.

Mein Kind hat ein ADS mit Hypoaktivität – muß es auch Ritalin nehmen?

Wenn es darunter leidet, ein Versetzen in die erste Reihe neben einen ruhigen Nachbarn sowie der Einsatz von pädagogischen Maßnahmen der Lehrer nicht geholfen hat, ja! Eine alleinige Verhaltenstherapie oder ein Konzentrationstraining reichen unserer Erfahrung nach nicht aus.

Warum behandelt man mit Stimulanzien – wird mein Kind dadurch nicht noch unruhiger?

Der Begriff Stimulanzien bezieht sich auf die Wirkung des Medikaments bei Menschen, die **kein ADHS** *haben. Diese werden durch das Medikament „aktiver", sie verspüren keine Müdigkeit mehr und können nachts lange wach bleiben. Menschen ohne ADHS wirken nach der Einnahme von Stimulanzien wie „aufgedreht". Sie selbst erleben sich befreit von allen Sorgen und sind überzeugt davon, alles würde ihnen gelingen. Diese Größenphantasien zusammen mit dem Glücksgefühl können bei Menschen* **ohne ein ADHS** *zu einer Abhängigkeit von den Stimulanzien führen. Bei Menschen* **mit einem ADHS** *wirken die Medikamente jedoch ganz anders: Sie verbessern die Fähigkeit des Betroffenen zur Selbstkontrolle. Ihr Kind kann jetzt Verhaltensimpulse besser hemmen. So kann es aufmerksam zuhören und wendet seine Aufmerksamkeit nicht ständig neuen Reizen zu. Es kann auch seine Emotionen besser steuern, die Wutanfälle nehmen an Frequenz und Intensität ab. Auch die Bewegungsabläufe können besser kontrolliert werden, es „zappelt" weniger. Dies führt dazu, daß die Stimulanzien von schlecht Informierten als Beruhigungsmittel verkannt werden. Ihr Kind wird nicht „beruhigt", es hat sich nur besser unter Kontrolle.*

Wie wirkt das Medikament?

Wie wir heute wissen, beruht das ADHS auf einer genetisch bedingten Stoffwechselstörung, die dazu führt, daß verschiedene Botenstoffe im Gehirn ihre Aufgabe nicht richtig erfüllen können. Zu diesen Botenstoffen gehören vor allem Dopamin und Noradrenalin. Daher arbeiten zwei Hirnteile nur auf Sparflamme:

der Stirnlappen (Frontalhirn) und die Stammganglien im Zwischenhirn. Der Stirnlappen plant Verhalten, filtert einfallende Reize, hilft, Ablenkungen zu widerstehen und ein Bewußtsein von Selbst und Zeit zu entwickeln. Die Stammganglien automatisieren und kontrollieren Bewegungen. Die bisher eingesetzten Medikamente bewirken, daß mehr Botenstoffe (Dopamin und Noradrenalin) zur Verfügung stehen. Der Stirnlappen und die Stammganglien können jetzt genau so gut wie bei Menschen ohne ADHS funktionieren. Sobald das Medikament aufhört zu wirken, arbeiten Stirnlappen und Stammganglien wieder wie vor der Medikamenteneinnahme. Das heißt, die Medikamente heilen nicht, sondern sie sorgen für einen Ersatz der fehlenden Stoffe.

Macht das Medikament abhängig?

Wenn Ihr Kind ein ADHS hat, wird es von dem Medikament **nicht abhängig** werden. Wir behandeln seit 20 Jahren Kinder mit Stimulanzien. Keines dieser Kinder wurde davon abhängig. Im Gegenteil: In der Pubertät nehmen viele Jugendliche höchst unwillig die Tabletten ein – die Tabletteneinnahme verkörpert für sie die Autorität ihrer Eltern – und dagegen rebellieren sie. Im Gegensatz zu Menschen, die kein ADHS haben, wird Ihr Kind nicht „happy" durch das Medikament. Es entsteht keine Gewöhnung, d.h. die Dosis muß nicht laufend erhöht werden, um noch zu wirken. Es entsteht kein Entzug bei Absetzen des Medikamentes, d.h. Ihr Kind empfindet keine Gier nach diesem Medikament. **Dies gilt nicht nur für die Zeit vor der Pubertät, wie viele meinen, sondern für das ganze Leben, sofern das ADHS fortbesteht.** Inzwischen werden auch Erwachsene mit ADHS behandelt; Abhängigkeit ist in den jetzt vorliegenden Studien in keinem Fall beobachtet worden. Für Kinder mit ADHS liegen ebenfalls Studien mit einer Beobachtungsdauer von bis zu 15 Jahren vor, die zeigten, daß sich keine Abhängigkeit von Stimulanzien entwickelt. Im Gegenteil, möglicherweise verhindern Sie sogar, daß Ihr Kind durch eine rechtzeitige Stimulanzientherapie in die Drogenszene abgleitet, weil sich sein Selbstwertgefühl besserte.

Es ist wichtig zu unterscheiden, wer Stimulanzien einnimmt – ein ADHS-Patient oder ein Mensch ohne ADHS. Letzterer kann von den Präparaten abhängig werden. Deshalb wird es auf einem Betäubungsmittelrezept verordnet.

Mein Kind hat ADHS. Ich habe Angst, daß es zum sozialen Außenseiter und später vielleicht sogar drogenabhängig wird. Kann eine Stimulanzientherapie das verhindern?

Eine rechtzeitig begonnene Stimulanzientherapie zusammen mit einer Beratung hinsichtlich der Optimierung des Umfeldes (Alltag strukturieren, klare Grenzen setzen, Kenntnis und Verständnis für das Störungsbild, positiver Belohnungs-

plan u.s.w.) kann das Risiko Ihres Kindes, zum sozialen Außenseiter zu werden oder in die Drogenwelt zu flüchten, erheblich mindern. Die Therapie verhilft ihm zu einem Verhalten, daß von anderen Menschen besser akzeptiert wird. Die soziale Integration wird dadurch erleichtert, sein Selbstwertgefühl wird gebessert. Das sind wichtige Schutzfaktoren gegen das Abrutschen in die Drogenwelt und in ein asoziales Leben. Studien konnten belegen, daß ADHS-Kinder, die mit Stimulanzien therapiert wurden, ein wesentlich besseres Selbstwertgefühl entwikkelten als ADHS-Kinder, die keine Stimulanzien erhielten (Hechtmann 1993). ADHS-Kinder, die mit Ritalin behandelt wurden, nehmen seltener Drogen und haben weniger Konflikte mit dem Gesetz als ADHS-Kinder, die keine Stimulanzientherapie erhielten (Huss 2001).

Mein Kind ist erst 3 Jahre alt und hat ein ADHS. Kann es schon mit Stimulanzien behandelt werden?

Es gibt wenig Erfahrungen über die Behandlung mit Stimulanzien bei Kindern unter 5 Jahren. Daher sollte Ihr Kind nur, wenn es unbedingt nötig ist, medikamentös behandelt werden. Im Vordergrund der Therapie sollten Beratung, Entlastung der Eltern – z.B. durch eine Familienhilfe -, Betreuung in einem Integrationskindergarten oder in einer Kleingruppe und Ergotherapie stehen. In der Ergotherapie soll Ihr Kind lernen, Handlungen zu planen und auszuführen, Grenzen zu akzeptieren und seine Impulse besser zu beherrschen.

Mein Kind hat ein ADHS und wird mit Stimulanzien behandelt. Seit wir und seine Lehrer seine Störung verstanden haben und ihm gegenüber konsequenter sind, verläuft der Alltag problemlos, sowohl in der Schule als auch zu Hause. Sind noch weitere Therapien erforderlich?

Wenn Ihr Kind sich wie jedes andere Kind verhält, wenn es Freunde hat und wenn Sie sich zu Hause mehr über es freuen als mit ihm streiten, dann halte ich eine weitere Therapie für nicht erforderlich. Soziale Kompetenzen wird es in natürlicher Umgebung erlernen, in der Schule, im Umgang mit seinen Freunden und in seiner Familie. Wünschenswert wären zusätzliche sportliche Aktivitäten, bei denen es seine Körperwahrnehmung fördert und lernt, Grenzen einzuhalten, z.B. Judo. Ob eine Verhaltenstherapie für Ihr Kind erforderlich ist, darüber wird noch unter den Experten gestritten. Eine kürzlich erschienene Studie (MTA-Studie) konnte belegen, daß bei ADHS-Kindern ohne zusätzliche Störungen eine Verhaltenstherapie in Ergänzung zur Stimulanzientherapie keine besseren Ergebnisse erzielt. Am besten hat die Kombination Beratung und medikamentöse Therapie abgeschnitten. Beim Vorliegen zusätzlicher sozialer oder psychischer Störungen ist eine Verhaltenstherapie allerdings eine wertvolle und wichtige Maßnahme.

Macht das Medikament schlauer?

Nein, aber es ermöglicht Ihrem Kind durch bessere Konzentration, seine Fähigkeiten voll auszuschöpfen. Daher verbessern sich in der Regel die Schulleistungen und -noten. Die Intelligenz Ihres Kindes ist nicht chemisch beeinflußbar.

Mein Kind ist in der Pubertät – müssen die Stimulanzien jetzt abgesetzt werden?

Das Medikament kann abgesetzt werden, wenn Ihr Kind seinen Schutz nicht mehr braucht, d.h. wenn es sich auch ohne das Medikament ausreichend unter Kontrolle hat. Es ist wichtig, daß es selbst und sein soziales Umfeld mit seinem Verhalten klar kommen. Ansonsten sollten Sie die Stimulanzien unbedingt weitergeben. Die Pubertät ist eine für alle Kinder schwierige Lebensphase, in der unbearbeitete Konflikte mit starker Dynamik an die Oberfläche kommen – in dieser Phase ist Ihr Kind, wenn es noch keine ausreichende Selbstkontrolle und Kontrolle über seine Emotionen hat, besonders gefährdet.

Mein Kind hat ein ADHS und ist drogenabhängig – darf es Stimulanzien nehmen?

Ja, aber nur unter Kontrolle, d.h. wenn es bereit ist, clean zu werden und wenn es an einem Drogenersatzprogramm teilnimmt. Dann ist es sogar möglich, daß die zusätzliche Gabe von Stimulanzien ihm hilft, schneller von den anderen Drogen loszukommen. Wenn es aber noch Kontakt zur Drogenszene hat, darf es keine Stimulanzien bekommen. Dann besteht die Gefahr, daß es das die Tabletten auflöst und spritzt oder schnupft und damit seine „Drogenkarriere" weiter vorantreibt.

Haben Stimulanzien bei Kindern mit ADHS die gleiche Wirkung wie bei Kindern ohne ADHS?

*Nein. Kinder mit ADHS erlangen durch Stimulanzien eine bessere Kontrolle über ihr Verhalten. Sie werden ruhiger (wenn sie vorher unruhig waren), sie können sich besser konzentrieren, werden zugänglicher und ausgeglichener und können Gehörtes besser speichern. Kinder **ohne** ADHS werden durch Ritalin unruhiger, die Konzentration verbessert sich nicht. In einer in den USA durchgeführten Studie gaben die Kinder ohne ADHS, die Stimulanzien erhielten, an, daß sie sich „crazy" fühlten, d.h. neben sich stehend, verrückt, komisch.*

*Zwar liegen keine konkreten Erfahrungen vor, aber es ist anzunehmen, daß Kinder **ohne** ADHS, wenn sie längere Zeit Ritalin nehmen, davon genauso abhängig werden können wie Erwachsene **ohne** ADHS. Nur Menschen mit einem ADHS sind vor der Suchtgefahr geschützt, da ihr Neurotransmittersystem anders funktioniert.*

Fragen rund um die Therapie

Wie lange dauert die medikamentöse Therapie des ADHS?
Das variiert von Kind zu Kind. In der Regel sollten Sie sich aber auf eine Therapiedauer von mindestens drei bis vier Jahren einstellen. Während der Therapie werden immer wieder Auslaßversuche gemacht, um festzustellen, ob Ihr Kind die Medikamente noch benötigt.

Muß das Medikament täglich eingenommen werden und wie oft?
Unserer Erfahrung nach ist es besser, das Medikament täglich, d.h. auch am Wochenende, einzunehmen. Oft kommt man aber am Wochenende mit einer niedrigeren Dosis aus. In den ersten 6 Monaten ist es oft besser, es auch während der Ferien zu geben. Wenn vorher keine sozialen Störungen bestanden und Ihr Kind in den Ferien keine Probleme mit anderen Kindern oder mit Ihnen mehr hat, können die Medikamente dann in den Ferien abgesetzt werden. Sie können abrupt abgesetzt werden, d.h. ein Ausschleichen ist nicht erforderlich. Ebenso können sie abrupt wieder eingesetzt werden. Bei empfindlichen Kindern, die bei Therapiebeginn mit Kopfschmerzen reagiert haben, empfiehlt sich jedoch eine Aufdosierung über drei Tage bis zu der erforderlichen Dosis.

Hatte Ihr Kind jedoch vor Beginn der Therapie Schwierigkeiten, mit anderen Kindern zu spielen, und stellten auch zu Hause seine Wutanfälle und seine „Unzugänglichkeit" ein Problem dar, so sollten Sie in den Ferien keine Medikamentenpause machen. Wichtig ist, daß Ihr Kind eine gleichbleibende Rückmeldung von seinem Umfeld erhält. Es ist belastend für Ihr Kind, wenn es sich in den Ferien oder am Wochenende immer als Störfaktor erfährt, während unter der Woche (mit Medikamenten) alles gut läuft.

Die Häufigkeit der Einnahme hängt von dem jeweiligen Medikament ab, ist aber auch individuell von Kind zu Kind verschieden. Die Medikamente Ritalin und Medikinet wirken ca. 4 Stunden, das Amphetaminsulfat mit ca. 5 bis 6 Stunden etwas länger, das Ritalin SR wirkt bis zu 8 Stunden. Wünschenswert ist, daß keine Schwankungen in der Wirkung auftreten. Wir beginnen in der Regel mit einer Dosis morgens zum Frühstück und einer Dosis zum Mittagessen. Dann wird individuell auf eine 2 bis 4 mal tägliche Einnahme eingestellt.

Können Stimulanzien zum Essen eingenommen werden?
Auf dem Beipackzettel wird zwar empfohlen, die Medikamente eine Stunde vor bzw. nach dem Essen einzunehmen. Unserer Erfahrung nach beeinträchtigt die Nahrungsaufnahme den Wirkungsbeginn und die Wirkung jedoch nicht. Da es weniger aufwendig ist, empfehlen wir daher, das Medikament mit dem Frühstück bzw. Mittagessen einzunehmen.

Wann beginnt das Medikament zu wirken?

Ritalin bzw. Medikinet beginnt nach 30 Minuten zu wirken. Die Wirkung von Ritalin SR setzt oft erst nach 2 bis 3 Stunden ein. Deswegen sollte morgens zusätzlich eine Dosis des „normalen" Ritalins gegeben werden, um die ersten Schulstunden abzudecken.

Wann merke ich, ob das Medikament hilft?

Sobald die Wirkdosis erreicht ist, wirkt es. Sie brauchen also nicht wie bei anderen Medikamenten mehrere Tage zu warten, bis ein effektiver Wirkspiegel im Blut erreicht ist. Um nicht überzudosieren, beginnen wir mit einer niedrigen Dosis, z.B. $^{1}/_{2}$ Tablette. Bei manchen Kindern sehen wir schon nach der ersten Einnahme eine zufriedenstellende Wirkung. Dann ist eine weitere Steigerung nicht mehr erforderlich. Wenn keine Wirkung beobachtet wird, dann muß die Dosis weiter erhöht werden.

Wieviel Tabletten pro Tag darf mein Kind einnehmen?

Generell wird empfohlen, nicht mehr als 1,5mg/kg Körpergewicht Ritalin bzw. Medikinet einzunehmen. Die Dosis muß aber individuell eingestellt werden. Manche Kinder – vor allem die jüngeren – bauen das Medikament sehr schnell ab; sie brauchen bis zu 6 mal pro Tag eine Dosis, dabei werden 1,5 mg/kg schnell überschritten. Manche Kinder brauchen eine höhere Dosis, um überhaupt eine Wirkung zu zeigen. Wir überschreiten aber selten eine Dosis von 2mg pro kg Körpergewicht. Ritalin SR muß häufig in einer höheren Dosis gegeben werden, damit es wirkt. Unserer Erfahrung nach entsprechen etwa 20 mg Ritalin SR 10 mg des „normalen" Ritalin.

Wie merke ich, daß die Dosis für mein Kind zu hoch ist?

Wenn Ihr Kind etwa 30 Minuten nach Einnahme des Medikaments anfängt zu gähnen oder gar einschläft, erhält es zu viel. Auch wenn es zu ruhig ist und wie benommen wirkt, ist die Dosis zu hoch. Wenn die Wirkung des Medikaments nachläßt, etwa nach 4 Stunden, wird Ihr Kind dann wieder zunehmend wacher werden. Reden Sie mit dem behandelnden Arzt über eine Dosisreduktion. Bleibende Schäden entstehen bei einer Überdosierung nicht.

Sind regelmäßige Blutuntersuchungen erforderlich?

Zu Therapiebeginn empfiehlt sich eine Untersuchung, um vorbestehende Erkrankungen auszuschließen. Dann führen wir nur noch Blutuntersuchungen durch, wenn wir hoch dosieren müssen (mehr als 3 mg/kg Körpergewicht). Dies kommt aber extrem selten vor. Bei unseren Patienten sind noch nie Organschäden durch die Stimulanzientherapie aufgetreten. Ebensowenig sind mir solche aus der Fachliteratur bekannt.

Darf mein Jugendlicher während der Stimulanzientherapie Alkohol trinken oder Zigaretten rauchen?

Lieber nicht. Es gibt darüber keine Studien, aber sowohl Alkohol als auch Nikotin greifen in den Hirnstoffwechsel ein. Der Konsum beider Drogen durch die Mutter während der Schwangerschaft kann zu einem ADHS des Kindes führen.

Gibt es Medikamente, die sich mit den Stimulanzien nicht vertragen?

Medikamente, die ebenfalls den Dopamin- oder Noradrenalinspiegel beeinflussen, sollten nicht zeitgleich eingenommen werden. Das sind vor allem Medikamente für das Herz und den Kreislauf.

Sollen wir den Lehrern, Freunden, Eltern und Schwiegereltern erzählen, daß unser Kind Stimulanzien einnimmt?

Offenheit ist immer besser. Eine gute medikamentöse Einstellung in der Schule ist mit der Zusammenarbeit des Lehrers leichter zu erreichen. Wenn Sie auf Widerstand oder Schuldzuweisungen stoßen, vereinbaren Sie für die „Gegner" einen Termin bei Ihrem Arzt. Oft ist es ja nur Unwissenheit, die zu den heftigen Reaktionen gegen Stimulanzien führen. Ein sachliches und aufklärendes Gespräch kann hier Abhilfe schaffen.

Mein Kind nimmt an einem Sportwettkampf teil. Gibt es Probleme mit der Einnahme von Stimulanzien?

Ja, Stimulanzien stehen auf der Liste für Dopingkontrollen. Wenn also Ihr Kind kontrolliert wird, kann es sein, daß es wegen positiver Blut- oder Urinergebnisse ausgeschlossen wird. Sie benötigen daher ein Attest Ihres Arztes, daß die Stimulanzien wegen einer Krankheit eingenommen werden müssen.

Fragen zu den Nebenwirkungen der Stimulanzien

Welche Nebenwirkungen können nach der Einnahme von Stimulanzien auftreten?

- *Die häufigste von uns beobachtete Nebenwirkung ist der Appetitmangel. Er beginnt ca. 30 Minuten nach Medikamenteneinnahme und läßt nach 3 bis 4 Stunden wieder nach. Ihr Kind sollte also morgens ordentlich frühstücken. Das Pausenbrot ist meistens überflüssig. Zum Mittagessen hat es häufig auch wenig Hunger. Verlegen Sie daher die Hauptmahlzeit auf den Abend. Gestatten Sie Ihrem Kind, dann zu essen, wenn es Hunger bekommt, aber Süßigkeiten nur als Nachtisch. Auch wenn die Gewichtsabnahme Ihres Kindes Sie beunruhigt: Sie ist nicht gesundheitsschädlich. Eventuell sollten Sie mit Ihrem Arzt besprechen, ob auf die Mittagsdosis verzichtet werden kann.*

- *Über Einschlafstörungen wird am zweithäufigsten geklagt. Die Einschlafstörungen bestehen häufig, weil gegen Abend die Stimulanzienwirkung nachläßt und Ihr Kind dann wieder unruhig, reizoffen und vor allem nicht müde wird. Manchmal hilft es, eine Stunde vor dem Einschlafen noch eine Stimulanziendosis zu geben. Auch Melatonin, ein vom Körper selbst produziertes Hormon, das unsere innere Uhr stellt, kann helfen. Wenn auf die Mittagsdosis verzichtet werden kann, bessern sich die Einschlafschwierigkeiten ebenfalls.*
- *Weinerlichkeit beobachten wir manchmal zu Beginn der Therapie. Sie verschwindet spontan nach wenigen Wochen*
- *Kopf- und Bauchschmerzen können in den ersten Wochen meist kurz nach Medikamenteneinnahme auftreten. Auch sie verschwinden nach wenigen Wochen*
- *Selten tritt ein nervöser Tic auf, oder ein schon vorher bestehender Tic wird verstärkt. Hält er länger als einen Monat an, sollte auf ein anderes Medikament umgestellt werden. Auf der anderen Seite kann ein vorher bestehender Tic unter der Stimulanzientherapie verschwinden.*
- *Schon vorher bestehende Ängste und auch Phobien, d.h. übertriebene Angst z.B. vor Fliegen oder Spinnen, können verstärkt werden. Hier sollte unbedingt zusätzlich eine Verhaltenstherapie durchgeführt werden.*
- *Zunahme des Redeflusses – auch diese Nebenwirkung tritt nur vorübergehend auf.*

Mein Kind hat einen Hautausschlag – kann das von den Stimulanzien kommen?

Jedes Medikament kann Allergien erzeugen und zu Hautausschlägen führen. Ich habe das bei Stimulanzien jedoch noch nie erlebt. Die Hautausschläge meiner Patienten hatten immer eine andere Ursache, z.B. beginnender Virusinfekt oder Nahrungsmittelallergie u.s.w.

Mein Kind ist aggressiv, seit es die Medikamente nimmt; was tun?

Hier gibt es mehrere Möglichkeiten. Bei manchen Kindern ist die Wirkdosis noch nicht erreicht; das Kind kann auch aggressiv sein, weil es die Tabletten einnehmen muß. Eine Erhöhung der Dosis und damit das Erreichen der Wirkdosis kann eine Besserung bringen. Ist Ihr Kind aber sehr aggressiv und zusätzlich sehr unruhig, so kann das bedeuten, daß es das Medikament nicht verträgt. Dann ist es besser, die Dosis zu reduzieren oder das Medikament eventuell abzusetzen.

Mein Kind klagt über Herzrasen, wenn es die Tabletten nimmt; was tun?

Da durch das Medikament auch der Botenstoff Noradrenalin erhöht wird, kann dies bei sensiblen Kindern zu einer Erhöhung der Herzfrequenz führen. Bei ei-

nem Kinderkardiologen sollte eine Herzrhythmusstörung ausgeschlossen werden. Wenn das Herzrasen nach einer Woche nicht verschwindet, muß das Medikament abgesetzt werden.

Mein Kind will nicht mehr mit anderen Kindern spielen und bleibt nachmittags immer zu Hause, seit es die Medikamente nimmt; was tun?

Andere Ursachen sollten ausgeschlossen werden, z.B. Streit mit anderen Kindern, Angst vor anderen Kindern oder Probleme in der Familie. Wenn keine andere Ursache gefunden werden kann, muß die Mittagsdosis reduziert oder abgesetzt werden.

Mein Kind ist in der Schule sehr ruhig; was tun?

Beobachten Sie am Wochenende, ob Sie Ihr Kind auch zu ruhig finden. Vielleicht ist es ja nur für die Lehrerin ungewohnt ruhig und konzentriert. Wenn es Ihnen auch zu ruhig vorkommt, besprechen Sie mit Ihrem behandelnden Arzt eine Verminderung der Morgendosis.

Zunächst hat das Medikament gut gewirkt, aber nach wenigen Wochen Therapie ist mein Kind jetzt wieder wie vorher, unruhig, unaufmerksam und unzugänglich. Wirkt das Medikament nicht mehr?

Wir erleben dieses Phänomen häufiger, wenn wir gerade die minimale Wirkdosis erreicht haben. Dann tritt nach wenigen Tagen die Symptomatik erneut auf. Es reicht, die Dosis um $^1\!/_2$ Tablette zu erhöhen, dann werden Sie eine dauerhafte Wirkung beobachten können. Sie brauchen keine Angst zu haben, daß Sie nun regelmäßig steigern müssen und Ihr Kind in ein paar Jahren das Ritalin im Dutzend einnehmen muß. Eine weitere Steigerung ist dann nicht mehr erforderlich.

Mein Kind will die Tabletten nicht mehr einnehmen; was tun?

Vereinbaren Sie für Ihr Kind einen Termin bei seinem Arzt. Häufig dient die Verweigerung der Tabletten dem Machtkampf zwischen Ihnen und Ihrem Kind. Der Arzt soll Ihr Kind überzeugen, daß es die Tabletten für sich nimmt und nicht, weil Sie es wollen. Eventuell hilft ein kurzfristiges Absetzen der Medikamente, um Ihr Kind zu überzeugen, daß es mit Ihnen unter den Stimulanzien besser zurechtkommt.

Kann mein Kind epileptische Anfälle durch Stimulanzien bekommen?

Auf dem Beipackzettel ist zwar vermerkt, daß Anfälle ausgelöst werden können. Das ist aber nur bei einer schon vorher bestehenden Anfallsbereitschaft der Fall und auch hier sehr selten. Sie können vor Beginn der Therapie die Hirnströme messen lassen, um eine Anfallsbereitschaft Ihres Kindes zu erkennen. Wir behandeln aber viele Kinder mit erhöhter Anfallsbereitschaft und sogar solche, die ein

Anfallsleiden haben. Keines dieser Kinder erlebte eine Zunahme der Anfälle durch die Stimulanzientherapie. Daher sollte eine Anfallsbereitschaft oder eine Epilepsie kein Grund sein, Stimulanzien nicht zu geben.

Mein Kind hat einen Herzfehler; darf es Stimulanzien bekommen?

Wenn das Herz Ihres Kindes sehr schwach ist, kann es durch Stimulanzien überfordert werden. Die Frage einer Stimulanzientherapie ist daher mit dem betreuenden Kinderkardiologen abzuklären. Die Behandlung muß mit seinem Einverständnis und unter seiner Mitkontrolle stattfinden.

Stimmt es, daß Stimulanzien das Wachstum meines Kindes hemmen?

Nein, durch Ritalin wird das Längenwachstum Ihres Kindes nicht beeinflußt. Diese Falschinformation geht auf eine Studie zurück, die zu wenige Kinder über eine zu kurze Zeit untersuchte. Inzwischen gibt es ausreichende und gut durchgeführte Studien, die belegen, daß Ihr Kind genau die Länge erreichen wird, die genetisch für es vorgesehen ist.

Mein Kind klagt über Schwindel – liegt das vielleicht an den Stimulanzien?

Stimulanzien aktivieren in geringem Ausmaß den Kreislauf. Das kann zu einer leichten Zunahme der Herzfrequenz führen sowie zu leichtem Blutdruckanstieg. In der Regel verschwindet diese Wirkung aber nach einigen Wochen. Möglicherweise entsteht das Schwindelgefühl über eine Aktivierung des Kreislaufs. Es kann aber auch die Folge einer Unterzuckerung sein. Ihr Arzt sollte den Blutdruck messen. Wenn der normal ist, sollte Ihr Kind viel trinken und bei der Medikamenteneinnahme immer etwas essen. Wenn der Schwindel auftritt, sollte es ebenfalls eine Kleinigkeit essen, z. B. eine Banane oder einen Apfel.

Wird mein Kind impotent durch die Stimulanzientherapie?

Nein, die langjährige klinische Erfahrung mit diesen Medikamenten hat gezeigt, daß Ihr Sohn weder während der Therapie noch danach als Spätfolge von Stimulanzien impotent werden kann. Möglicherweise wird sich aber die sexuelle Überaktivität, die manche Jugendliche und Erwachsene mit ADHS haben, auf ein Normalmaß reduzieren.

Seit mein Kind Ritalin nimmt, näßt es nachts nicht mehr ein. Ist das Zufall?

Nein, ich habe dieses Phänomen häufiger beobachtet. Mehrere Faktoren können dabei eine Rolle spielen. Einmal wirken die Stimulanzien direkt auf die Blase und kräftigen den Blasenmuskel, der die Blase verschließt. Das kann dazu führen, daß die Blase sich nachts nicht mehr entleert. Außerdem kann Ihr Kind durch das Medikament psychisch so entlastet sein, daß es weniger erschöpft ist und nachts nicht mehr so tief schläft. Von den Psychiatern wird immer behauptet, daß „die Blase weint", d.h. daß das Kind einnäßt, weil es unter psychischem Druck steht. Vielleicht fällt durch die Stimulanzientherapie der psychische Druck weg, so daß die Blase nicht mehr zu weinen braucht. Welche der Möglichkeiten zutrifft, wird von Kind zu Kind verschieden sein.

Stimmt es, daß Stimulanzien Kokain für mein Kind sind?

*Nein, Stimulanzien haben keine aufputschende oder abhängigmachende Wirkung auf Ihr Kind mit ADHS. Bei Erwachsenen **ohne ein ADHS** haben Stimulanzien eine ähnliche Wirkung wie Kokain. Die Gleichsetzung von Stimulanzien und Kokain ohne Unterscheidung zwischen Menschen mit und ohne ADHS ist – wie so Vieles in der ideologisch geführten Stimulanziendiskussion – dazu gedacht, Ihnen Angst zu machen. Sie entbehrt jeglicher wissenschaftlicher Grundlage.*

Fragen zur Therapie des ADHS

Welche medikamentösen Alternativen gibt es zu Ritalin bzw. Medikinet?

*Methylphenidat (Ritalin, Medikinet) stellt das Medikament der ersten Wahl dar. Es hat – verglichen mit seiner Wirksamkeit – die wenigsten Nebenwirkungen. Gleich dahinter kommt aber schon **Amphetaminsulfat**, das auch zu den Stimulanzien gehört. Die Wirkweise und auch die Nebenwirkungen sind ähnlich – es wird auch auf Betäubungsmittelrezept verschrieben. Möglicherweise tritt aber unter Ritalin ein Tic auf, unter Amphetaminsulfat hingegen nicht – oder umgekehrt. Der Vorteil des Amphetaminsulfats ist, daß es auch als Saft verschrieben werden kann und etwas länger wirkt. Dies kann die zusätzliche Dosis in der Schule, die gerne vergessen wird, ersparen. Auch bei sozialen Störungen soll Amphetaminsulfat besser wirken als Ritalin.*

*Wirksamkeit haben auch Substanzen wie **Aurorix** gezeigt. Mit einem Wirkbeginn, wenn er überhaupt eintritt, ist jedoch erst 1-2 Wochen nach regelmäßiger täglicher Medikamenteneinnahme zu rechnen. Vorteil des Medikaments ist, daß es über 8 bis 10 Stunden wirkt und nicht auf Betäubungsmittelrezept verordnet werden muß.*

Alle anderen Medikamente aus der Gruppe der Psychopharmaka haben wesentlich stärkere Nebenwirkungen als die vorher genannten.

Welcher Unterschied besteht zwischen Ritalin und Medikinet?

Beide Medikamente enthalten dieselbe Wirksubstanz, das Methylphenidat. Da Ritalin im Gegensatz zu Medikinet schon seit vielen Jahren auf dem Markt ist, wird in Beiträgen über Stimulanzien immer nur das Ritalin erwähnt. Die Medi-

kamente unterscheiden sich lediglich in der Zubereitung: Medikinet wird mit einer weizenfreien Trägersubstanz hergestellt, während in Ritalin Weizen enthalten ist. Kinder, die zusätzlich unter einer Weizenunverträglichkeit (Zöliakie) leiden, sollten daher Medikinet einnehmen. Von einigen Müttern habe ich die Rückmeldung bekommen, daß Ritalin bei gleicher Dosis besser wirke als Medikinet. Ob das tatsächlich zutrifft, wird die Zukunft zeigen, wenn wir mehr Erfahrung mit Medikinet haben.

Was ist Ritalin SR?

Ritalin SR oder auch Ritalin slow reaction bzw. sustained release besteht ebenfalls aus dem Wirkstoff Methylphenidat. Es wurde jedoch so zubereitet, daß es langsamer im Körper freigesetzt wird und die Substanz damit auch länger wirkt. Der Vorteil des Medikaments ist, daß es die tageszeitlichen Schwankungen besser kompensieren kann. Die Wirkdauer beträgt bis zu 8 Stunden, d.h. eine Vormittagsdosis ist nicht mehr erforderlich. Der Nachteil ist, daß es oft erst nach zwei Stunden zu wirken beginnt. Hier empfiehlt sich eine Kombination mit den „normalen" Ritalin. Nachteilig sind auch der hohe Preis des Medikaments und die Notwendigkeit, es im Ausland zu bestellen, da es in Deutschland nicht erhältlich ist. Dies kann zu mehreren Wochen Wartezeit führen.

Welche begleitenden Maßnahmen zu einer medikamentösen Therapie sind sinnvoll?

Die sog. multimodale Therapie nach Döpfner und Lehmkuhl ist allgemein anerkannt. Die multimodale Therapie empfiehlt neben der medikamentösen Behandlung die ausführliche Beratung, ein Elterntraining und ein Kompetenztraining für das Kind. Je nach Zusatzstörungen sind weitere Maßnahmen erforderlich. Leider fehlt es noch an Therapieplätzen für Elterntraining und das soziale Kompetenztraining. Daher beschränkt sich die Therapie oft auf Beratung und medikamentöse Therapie

Welche nicht medikamentösen Alternativen zu Stimulanzien gibt es?

Zum jetzigen Zeitpunkt gibt es keine wirkliche Alternative. Ist der Leidensdruck nicht stark, kann abgewartet werden, ob mit alleiniger Beratung, die zur Optimierung des Umfelds führen soll, die bestehenden Probleme ausreichend gemindert werden können. Bei Schulkindern ist das ohne Kooperation der Lehrer unmöglich.

Bei Kindergarten- und Vorschulkindern kann eine **Ergotherapie** *sinnvoll sein. Der Therapeut übt mit dem Kind, Grenzen einzuhalten und Handlungen zu planen und durchzuführen, ohne sich dabei ablenken zu lassen. Auch die* **Beratung** *der Eltern kann dazu beitragen, die Probleme zu Hause wesentlich zu entschär-*

fen. Auch **psychomotorisches Turnen** ist für diese Kinder geeignet. Sie lernen dabei im therapeutischen Rahmen, sich mit anderen Kindern auseinanderzusetzen und ihr Verhalten zu reflektieren, das andere Kinder stört. Ob das jetzt zunehmend angebotene **Verhaltens- und Konzentrationstraining** als alleinige Maßnahme die Kinder dazu befähigt, auch in Gruppensituationen ihr Verhalten besser zu kontrollieren, bleibt noch offen. Unserer Erfahrung nach brauchten alle Kinder, bei denen wir mit einem Verhaltenstraining begonnen hatten, im weiteren Verlauf eine medikamentöse Therapie. Eine vor 2 Jahren veröffentlichte Studie aus den USA, in der über 1000 Kinder mit ADHS unterschiedliche Behandlungen erhielten, bestätigt diese Beobachtung. Die Gruppe, die nur Ritalin bekam, zeigte gleiche Ergebnisse wie die Gruppe, die mit Ritalin und Verhaltenstherapie behandelt wurde. Lediglich die Kinder, die zusätzlich unter psychischen Störungen wie Ängsten und zwanghaftem Verhalten litten, profitierten von der Kombinationstherapie. Es fragt sich daher, ob der Zeit- und Kostenaufwand der Verhaltenstherapie generell gerechtfertigt ist. Nach jetziger Datenlage ist er auf jeden Fall gerechtfertigt bei Kindern mit zusätzlichen psychischen Störungen.

Eine **tiefenpsychologisch orientierte Psychotherapie** behandelt nicht das ADHS, wohl aber die Folgestörungen wie vermindertes Selbstwertgefühl. Die **Familientherapie** ist ebenfalls nicht als primäre Therapie des ADHS zu betrachten, sondern behandelt Folgeerscheinungen: die gestörte familiäre Dynamik als Folge der mit den Verhaltensauffälligkeiten des ADHS-Kindes einher gehenden chronischen Belastungen.

Eine Vielzahl anderer Heiltherapien werden unter der Hand und im Internet angepriesen. Bis jetzt kann aber nur als sicher gelten, daß sie dem Betreiber oder Erfinder helfen, Geld zu verdienen. Ob sie auch dem Betroffenen helfen, erscheint mehr als fraglich, wenn man die z.T. ins mystische abgleitenden Erklärungsmodelle liest. Dazu zähle ich die Bachblütentherapie, die Algentherapie, die Tomatistherapie, die Atlastherapie, die Kinesiologie und die Reflextherapie. Wahrscheinlich gibt es bis zum Erscheinen dieses Buches noch weitere Therapieangebote. Wie bei jeder chronischen Erkrankung mit unbefriedigenden therapeutischen Möglichkeiten zieht auch das ADHS viele ideenreiche, aber skrupellose Heiler an. In der Regel verlieren Sie dabei viel Geld und Zeit, während Ihr Kind unnötig belastet wird.

Hilft eine Diät?

Die Diäten (Feingolddiät, Haferdiät [=Phophatdiät], zuckerfreie Diät) haben in zahlreichen Studien ihre Unwirksamkeit erwiesen. Ersparen Sie sich und Ihrem Kind diese aufwendigen und zum Teil gesundheitsschädlichen Diäten. Sie machen Ihr Kind nur noch mehr zum Außenseiter, weil es nicht mehr essen darf, was die anderen Kinder essen. Die meisten Kinder „unter Diät" halten sich, sobald

Sie wegsehen, nicht mehr an die Diätvorschriften. Sie verleiten also Ihr Kind dazu, Sie zu betrügen.

Lediglich die oligoantigene Diät hat bei einer kleinen Anzahl betroffener Kindern Wirksamkeit gezeigt. Aber auch hier gilt, daß die Diät zu Mangelernährung führen kann und Ihr Kind zum Außenseiter macht. Sie wird jetzt nur noch bei zusätzlich bestehenden, schweren Allergien und Migräneattacken empfohlen.

Fragen rund um das Betäubungsmittelrezept (BTM-Rezept)

Warum werden Stimulanzien auf einem BTM-Rezept verschrieben?

Weil es bei Menschen, die kein ADHS haben, zu Abhängigkeit führen kann, muß die Abgabe des Medikaments unter Kontrolle gehalten werden. Das ist nur über das BTM-Rezept möglich. Es darf nur eine begrenzte Menge des Medikaments pro Rezept abgegeben werden. Kopien dieser Rezepte werden über viele Jahre aufbewahrt.

Wann muß das BTM-Rezept eingelöst werden?

Das BTM-Rezept muß innerhalb einer Woche nach dem Ausstellungsdatum eingelöst werden.

Warum werden mir nur 80 Tabletten auf einem Rezept verschrieben?

Das gehört zu den Bestimmungen für BTM-Rezepte. Es soll damit ein Medikamentenmißbrauch verhindert werden.

Medizinischer Versorgungsstand von ADS-Betroffenen und die unnötigen Folgekosten

Situation

Das Aufmerksamkeits-Defizit-Syndrom mit und ohne Hyperaktivität ist eine Erkrankung, die oft nicht erkannt wird. 4-10% aller Kinder sind nach aktuellen medizinischen Schätzungen davon betroffen, wobei Ausmaß und Leidensdruck stark variieren und die Behandlungsbedürftigkeit bestimmen.

Bei ca. der Hälfte der Betroffenen bestehen AD(H)S-bedingte Beeinträchtigungen im Erwachsenenalter fort.

Die medizinische und therapeutische Unterversorgung von ADS-Betroffenen kommt uns teuer zu stehen.

Kostenintensive Odysseen durch das Gesundheitssystem, nicht selten ohne jeglichen Erfolg, sind eher die Regel als die Ausnahme. Mangels ausreichender Kenntnisse dieses Störungsbildes vergehen oftmals Jahre, bis die richtige Diagnose gestellt und eine zielführende, koordinierte Behandlung begonnen werden kann.

Kostenrelevante Stationen bei unerkanntem / unbehandeltem ADS (starker Ausprägung):

Krankenkasse

→ überdurchschnittlich häufige Vorstellung beim Kinderarzt (besorgte Eltern ahnen intuitiv, daß mit ihrem Kind „etwas nicht stimmt"

        Ø f. Untersuchung / Beratung   50,– DM

→ Durchführung überflüssiger Untersuchungen zur Beruhigung „hysterischer Eltern"

    z.B. .... à .... DM
    z.B. .... à .... DM
    z.B. .... à .... DM

→ Überweisung an (die falschen) Fachärzte (dito)

    z.B. Orthopäde (KISS)   à   100,– DM
    z.B. .... à .... DM

→ ggf. stationäre Einweisung zur umfassenden Abklärung zunächst organischer, später psychischer Ursachen

        14 Tage à 600,– bis 850,– DM

→ Empfehlung an (ein) Eltern(teil), sich in psychologische / psychiatrische Behandlung zu begeben
  30 Therapiestunden à 150,– DM

→ Familientherapie
  30 Therapiestunden à 200,– DM

→ sensorische Integration / psychomotorisches Turnen / Ergotherapie
  60 Therapiestunden à 80,– DM

→ krankengymnastische Entwicklungs- und Übungsbehandlungen
  60 Therapiestunden à 80,– DM

→ Spieltherapie
  30 bis 60 Therapiestunden à 100,– DM

→ Psychotherapie unterschiedlicher Ausrichtung
  30 bis 60 Therapiestunden à 100,– bis 150,– DM

→ Lerntherapie
  100 Therapiestunden à 60,– bis 100,– DM

→ Kuraufenthalte
  28 Tage à 400,– DM

→ (teil-)stationäre Therapie (Ki-/Ju-Psychiatrie)
  30 Tage à 400,– DM

andere Kostenträger

→ Erziehungs-/ psychologische Beratungsstellen
  .... Beratungen à .... DM

→ Schulpsychologischer Dienst
  Kosten pro Beratung .... DM

→ ggf. Förderschule
  Kosten pro Kind p.a. .... DM

→ privat getragene Kosten betroffener Familien für alternative Behandlungsmethoden, Entspannungs-/Konzentrationskurse, Lerninstitute, Privatschulen, Internatsunterbringung, Unterhalt eines arbeitslosen Jugendlichen / jungen Erwachsenen; hinzu kommen überdurchschnittliche Aufwendungen für Reparaturen und Ersatzbeschaffungen (Kleidung, Mobiliar, Spiel-/Fahrzeuge, Schulmaterial etc.), Schadenersatzleistung an Außenstehende u.a.m.

Kosten für Sekundärsymptome:

Krankenkassen

→ psychosomatische Beschwerden
→ Ängste, Zwänge
→ Eßstörungen
→ soziale Störungen
→ Entwicklungsstörungen
→ Depressionen / Suizidgefährdung
→ Sucht
→ Persönlichkeitsstörungen

andere Kostenträger

→ Jugendamt (Jugendhilfe / Heimerziehung)
→ Arbeitsamt (Arbeitslosengeld, -Hilfe; keine Beiträge zur Solidargemeinschaft)
→ Sozialamt (Sozialhilfe; keine Beiträge zur Solidargemeinschaft)
→ Kosten f. Delinquenz (Diebstahl, Vandalismus, Raub, Erpressung, Körperverletzung...)
→ Strafvollzug / Justizkosten
→ Reintegrationsmaßnahmen

Versicherungsleistungen
Selbstkosten des Geschädigten

Folgekosten bei Angehörigen

Berufsaufgabe / -reduzierung wg. Betreuungs-/Aufsichtsbedarf des Kindes (keine/ niedrigere Beiträge zur Solidargemeinschaft)
Suchtgefährdung
Scheidung aufgrund der belasteten Familiensituation (sozialer Abstieg, niedrigeres Familieneinkommen; sinkende Beiträge zur Solidargemeinschaft)
psychische / psychosomatische / somatische Erkrankungen (Nervenzusammenbruch, Klinikaufenthalte, Therapiebedarf...)

Erforderliche Maßnahmen für eine qualitativ wie quantitativ ausreichende medizinische und therapeutische Versorgung.
Insbesondere Kinder- und Jugendärzte müssen besser über das Störungsbild informiert sein.

Fachkundige Ki-/Ju-Ärzte müssen die Behandlung von ADS aufwandsgerecht abrechnen können.
Definition eines „Qualitätsstandards" für Diagnose und Therapie
Wünschenswert wäre die Einrichtung eines „ADS-Zentrums" (vorzugsweise Anbindung an eine vorhandene medizinische Einrichtung)
mehr Akzeptanz in der Außenwirkung
Diagnose und Therapie „aus einer Hand", Koordination, Überwachung
Berücksichtigung von Qualifikationsschwerpunkten bei der Kassenzulassung von Therapeuten / Psychologen

Abdruck mit freundlicher Genehmigung von
Claudia Kloster
Iltisstieg 1
22846 Norderstedt
Tel. 040- 5 266 266
Fax. 040- 5 266 268
email: ckc.kloster@t-online.de

Literaturverzeichnis

Adam, C.: zitiert nach: Ameri, Angela: Antisoziales Verhalten: Wie entwickeln sich Kinder- und Jugendstörungen im Erwachsenenalter; Kongreßbericht der Dt. Gesellschaft für Psychiatrie, Psychotherapie und Nervenheilkunde 2000 in: Extracta psychiatrica 11/2000, Medical Tribune Verlagsgesellschaft, Wiesbaden; e-mail: redaktion@extracta.de

Aust-Claus, E. und P.-M. Hammer: Das ADS-Buch; Oberstebrink-Verlag 2000

Badawy, A.A.-B., C.J. Morgan, J.W. Lovett, D.M. Bradley, R. Thomas: Decrease in circulating tryptophan availability to the brain after acute ethanol consumption by normal volunteers: Implication for alcohol-induced aggressive behaviour and depression; Pharmacopsychiatry 28, 1995: 93-97

Barkley, Russel E: ADHD and the nature of self-control; The Guildford Press, New York, London (England)

Barkley, Russel E.: Zusammenfassung der Langzeitstudie von K. Skrodzki in: Braun, Irene und Hans-Gerhard: Aufmerksamkeitsstörung! Was nun? Ausgabe 1999, Bundesverband der Elterninitiativen zur Förderung hyperaktiver Kinder e.V. Forchheim

Barkley, Russel A., Mary B. McMurray, Craig S. Edelbrock, Kathryn Robbins: Side effects of methylphenidate in children with attention deficit hyperactivity disorder: A systemic, placebo-controlled evaluation; Pediatrics Vol. 86, 2, 2. August 1990: 184-191

Bendit, René, Wolfgang Erler, Sima Nieborg, Heimer Schäfer (Hrsg.): Kinder- und Jugendkriminalität; Leske und Budrich-Verlag, Opladen 2000

Benke, Anna: Hyperaktivität, Aufmerksamkeitsdefizit und Lernbehinderung bei ehemaligen Frühgeborenen während der ersten Schuljahre; in: Skrodzki, Klaus, Krista Mertens (Hrsg.): Hyperaktivität – Aufmerksamkeitsstörung oder Kreativitätszeichen? Borgmann publishing GmbH Dortmund 2000

Biedermann, J., T. Wilens, E Mick et al.: Pharmacotherapy of attention deficit hyperactivity disorder reduces risk für substance use disorder; Pediatrics 104, 2, (1999): 20 f

Biedermann, J., J. Newcorn, S. Sprich: Comorbidity of attention deficit hyperactivity disorder with conduct, depressive, anxiety, and other disorders; Am J Psychiatry 1991, 148: 564-577

Boenigk-Schulz, Marianne: Was sind Messies?
http://www.aol.com/messies/div-besonder/1999-09-25.html

Braun, Irene und Hans-Gerhard: Aufmerksamkeitsstörung! Was nun? Ausgabe 1999, Bundesverband der Elterninitiativen zur Förderung hyperaktiver Kinder e.V. Forchheim

Brenner, V.: Psychology of computer use: XLVII. Parameters of internet use, abuse and addiction: the first 90 days of the internet usage survey; File://C:\ADS\Psychology of computer use.htm

Bringewat, Peter: Tod eines Kindes; soziale Arbeit und strafrechtliche Risiken, Nomos-Verlagsgesellschaft Baden-Baden 1997

Britten, Uwe: Abgehauen; Wie Deutschlands Straßenkinder leben; Palette-Verlag, Bamberg 1995

Bronnhuber, Raphael: HKS; http://www.ku-eichstaett.de/PPF/FGPaed/arbeiten/bronn1.htm

Brown, Thomas E. (editor): Attention-deficit disorders and comorbidities in children and adults; Future directions, 73-78; American Psychiatric Press, Washington, DC, London, England

Buitelaar, Jan K. et al.: Prediction of clinical response to methylphenidate in children with attention-deficit hyperactivity disorder; in: J. AM. ACAD. CHILD ADOLESC. PSYCHIATRY. 34:8, August 1995

Cantwell, D.P.: Psychiatric illness in the families of hyperactive children; Archives of general psychiatry 27 (1972): 4143-417, zitiert nach: Weiss, Gabrielle, Lily Trokenberg Hechtman: Hyperactive Children grown up; The Guildford Press, New York 1993

Cunningham, C.E., R.A. Barkley: The interactions of normal und hyperactive children and their mothers in free play and structured tasks; Child Development 50, 1979: 217-224

Czerwenka, Kurt (Hrsg.): Das hyperaktive Kind; Ursachenforschung, pädagogische Ansätze, didaktische Konzepte; Beltz-Verlag, 1994

Dettmering, Peter, Renate Pastenaci: Das Vermüllungssyndrom; Verlag Dietmar Klotz; Eschborn, 2000

De Sonneville, Leo M.J.: Methylphenidate-induced changes in ADDH information processors; Sonderdruck erhältlich unter der Anschrift: Polikliniek indergeneeskunde, Free University Hospital, P.O. Box 7057, 1007 MB Amsterdam, The Netherlands

Deutsche Gesellschaft für Kinder- und Jugendpsychiatrie und Psychotherapie: Leitlinien zur Diagnostik und Therapie von psychischen Störungen im Säuglings-, Kindes- und Jugendalter; Deutscher Ärzteverlag Köln 2000; http://www.uni-duesseldorf.de/WWW/AWMF/ll/kjpp-019.htm

Deutsche Gesellschaft für Sozialpädiatrie und Jugendmedizin (Hrsg.): Unaufmerksam und Hyperaktiv; Sonderheft Hyperkinetisches Syndrom, Wissen, Praxis, Therapie; Kinderärztliche Praxis 2001, Kirchheim-Verlag, Mainz

Diamond, Ivan R. et al.: Response to Methylphenidate in children with ADHD and comorbid anxiety; J. AM. ACAD. CHILD ADOLESC. PSYCHIATRY 38: 4, April 1999

Döpfner, M.:THOP – ein multimodales Therapieprogramm zur Behandlung von Kindern mit hyperkinetischem und oppositionellem Problemverhalten; in: Aufmerksamkeitsstörung! Was nun?; Bundesverband der Elterninitiativen zur Förderung hyperaktiver Kinder e.V., Ausgabe 1999

Doreleijers, Th.A.H.: ADHD en delinquentie; Kinder- en jeugdpsychiater: 210-213; Proces, Niederlande

Doreleijers, Th.A.H, Francoise Moser et al.: Forensic assessment of juvenile delinquents: prevalence of psychopathology and decision-making at court in the Netherlands; in: Journal of Adolescence 23: 263-275, 2000; http://www.idealibrary.com

Dührssen, Annemarie: Heimkinder und Pflegekinder in ihrer Entwicklung; 6. Aufl., Vandenhoeck & Ruprecht-Verlag, Göttingen 1977

Eisenberg, Götz: Amok – Kinder der Kälte; über die Wurzeln von Wut und Haß, RoRoRo 2000

Ernst, M., Zametkin, A. et al.: Dopa carboxylase activity in attention deficit hyperactivity disorder adults. (Fluorine-18)Fluorodopa positron emission tomographic study. The Journal of Neuroscience, Aug. 1, 18 (15): 5901-5907, 1998

Esser, G, M.H. Schmidt et al.: Prävalenz und Verlauf psychischer Störungen im Kindes- und Jugendalter; Ergebnisse einer prospektiven epidemiologischen Längsschnittstudie von 8-18 Jahren, in: Zeitschrift für Kinder- und Jugendpsychiatrie, 20, 232-242, 1992

Esser, G.: Was wird aus Kindern mit Teilleistungsschwächen? Enke-Verlag, Stuttgart

Farrington, D.P.: A critical analysis of research on the development of antisocial behaviour from birth to adulthood; in: D.M. Stoff, J. Breiling and J.D. Maser (Hrsg.): Handbook on antisocial behaviour; Wiley, New York: 234-240

Gadow, Kenneth D. et al.: Long-term Methylphenidate therapy in children with comorbid attention-deficit hyperactivity disorder and chronic multiple tic disorder; Arch Gen Psychiatry April 1999; 56: 1073-1086; www.ARCHGENPSYCHIATRY.COM

Gallwitz, Adolf, Norbert Zerr (Hrsg.): Horrorkids? Jugendkriminalität: Ursachen und Lösungsansätze; Verlag Deutsche Polizeiliteratur GmbH, Hilden, 2000

Gastpar, Markus, K. Mann, Hans Rommelspacher: Lehrbuch der Suchterkrankungen; Thieme-Verlag Stuttgart 1999

Gillen, Gabi und Michael Möller: Tanz auf dem Vulkan, Verlag J.H.W. Dietz Nachfolger GmbH Bonn, 1994

Gölz, J: Der drogenabhängige Patient; 2. Aufl. Urban und Fischer München 1999

Grützmacher, Huberta: Unfallgefährdung bei Aufmerksamkeits- und Hyperaktivitätsstörung; Dt. Ärzteblatt 98, Heft 34-35 vom 27.8.01: A.2195

H., Stefan: Mein Weg aus der Gewalt; aufgezeichnet von Thomas Stuckert, Bonn, Dietz-Verlag, 1995

Hallowell, Ed und John Ratey: Zwanghaft zerstreut; RoRoRo-Sachbuch

Hartmann, Thom: Eine andere Art, die Welt zu sehen; Schmidt-Römhild-Verlag Lübeck 1993

Heins, Rüdiger: Zu Hause auf der Straße. Verlorene Kinder in Deutschland Lamuv-Verlag GmbH, 1996

Hohagen, Fritz, Dieter Ebert (Hrsg.): Neue Perspektiven in Grundlagenforschung und Behandlung von Zwangsstörungen; Solvay Arzneimittel, ZNS-Service

Hornig, Mady: Addressing comorbidity in adults with attention-deficit/hyperactivity disprder; J Clin Psychiatry 1998; 59, suppl 7 Sonderdrucke erhältlich unter der Anschrift: Dep. Of Neurology, College of Medicine, 3107 Gillespie Neuroscience, University of California, Irvine, CA 92697-4292

ICD-10, V. Psychische und Verhaltensstörungen (F00-F99): http://www.med.uni-muenchen.de/ALL/f90-F98.html

Imhof, Margarethe, Klaus Skrodzki, Marianne S. Urzinger: Aufmerksamkeitsgestörte, hyperaktive Kinder und Jugendliche im Unterricht; herausgegeben vom Staatsinstitut für Schulpädagogik und Bildungsforschung München; Auer-Verlag, 3. Auflage 2000

Jugendhilfe Hamburg: Der zweite Hamburger Kinder- und Jugendbericht: Neugestaltung der Jugendhilfe in Hamburg 1991-1997; erhältlich unter Servicecenter@aj.hamburg.de

Jurisch, Sonja: Aufmerksamkeitsstörungen und Alkoholembryopathie – aufgezeigt bei einer Schülerin der 3. Klasse (Integrationsklasse; in: Skrodzki, Klaus, Krista Mertens (Hrsg.): Hyperaktivität – Aufmerksamkeitsstörung oder Kreativitätszeichen? Borgmann publishing GmbH Dortmund 2000

Kafka, Martin P, John Hennen: Psychostimulant augmentation during treatment with selective serotonin reuptake inhibitors in men with paraphilias and paraphilia-related disorders: A case series, in: J Clin Psychiatry 61: 664-670, Sept. 2000

Khantzian, E.J.: The self medication hypothesis of addictive disorderns; American Journal of Psychiatry 142 (1985): 1254-1259

Kotulak, R.: Inside the brain: Revolutionary discoveries of how the mind works; Kansas City, Mo.: Andrews and McMeel 1996

Krause, Johanna: Leben mit hyperaktiven Kindern; Bundesverband der Elterninitiativen zur Förderung hyperaktiver Kinder e.V. Forchheim 1998

Krause, Johanna: Behandlungsansätze bei Erwachsenen mit ADHS; Bundesverband Aufmerksamkeitsstörung/Hyperaktivität e.V. Forchheim; http://www.osn.de/user/hunter/krause.htm

Krause, Johanna: Was ist Lehrern zu raten? Bundesverband Aufmerksamkeitsstörung/Hyperaktivität e.V.; http://osn.de/user/hunter/krause1.htm

Krause, Johanna: Das hyperkinetische Syndrom (Aufmerksamkeitsdefizit-/Hyperaktivitätssyndrom) des Erwachsenenalters; Nervenarzt 1998, 69: 543-556, Springer-Verlag

Krause, Johanna: Therapie der Aufmerksamkeitsdefizit-/Hyperaktivitätsstörung im Erwachsenenalter; in: psycho 26, Nr. 4, 2000

Krausz, M, U. Verthein: Prävalenz psychischer Störungen bei Opiatabhängigen mit Kontakt zum Drogenhilfesystem; in: Der Nervenarzt 1998, 69: 557-567; Springer-Verlag

Krausz, Michael; Uwe Verthein, Peter Degkwitz, Rüdiger Holzbach: Komorbidität – psychische Störungen bei Schwerstabhängigen; Forschungsstand und klinische Konsequenzen; aus: Bellmann, G.U. et al.: Mehr als abhängig? Versuche mit Methadon und Heroin; Beltz-Verlag Weinheim 1999

Kraut, R., M. Patterson, V. Lundmark, S. Kiesler, T. Mukopadhyay, W. Scherlis: Internet paradox. A social technology that reduces social involvement and psychological well-being? File://C:\ADS\Internet paradox.htm

Kröber, H.L., H. Scheurer, H. Saß: Zerebrale Dysfunktion, neurologische Symptome und Rückfalldelinquenz, in: Fortschr. Neurol. Psychiat 62, 169-178, Thieme-Verlag Stuttgart 1994

Kusch, Michael, Franz Petermann: Entwicklung autistischer Störungen; 3. Vollständig überarbeitete Auflage, Hogrefe-Verlag Göttingen 2001

L., Annemarie: Messies: http://members.sol.com/messies/laden/ffach/ursachen.html

Längle, Gerhard, Karl Mann, Gerhard Buchkremer: Sucht; die Lebenswelten Abhängiger; Attempto-Verlag 1996

Lauth, Gerhard W. et al.: Rastlose Kinder, ratlose Eltern; Dtv-Verlag

Lay, B., W. Ihle, G. Esser, M.H.Schmidt: Risikofaktoren für Delinquenz bei Jugendlichen und deren Fortsetzung bis in das Erwachsenenalter; Monatsschr. Kriminol. Strafrechtsreform 84 (2001): 119-132

Lou, H.C., L. Henriksen, P. Bruhn: Focal cerebral dysfunction in developmental learning disabilities; Lancet 335 (1990): 8-11

Manuzza, S., R.G. Klein, N. Bonagura, P. Malloy, T.L. Giampino, K.A. Addalli: Hyperactive boys almost grwon up: replication of psychiatric status; Archives of General Psychiatry 48, 1993: 77-83

Mendelson et al., Stewart et al.: in: Adolescent outcome of hyperactive children treated with stimulants in Childhood: A review by Lily Hechtman; Psychopharmacological Bulletin, Vol. 21, (1985, 2: 178-191

Miller, David und Kenneth Blum: Overload; Andrews and McMeel. Kansas City, 1996

Möllhof, Beate, Manfred Möllhof: Geschlossene Unterbringung von Kindern und Jugendlichen; Institut für Sozialarbeit und Sozialpädagogik; Frankfurt/Main 1979

Moffitt, D.E.: Juvenile delinquancy and attention deficit disorder; developmental trajectories from age 3 to age 15; Child Development 61: 893-910

Morrison, J.R., M.A. Stewart: A family study of the hyperactive Child syndrome; Biological Psychiatry, 3 (1971): 189-195, zitiert nach: Weiss, Gabrielle, Lily Trokenberg Hechtman: Hyperactive Children grown up; The Guildford Press, New York 1993

Moser, Francoise, Doreleijers, Th.A.H: An explorative study of juvenile delinquents with attention-deficit/hyperactivity disorder; in: European Journal on criminal Policy and research, Vol. 5-2: 67-81

MTA Cooperative Group: A 14-month randomized clinical trial of treatment strategies for attention-deficit/hyperactivity disorder; Arch Gen Psychiatry 1999; 56: 1073-1086; www.ARCHGENPSYCHIATRY.COM

Münchner Therapiezentrum für Internet-Abhängige; Zusammenfassung der Studie zur Internetabhängigkeit;
File://C:\ADS\Münchener Ambulanz für ´Internet-Abhängige´Komorbidität.htm

Neuhaus, Cordula: Hyperaktive Jugendliche und ihre Probleme; Urania-Ravensburger-Verlag

Permien, Hanna und Gabriela Zink: Endstation Straße? DJI Verlag Deutsches Jugendinstitut München, 1998

Petermann, F., Michael Kusch, Kay Niebank: Entwicklungspsychopathologie; Beltz-Psychologie-Verlags-Union Weinheim, 1998

Pizzey, Erin: Schrei leise; Mißhandlungen in der Familie; Fischer-Verlag 1979

Power, Thomas J. et al.: The acceptability of interventions for attention-deficit hyperactivity disorder among elementary and middle school teachers; in: Developmental and Behavioral Pediatrics August 1995, Vol. 16, No. 4, Williams & Wilkins

Prim, Rolf: Wissenschaftliche Erklärungsansätze zur Jugendkriminalität; http://www.ph-weingarten.de/homepage/faecher/all_paedagogik/ve.../jugendkriminalitaet.htm

Remschmidt, H., R. Walter, K. Kampert, K. Henninghausen: Minimale cerebrale Dysfunktion – Zur Revision eines klinischen Konzeptes. Erhebungen an einer vollständigen kinder- und jugendpsychiatrischen Inanspruchnahmepopulation; Fortschr. Neurol. Psychiat. 56 (1988): 241-248

Richardson, Wendy: The links between ADD and Addiction; Pinon-Press, Colorado 1997

Rösler, Michael: Das hyperkinetische Syndrom im Erwachsenenalter; eine Herausforderung für die forensische Psychiatrie; Psycho 27 (2001), 7: 380-384

Rommelspacher, Hans: Welche neurobiologischen Mechanismen erklären Aspekte süchtigen Verhaltens? In: Mann, Buchkremer (Hrsg.): Sucht

Rossi, Piero: ADD –Selbstwertgefühl, Dissoziation und Identität; http://www.psychologie-online.ch/add/add/identitaet.htm

Satterfield, J., C.M. Hoppe, A.M. Schell: A prospective study of delinquency in 110 adolescent boys with attention deficit hyperactivity disorder and 88 normal adolescent boys; American Journal of Psychiatry 139 (1982): 797-798

Schmeck, K., F. Poustka: Biologische Grundlagen von impulsiv-aggressivem Verhalten; Kindheit und Entwicklung 9 (1) 2000: 3-13; Hogrefe-Verlag Göttingen

Schmeck, K. et al.: Mood changes following tryptophan depletion; Abstract, 45th annual meeting, American Academy of Child and Adolescent Psychiatry, Anaheim

Schubiner und Gawin: Ergebnisse zitiert nach: Braun, Irene und Hans-Gerhard: Aufmerksamkeitsstörung! Was nun? Ausgabe 1999, Bundesverband der Elterninitiativen zur Förderung hyperaktiver Kinder e.V. Forchheim

Schulz, E., H. Remschmidt: Suchtprobleme im Kindes- und Jugendalter; in: M. Gastpar et al. (Hrsg.): Lehrbuch der Suchterkrankungen; Thieme-Verlag, Stuttgart 1999

Sellin, Fred, Klaus Weber: Das Milchgesicht; RoRoRo-Sachbuch, Reinbek 1999

Shapira, NA; TD Goldsmith, PE Keck jr., UM Khosla, SL McElroy: Psychiatric features of individuals with problematic internet use; http://www.ncb.../query.fcgi?cmd=Retrieve&db= PubMed&list_uids=10708842&dopt=Abstrac

Skrodzki, Klaus, Krista Mertens (Hrsg.): Hyperaktivität – Aufmerksamkeitsstörung oder Kreativitätszeichen? Borgmann publishing GmbH Dortmund 2000

Skrodzki, Klaus, Krista Mertens: Praxis interdisziplinär in der Arbeit mit hyperaktiven Kindern; Bundesverband Aufmerksamkeitsstörung-Hyperaktivität e.V., Forchheim 2001

Slutske, W.S., A.C. Heath, S.H. Dinwiddie, P.A.F. Madden, K.K. Bucholz, M.P. Dunne, D.J. Statham, N.G. Martin: Modeling genetic and environmental influencesin the etiology of conduct disorder: A study of 2682 adult twin pairs; Journal of Abnormal Psychology, 1997106: 266-279

Stadtjugendamt München: Positionspapier zum Thema „Grenzen der Jugendhilfe bei dissozialen Kindern und Jugendlichen"; Konsequenzen für eine Neuorientierung der Jugendhilfe; http://www. forumsozial.de/ubb/Forum7/HTML/000023.html

Steinhausen, Hans-Christoph (Hrsg.): Hyperkinetische Störungen bei Kindern, Jugendlichen und Erwachsenen, 2. Aufl., Kohlhammer-Verlag 2000

Suchen tut mich keiner; Texte, Protokolle und Interviews von Straßenkindern in Deutschland; Zeitdruck-Verlag, Berlin 1996

Taylor, Eric et al.: Clinical guidelines for hyperkinetic disorder; in: European Child & Adolescent Psychiatry 7: 184-200, Steinkopff-Verlag 1998

Thompson, L.L., P.D. Riggs, S.K. Mikulich, T.J. Crowley: Contribution of ADHD symptoms to substance problems and delinquency in conduct disordered adolescents; J Abnormal Child Psychol. 1996; 24: 325-347

Vahrt, Ronnie: Abgefahren; Autobiographie eines Crash-Kids; ((**Angaben vervollständigen**))

Trott, Götz-Erik: Das hyperkinetische Kind und seine medikamentöse Behandlung; Johann Ambrosius-Barth-Verlag 1993

Vermeiren, Robert et al.: Eight month follow-up of delinquent adolescents: predictors of short-term outcome; in: Eur Arch Psychiatriy Clin Neurosci 250: 133-138, Steinkopff-Verlag 2000

Verthein, Uwe, Peter Degkwitz, Astrid Kühne, Michael Krausz: Komorbidität von Opiatabhängigkeit und psychischen Störungen – Ergebnisse einer Verlaufsuntersuchung; Klinik für Psychiatrie und Psychotherapie der Universität Hamburg (UKE), Martinistr. 52, 20246 Hamburg, e-mail: verthein@sozialwiss.uni-hamburg.de

Virkkunen, M., J. DeJong, J. Bartko, F.K. Goodwin, M. Linoila: Relationship of psychobiological variables to recidivism in violent offenders and impulsive fire setters; Archives of General Psychiatry 1989, 46: 600-603

Weiss, Gabrielle, Lily Trokenberg Hechtman: Hyperactive Children grown up; The Guildford Press, New York 1993

Weiss, Lynn Eins nach dem anderen; Brendow-Verlag

Wenn das Leben uns scheidet; Eltern von Straßenkindern in Deutschland reden; Zeitdruck-Verlag, Berlin 2000

Wilens, Timothy E, Josef Biederman, Eric Mick: Does ADHD affect the course of substance abuse? In: The American Journal on Addictions, Volume 7, No. 2, Spring 1998

Wilens, Timothy E., Joseph Biederman et al.: Alcohol and drug abuse: Comorbidity of attention-deficit hyperactivity disorder and psycoactive substance use disorders; Community and Hospital Psychiatry May 1994, Vol. 45

Wöller, A., O. Seemann, J. Stefanek, A. Plattner, U. Hegerl: Patients with psychiatric disorders and their use of the internet;
File://C:\ADS\Münchner Ambulanz für ´Internet-Abhängige´Stationspatienten-Dat...\studie1.ar

Wolff, Georg: Das Aufmerksamkeits-Defizit/-Hyperaktivitäts-Sydrom (ADHS) bei Erwachsenen mit Hinweisen auf die Messie-Symptomatik; Eigenverlag, zu bestellen unter Fax: 0511/ 5325422

Zametkin, Alan J.: Cerebral glucose metabolism in adults with hyperactivity of childhood onset; New England Journal of Medicine, Nr. 20, Vol. 323, 1990

Zametkin, Alan J. et al.: Brain metabolism in teenagers with attention-deficit hyperactivity disorder; in: Ach Gen Psychiatry Vol. 50, May 1993: 333-340

Zeltner, Eva: Kinder schlagen zurück; Jugendgewalt und ihre Väter; Zytglogge-Verlag, Bern 1993

Zuddas, Alessandro, Bernadette Ancilletta et al.: Attention-deficit/hyperactivity disorder: a neuropsychiatric disorder with childhood onset; European Journal of Paediatric Neurology 2000, 4: 53-62; http://idealibrary.com